Baden et ses thermes.

NOTICE.

———

For the benefit of American invalids, who may desire to obtain correct information in regard to the water and baths of Baden, Swizerland, the author of this work is happi to be permitted to refer to Doctor A. Ruppaner, Hifth Avenue Hotel New York, U. St., numerous patients of whom have made succesful cures in Baden.

Dr. Ruppaner will be bappy to give any information that may be desired.

Dr. Ruppaner.

BADEN

en Suisse

et ses

sources minérales chaudes

au

point de vue de la médecine, de l'histoire naturelle
et de la topographie

par

J. Aloïse Minnich

*Docteur en médecine et en chirurgie, médecin praticien
aux eaux de Baden.*

Traduit de l'Allemand sur la seconde édition

par

le **Dr. Engel**

professeur agrégé à la faculté de médecine de Strasbourg

BADEN
chez J. Zehnder, imprimeur et éditeur.
1872.

Préface.

Cette seconde édition de mon ouvrage sur les bains de Baden, telle qu'elle est remaniée, est destinée aux médecins et en même temps aux gens éclairés qui désirent connaître les effets de nos thermes. Les résultats que j'y ai consignés sont dûs à une pratique de quarante ans comme médecin des bains. J'ai surtout cherché à attirer l'attention du lecteur sur les divers modes d'emploi du traitement thermal selon la nature individuelle de la maladie et à préciser en même temps les contrindications. C'est pour ce motif que j'ai été obligé de donner plus d'extension à l'étiologie des maladies qu'on ne le fait ordinairement dans les ouvrages balnéaires. J'ai aussi traité avec plus d'étendue que dans la première édition les indurations des glandes et, en particulier, celle de la glande mammaire des femmes: et j'ai, en même temps, accordé une attention plus grande à l'appréciation de l'inhalation gazeuse et, en particulier, à celle des gaz purs de la source.

Les observations de maladies jointes à cette édition, proviennent en partie de la première: cependant j'en ai ajouté un grand nombre de nouvelles. Plusieurs de ces observations m'ont été communiquées par mon fils, le Dr. Albert Minnich.

La nouvelle analyse du Dr. Müller de Berne a de nouveau fait ranger nos thermes dans la classe des eaux sulfureuses: la grande quantité de Lithine que l'on y a rencontré lui donne aussi un rang privilégié parmi les eaux lithinées: la présence de l'Jode et du Brome a aussi été mise hors de doute. La démonstration de la présence de ces divers agents dans notre eau thermale nous permet d'expliquer plus facilement les effets si multiples et si intenses de la cure thermale.

BADEN. Janvier 1872.

L'AUTEUR.

Table des matières.

VIII

Les thermes

au

point de vue physique et chimique, physiologique
et thérapeutique.

———

A.

Les eaux thermales au point de vue physique et chimique.

Les eaux thermales de Baden jaillissent de plusieurs sources voisines les unes des autres dans un espace peu étendu, au fond d'un affaissement d'un chainon latéral du Jura, les *Lægern*. La Limmat s'est creusé en cet endroit un lit très profond, à travers la couche d'alluvion, jusqu'au calcaire sous-jacent. Les sources se font jour très près des deux rives et dans le lit même de la rivière. Elles s'échappent d'une faille (fente thermale) qui pénètre le calcaire triasique soulevé, et dont les bords, formés par les couches redressées d'un calcaire liasique compact surplombant le gypse, servent d'appui aux couches des autres étages de la formation jurassique. Tout autour, ces diverses couches jurassiques dressées presque perpendiculairement, forment une saillie circulaire, sorte de grand bassin*) au fond duquel sont établis les bains. — Au dessus et autour des sources on découvrit, en creusant de nouveaux puits ou en captant plus profondément les sources anciennes, une couche épaisse de 10 à 15 pieds composée de marne et d'argile modifiées et contenant de petits fragments des calcaires jurassiques sous-jacents; en certains endroits, la couche marnoso-argileuse est mélangée de sable et de gravier. Ces dernières substances ont été probablement introduites dans la fente thermale à la suite d'inondations. Cette roche mélangée qui apparaît au voisinage immédiat

---

*) Pour plus de détails voir le chapitre qui traite des formations géologiques de la vallée de Baden.

des sources a, près des unes, l'apparence d'une masse molle [1]), près des autres elle forme un conglomérat très dur et très compact. [2])

Il est présumable que la fente thermale ne traverse pas seulement les couches jurassiques les plus profondes; mais à en juger d'après le degré très élevé de chaleur des sources et d'après la production très abondante de gaz chaud, il faut admettre que cette faille pénètre jusque dans les profondeurs de la croûte terrestre, et que les eaux sont soulevées par la force d'expansion de la chaleur absorbée et par les gaz si abondamment développés.

L'opinion que toutes les sources se forment dans le même foyer paraît très fondée. L'identité des matières fixes qui y sont contenues, des gaz et de la température, l'augmentation et la diminution de l'eau des sources en général, l'effet hydrostatique réciproque des sources entre elles lorsque l'on rehausse le captage de l'une d'elles, etc. en fournissent la preuve la plus convaincante.

On trouve, dans la direction de la fente thermale, en allant de l'est à l'ouest, sur la rive droite de la Limmat, les sources suivantes:

1) La source principale d'Ennetbaden. (Cette source et deux petites sources latérales de l'ancien Freibad ont été réunies en 1860 par un captage commun.)
2) Source de l'Aigle (forée en 1844).
3) Source du Cygne (mise à jour en 1844: le captage actuel date de 1860).
4) Plusieurs sources libres dans la Limmat.
5) Grande source de la Limmat. (C'est un groupe de sources situées sur la rive gauche et réunies en 1830 par un captage commun).
6) Petite source du Stadhof.
7) Grande source du Stadhof.
8) et 9) La pierre chaude (Heisse Stein) et source latérale, situées sur la place publique. (Chacune de ces sources a un captage particulier: la dernière épanche son eau dans la source de la pierre chaude.)
10) Source de Ste. Verèna, sur la place publique (captée nouvellement en 1844).

---

[1]) Kesselquelle à l'Ours, Verenahof; source principale à Ennetbaden, Ange.
[2]) Source de Ste. Verèna, Pierre chaude, source nouvelle et Strassenquelle au Bœuf; la source de la Limmat en partie.

11) Wälderhut (groupe de sources entourées d'un captage commun en 1845).
12) Source de la cour de Ste. Verèna (Verenahofquelle) (mise à jour par forage et captée en 1844).
13) Source du Hinterhof.
14) Source appellée Kesselquelle, à l'Ours. (Captée nouvellement en 1860; une source plus faible, mais qui n'était jamais arrivée à une hauteur convenable, avait déjà été comblée antérieurement.)
15) Source du Paradis (Paradisquelle) } nouvellement captée en 1859.
16) Kesselquelle
17) Strassenquelle } dans l'ancien bâtiment du Bœuf.
18) Nouvelle source (mise à jour en 1843) dans le nouveau bâtiment.

(Nr. 1 fournit de l'eau au Trinkbrunnen et au Freibad, aux bains de la Vignette, du Cerf, de l'Ange, de l'Etoile et de l'Aigle; Nr. 2 à l'Aigle; Nr. 3 au Cygne; Nr. 5 au Limmathof, au Vaisseau, au Freihof, au Stadhof, au bain des pauvres et au bain sous la Trinkhalle; Nr. 6 et 7 au Stadhof; Nr. 8 et 9 au puits public sur la place et à la Trinkhalle, à la Cour de Suisse (Schweizerhof), au Stadhof, à la Fleur, au Limmathof, au Vaisseau et au bain des pauvres; Nr. 10 au bain des pauvres; Nr. 11 au Soleil et à l'Ours; Nr. 12 au Verenahof; Nr. 13 au Hinterhof; Nr. 14 à l'Ours; Nr. 15, 16, 17 et 18 au Bœuf.

Sur la rive gauche qui s'élève au-dessus des bains, on rencontre de l'eau thermale qui suinte et qui provient probablement de sources supérieures recouvertes par des dépots d'alluvion et qui par conséquent ne peuvent se faire jour sous forme de sources ascendantes. L'eau de ces sources, probablement d'une température très élevée à son origine, a perdu en partie sa chaleur en passant à travers la couche d'alluvion froide, et n'a plus que 15 à 18° R. selon les divers canaux d'écoulement qu'elle traverse. Il n'y a, d'après les recherches de Lœwig, aucune différence au point de vue de la composition chimique entre ces eaux et les sources thermales proprement dites, à l'exception toutefois de la production de gaz libre qui y est tout à fait insensible. — La quantité d'eau employée (à l'Ours et au Limmathof) est de 9 Mass. Sur la rive droite, dans l'ancien lit de la rivière où la chaussée actuelle décrit une courbe, se trouvaient aussi autrefois plusieurs sources très faibles, mais qui sont maintenant recouvertes par la nouvelle route.

La quantité d'eau fournie par les diverses sources alors connues (sources anciennes), fut estimée approximativement en 1835 à 482¼ de Mass badois. Le Mass badois est égal à 53 onces ou à 81,6595 c. c. français ou à 1,6193 litre. Nous rendons attentif à ce rapport par le motif qu'à l'époque où le Dr. Lœwig faisait ses analyses, on ne se servait que de ces mesures.

Lorsque l'on mit à jour en 1844 plusieurs sources nouvelles, la proportion du débit des sources fut changée. La quantité de l'eau émise par les anciennes sources fut altérée; pour les unes, il y eut diminution; pour les autres arrêt presque complet. On remédia autant que possible à ce dérangement, en captant et en élevant les sources nouvelles et en réparant le captage des anciennes. Par un arrêté du grand conseil du canton en date du 7 Novembre 1844, il fut défendu de rechercher de nouvelles sources, soit dans les bains soit aux environs et les réparations ou changements projetés ne furent plus tolérés sans une permission de l'autorité et sous une surveillance spéciale. A partir de l'année 1848, on entreprit le mesurage régulier de toutes les sources: ce mesurage prouva que la quantité d'eau avait augmenté en général, mais cette quantité diminua plus tard peu à peu et d'une manière irrégulière.*) A partir de 1865 jusqu'en Mai 1869, on ne fit plus de mensuration. Cette dernière mensuration officielle calculée en Mass suisses et en 16 de Mass donna les résultats suivants: (Le Mass suisse $= 1\frac{1}{2}$ litre) Hauteur baromètrique 27 p. 1,5 ligne, paris. Température de l'air $+ 15^0$ R.

A. A Ennetbaden:

	Maass.	¹⁶/₁₆	Thermomètre Réaumur.
a) Sources anciennes:			
Source commune	68	9	38⁰
b) Sources nouvelles:			
Source du Cygne (Ange)	48	4	38⁰
„ de l'Aigle	—	7	31⁰

---

*) Le résumé de ces differentes mensurations de 1848 à 1853 et de 1858 à 1865 arrangé, sous forme de tableaux d'après les actes officiels, se trouve dans l'ouvrage du Dr. Meyer-Ahrens intitulé: Die Heilquellen und Kurorte der Schweiz.

		Maass.	$^{16}/_{16}$	Thermomètre Réaumur.
Somme {	Sources anciennes	68	9	
	Sources nouvelles	48	11	
	A. Ennetbaden	117	4	

B. Grands bains:

a) Sources anciennes:

La pierre chaude (heisse Stein), grande
et petite source: Maass

		Maass			
1. A son entrée au Stadhof . . .	27	2			
2. „ au Schweizerhof (Corbeau) . .	24	10	94	10	38°
3. „ à la Fleur . . .	21	4			
4. „ au puits municipal	21	10			
La source située dans la Limmat . .			81	8	38°
„ „ Ste. Vérène			23	6	39°
„ „ du Hinterhof			46	—	38°

La Kesselquelle à l'Ours (ne jaillit point).

Les sources du Stadhof:

	Maass	$^{16}/_{16}$	Thermomètre
1. Kesselquelle	17	12	38°
2. La petite source	—	14	29°

Les sources du Bœuf:

1. Paradiesquelle	21	12	38°
2. Strassenquelle	8	12	37°
3. Kesselquelle	1	14	37°

Le Wälderhut près du Soleil:

1. A son entrée au Soleil	16	8	38°
2. „ à l'Ours	16	10	38°
	329	10	

b) Sources nouvelles:

La source du Verenahof	27	—	37°
„ „ du Bœuf	6	8	37°
	33	8	

Somme { Sources anciennes	329	10	
Sources nouvelles	33	8	
B. Grands bains	363	2	

La quantité d'eau épanchée en une minute équivant à:

A.	Ennetbaden	117	4
B.	Grands bains	363	2
	Total	480	6

Les sources fournissent dans la profondeur une quantité d'eau plus considérable que dans leur état d'exhaussement actuel. On n'a point noté la diminution régulière de la masse d'eau survenue à la suite de l'exhaussement de la colonne liquide. La source de la Limmat fournissait 125 Maass lorsqu'elle se trouvait encore au niveau de la surface des eaux du fleuve: elle ne fournit plus que $92^{1}/_{4}$ de Maass à son niveau actuel qui est plus élevé de 16 pieds. Le rehaussement du dernier pied a occasionné une diminution de 5 Maass dans le débit de la source. Lorsqu'on découvrit la nouvelle source du Verenahof on ne put au moyen d'un grand nombre de pompes très puissantes faire descendre le niveau de l'eau à plus de 30 pieds, malgré l'énorme quantité d'eau ainsi débitée; a son niveau actuel la quantité d'eau émise équivaut à environ 27 Maass. — La Kesselquelle à l'hôtel de l'Ours, qui fournit dans la profondeur une quantité considérable de liquide, débitait, il y a quelques années, à son niveau actuel et exploitable, 4 Maass: pendant les années 1860 et 61 elle en donnait même $5^{1}/_{2}$. Mais peu à peu elle perdit sa force d'élévation, et malgré un captage nouveau et plus profond, elle n'atteignit plus sa hauteur primitive. Toutefois la production de gaz est restée la même, ainsi que la température dans la profondeur. *)

On peut admettre que, de temps en temps, la précipitation des eaux atmosphèriques exerce quelque influence sur la quantité d'eau émise. Les jaugeages multipliés dans l'espace de plusieurs années ont démontré qu'il y avait quelques différences dans le débit des sources pendant les années où la pluie prédominait, comparées aux années de sécheresse. On ne peut point douter non plus que le changement, quelquefois si considérable de la hauteur des eaux de

---

*) Ces relations restent les mêmes qu'au temps où la force d'élévation n'était pas encore troublée et où Lœwig fit ses analyses qu'il trouva corcordantes, tant au point de vue des substances fixes (p. 36) qu'à celui de gaz (p. 78) à celles des sources alors connues.

la Limmat, n'exerce une influence prononcée par sa pression sur les
sources libres qui jaillissent dans le lit de cette rivière, et que cette
pression se transmettant aux sources captées (puisqu'elles sont toutes
en communication entre elles), contribue aux variations observées
dans la quantité des eaux émises. Il serait désirable que l'on tint
compte de ce fait dans les mesurages officiels que l'on projette de
faire maintenant annuellement. *)

La *température* des diverses sources a été examinée à diverses
époques et par de nombreux observateurs. Mais quand on considère, que rarement les divers thermomètres sont comparables,
que le même instrument peut varier dans ses indications par la
suite des temps, qu'enfin l'endroit où l'on mesura la température
n'était point toujours le même (les uns mesurant à la source même,
d'autres à des conduites d'eau plus ou moins éloignées); si l'on
considère encore que la température atmosphèrique variable, surtout
à l'air libre, que la production plus ou moins forte de gaz, que
les précipitations atmosphèriques enfin exercent une influence marquée
sur le résultat, on peut s'expliquer facilement les variations peu
considérables toutefois dans la détermination de la température.
La température la plus élevée fut observée par Lœwig en Automne
1835 par $+ 3^0$ R. de température atmosphèrique. Cette donnée
coïncide parfaitement avec mes propres observations entreprises en
commun avec Monsieur le pharmacien Stoll au mois de Mars et
à la fin d'Avril 1844. — En Automne 1837, Lœwig *) trouva que
la température s'était abaissée en moyenne d'un degré. (On avait
remarqué à cette époque un débit d'eau plus considérable de toutes
les sources.) La température la plus basse se trouve dans les observations du Dr. Müller et de Perenoux du mois de Novembre
1866. Les observations officielles qui seront entreprises annuellement seront par la suite d'un très grand intérêt.

---

1) Il me semble qu'on devrait aussi accorder une attention particulière au lit
de la Limmat qui peut-être s'approfondit progressivement; car ce changement
progressif serait très désavantageux à toutes les sources captées.

2) Mineralquellen von Baden pag. 98 et suiv.

Détermination de la température de chaque source séparément
(d'après Réaumur).

A. Grands bains.	Lœwig Automne 1835.	Minnich et Stoll Mars et Avril 1844.	Müller et Peronoux Novembre 1866.	Observation officielle Mai 1869.
1) Sources anciennes.				
Heisse-Stein-Quelle et source latérale				
(température prise à l'écoulement)	39°,5	39°,5	36°,4 a)	38°,0 b)
Source Ste. Verèna	38°,9	37°,5 c)	36°,4	39°,0
Hinterhofquelle, au lieu d'écoulement	40°,6	39°,8	37°,8	38°,0
Stadhofquelle	40°,8	40°,0	36°,8 d)	38°,0
Wälderhut	—	39°,8	37°,8	38°,0
Kesselquelle (à l'Ours)	48°,8	39°,0	34°,4	— e)
Sources du Bœuf:				
Source du Paradis . , ...	—	39°,0	37°,4	38°,0
Strassenquelle	—	38°,5	36°,8	38°,0
Kesselquelle	—	38°,0	36°,4	37°,0
Limmatquelle, au lieu d'écoulement .	39°,4	39°,5	36°,6	38°,0
2) Sources nouvelles.				
Verenahof	—	37°,5	37°,4	37°,0
Sources nouvelles (au Bœuf) . . .	—	37°,0	36°,6	37°,0
B. 3) Ennetbaden.				
Source principale, ancienne	39°,5	39°,0	36°,8	38°,0
Sources nouvelles:				
au Cygne	—	39°,0	36°,4	38°,0
à l'Aigle	—	—	—	31°,0

Le 23 Novembre 1869, je fis de nouvelles observations avec le même instrument qui m'avait servi en 1844: la source du Paradis et la Strassenquelle du Bœuf me donnèrent les mêmes résultats qu'antérieurement; il en fut de même pour la température observée précédement à la sortie de la Heissensteinquelle au Badhof. Je crois donc que la plupart des différences de température signalées dans le tableau précédent dépendent de la diversité des thermomètres employés par les différents observateurs. Les mensurations

---

a) Mesurage exécuté loin de la source, à sa sortie dans le Limmathof.

b) Aux divers lieux d'écoulement dans les hôtels de bains qui reçoivent les eaux de cette source.

c) Observation de Löw. et M. lorsque la source jaillissait encore à ciel nu dans le grand bassin du Verenabad: le mesurage officiel et celui de Müller ont été faits dans l'étroit enclos actuel.

d) A l'écoulement; on a aussi trouvé 39°,5.

e) Depuis son nouveau captage la source ne s'élève plus.

officielles pourront désormais être considérées comme décisives, puisque l'on se servira toujours du même instrument ou d'instruments concordants.

Pendant que l'on élargissait le fond de la source St. Vérène, on trouva, tout près de la source principale, une petite source latérale fournissant peu de gaz et qui ne marquait que $+ 37^0$; la source principale où la production de gaz était très abondante marquait $39^0,5$.

On remarque aussi dans certaines sources à température inférieure où le gaz se produit par saccades et alors en quantité plus abondante, que le thermomètre s'élève momentanément et légèrement pendant cette émission. — Je pus confirmer ce fait pour les sources du Paradis et la Strassenquelle par mes nouvelles expériences entreprises le 23 Décembre 1869.

Sous ce rapport, le toucher constate une différence remarquable; le gaz paraissent en effet beaucoup plus chauds que l'eau même, quelquefois d'une chaleur insupportable. Nous reviendrons plus tard sur cette remarquable influence. — La température des gaz paraît être la même au fond des sources, et la température inférieure de certaines d'entre elles, paraît provenir de l'accès et du mélange d'eau thermale refroidie et provenant de sources plus élevées.

La température de toutes les sources est probablement la même à l'origine. Ce fait est prouvé par la source nommée Verenahofquelle qui, quoiqu'elle présente la température la plus basse, est en relation intime avec les sources à température plus élevée. En effet, pendant sa mise à jour, les sources voisines du Bœuf, le Wälderhut la Kesselquelle de l'Ours, la source Ste. Vérène etc. diminuèrent leur débit et quelques unes tarirent même complètement: elles reprirent toutefois leur débit primitif, dès que la source du Verenahof qui les influençait, fut amenée à hauteur convenable et cela sans que leur température élevée fut influencée le moins du monde. On peut aussi admettre qu'un afflux d'eau de sources recouvertes d'alluvion et circulant d'abord dans ces couches, se mélange à des veines thermales et abaisse ainsi leur température primitivement élevée.

Lorsque l'on établit le captage actuel de la source Ste. Verena sur la place publique, et qu'on creusa plus profondément à travers la couche de conglomérat solide qui l'entoure, on fit jouer des pompes pour maintenir le niveau dans la profondeur. Ces travaux influèrent sur le débit des autres sources, et cette influence ne cessa que lorsque la source susdite fut élevée de nouveau à son niveau normal. Les travaux de forage entrepris à Ennetbaden, produisirent le même effet sur les autres sources. Il est donc hors de doute que, puisque les sources sont en liaison intime sous le rapport hydrostatique, elles surgissent du même foyer de formation et qu'elles doivent être considérées comme *identiques* dans leur *composition primordiale*.

L'eau thermale est claire et incolore, d'une saveur salée spéciale (on dit communément que sa saveur ressemble à celle d'un bouillon de poulet léger et légèrement salé). Tout près de la source, on perçoit l'odeur d'Hydrogène sulfuré. Conservée dans des bouteilles bien closes, elle ne subit point d'altération pendant un laps de temps assez long.

Lorsque l'atmosphère offre un état de tension électrique, surtout au début d'un orage, et souvent aussi pendant d'autres changements de temps, on remarque que l'eau de nos sources, réunie en grande masse (comme c'était le cas autrefois aux bassins de Ste. Vérène et du Freibad démolis depuis), devient opale, transparente et passe fréquemment à la couleur azurée. On ne sait si ce phénomène dépend de l'électricité atmosphèrique ou s'il est produit par un phénomène de réflexion des rayons lumineux de l'horizon sur les vapeurs qui se forment, et qui n'étant pas absorbées suffisamment par l'atmosphère, s'accumulent en plus forte proportion au dessus du niveau de l'eau.

Les thermes au point de vue de l'analyse chimique.

Les résultats de l'analyse chimique des eaux minérales dépendent des progrès de l'analyse chimique en général: c'est ainsi que nous avons obtenu une connaissance plus approfondie de la composition chimique de nos eaux thermales.

Les premières communications sur la composition de nos eaux sont dues au Dr. *Pantaleon* (1578); *Scheuchzer* les examina en 1730; enfin, en 1788, *Morell* en fit une analyse plus complète.

Nous ne mentionnerons point les résultats de ces recherches qui sont trop anciennes: nous ferons remarquer toutefois que le rapport pondéral des principes fixes contenus dans nos eaux, peut être considéré comme s'accordant complètement avec celui donné par les analyses modernes.

Bauhof dans son analyse de la source Ste. Vérène (1816), donne le résultat suivant:

300 onces d'eau contiennent:

18 C. C. d'acide carbonique;
Hydrogène sulfuré en petite quantité, non déterminée;

Sulfate de chaux	233	grains;
Chlorure de sodium	186	„
Chlorure de magnesium	51	„
Sulfate de soude	48	„
Carbonate de chaux	36	„
Sulfate de magnésie	31	„
Carbonate de magnésie	11	„
Matière extractive	3	„
Oxide de fer	1	„

Bauhof prétend aussi avoir signalé avec l'aide d'*Opitz* la présence du Brome et de l'Iode *); mais il n'en indique pas le rapport pondéral.

Lœwig, autrefois professeur de Chimie à l'université de Zurich, a donné en 1837 une analyse complète à tous les points de vue. Il en consigna les résultats dans un mémoire très louable, intitulé: „Les sources minérales de Baden, dans le Canton d'Argovie, au point de vue chimique et physique (Die Mineralquellen von Baden im Canton Aargau in chemisch-physikalischer Beziehung)." La première partie de cet ouvrage traite des eaux minérales au point de vue analytique avec tous les détails nécessaires. La seconde partie est

---

*) Kastners Archiv XX. 332. — On trouve dans un article de la Balneographie suisse (III. 77) de Rüsch, la communication suivante: „Le résultat le „plus remarquable des recherches multipliées de Bauhof sur les sources de Baden „c'est la découverte du Brome et de l'Iode dont il est certain de prouver l'existence „sous forme de sels bromurés et iodurés. Il y découvrit le Brome, par hazard, „en examinant quelques onces de résidu salin pour y rechercher l'Iode. Il ne „put d'abord point découvrir de traces de cette dernière substance, mais lorsqu'il „étendit ses recherches sur quelques livres de sels obtenus en évaporant plusieurs „muids d'eau, il put constater la présence indubitable de l'Iode au moyen de „l'amidon."

Lœwig est aussi persuadé qu'en évaporant plusieurs muids d'eau on peut constater la présence du Brome.

consacrée à l'exposition d'idées générales sur les sources minérales: a) De l'origine des eaux minérales; b) D'où vient l'eau des sources? c) D'où les sources prennent-elles leurs principes fixes? d) Comment les eaux thermales sont elles échauffées? etc. etc.

Pour les détails de l'analyse, nous renvoyons nos lecteurs à l'ouvrage de Lœwig, dans lequel cet auteur a exposé ses recherches multiples, et nous nous contentons simplement d'en citer ici les résultats.

Le poids spécifique de l'eau varie d'après les diverses sources de 1,0042 à 1,0045, à + 10 centigrades.

Sur 1000 parties d'eau on trouve en principes fixes:

1) Sulfate de chaux	. . . . . .	1,41418.
2) Sulfate de soude	. . . . . .	0,29800.
3) Sulfate de magnésie	. . . . .	0,31800.
4) Chlorure de sodium	. . . . .	1,69820.
5) Chlorure de potassium	. . . .	0,09262.
6) Chlorure de calcium	. . . . .	0,09362.
7) Chlorure de magnésium	. . . .	0,07375.
8) Carbonate de chaux	. . . . .	0,33854.
9) Magnésie	. . . .	0,01992.
10) Fluorure de calcium	. . . . .	0,00209.
11) Carbonate de strontiane	. . . .	0,00066.
12) Phosphate d'aluminium	. . . .	0,00086.
13) Silice	. . . .	0,00096.

Total 4,35140.

Outre les substances mentionnées plus haut, Lœwig constate encore la présence d'une faible proportion d'ammoniaque, de lithine et d'une matière organique.

A la température atmosphèrique de + 12° et à la pression baromètrique de 26" 9"', 3866 grammes d'eau bouillie dans une cornue laissèrent échapper les quantités suivantes de gaz mélangés: la source du Stadhof 80,46; Ste. Vérène 83,80; la source de l'hôtel de l'Ours 81,40 C. C. *)

---

*) Il n'est pas possible de certifier si ces petites différences dans le volume des gaz émis par les sources, tiennent à la manière de recueillir l'eau dans des vases plus ou moins clos, ou bien s'il faut les attribuer au développement inégal du gaz, qui se fait plus ou moins rapidement et par saccades.

Ce gaz se compose de:

	Stadhofquelle.		Source Ste. Vérène.		Source de l'Ours.	
	Centimètres cubes.	Millièmes.	C. C. M.	Millièmes.	C. C. M.	Millièmes
Acide carbonique	16,50	4,27	18,00	4,65	17,50	4,52
Oxygène	3,00	0,77	2,16	0,56	2,33	0,62
Azote	60,96	16,31	63,64	16,49	61,57	15,92

Lœwig s'était surtout servi de l'eau de la Stadhofquelle pour ses analyses. Toutefois il examina, d'après les mêmes procédés, plusieurs autres sources, entre autres celles de la Limmat, de l'Ours et de Ste. Vérène. Il trouva que pour toutes ces sources la somme des principes fixes était la même, et il crut par là pouvoir se dispenser d'étendre ses investigations à toutes les sources en particulier. Les petites différences que l'on remarque dans les analyses n'affectent que les chiffres décimaux et peuvent être considérées comme erreurs d'observation. Aussi trouve-t-il inutile de consigner tous les résultats obtenus; et il ne donne que ceux qu'il a obtenus pour les substances qu'il considère comme principes essentiels de l'eau, comme l'acide sulfurique, le chlore et la chaux.

1004 grammes des sources déjà nommées fournirent:

	Source de la Limmat.	Source de l'Ours.	Source de Ste. Vérène.	Stadhofquelle.
Acide sulfurique	1,390	1,306	1,302	1,302
Chlore	1,139	1,131	1,152	1,132
Chaux pure	0,743	0,774	0,771	0,774

Les eaux refroidies qui suintent à travers la couche d'alluvion présentent les mêmes résultats:

Acide sulfurique	1,293.
Chlore	1,194.
Chaux	0,783.

L'analyse des sources dénommées froides (sources de suintement) présente, d'après Lœwig, les mêmes résultats que celle des eaux thermales, en sorte qu'il ne peut surgir aucun doute sur l'origine commune des sources froides et des sources thermales. L'eau froide provenant de veines éloignées, manque de gaz libres, car ces gaz n'ont pas la tendance des eaux à se rendre dans des endroits plus profondément situés pour s'écouler à travers les couches d'alluvion, mais se perdent au contraire dans ces couches.

Ces recherches prouvent que l'on peut admettre avec sécurité l'hypothèse que toutes les sources reçoivent leur eau d'un réservoir commun.

A l'époque où Lœwig *) faisait ses analyses, la totalité de l'eau épanchée par les sources équivalait à 482,25 Maass de ville badois par minute. Un Maass badois = 53 onces ou 1,61983 litr. ou 81,6565 pouces cubes parisiens. Par conséquent la masse d'eau émise en 24 heures était de 3,067,110 livres médicinales. D'après l'analyse, 1000 livres d'eau contiennent 4,3 livres de substances solides, et par conséquent la totalité de l'eau écoulée par jour contiendrait 13188 livres de matières solides, ce qui, calculé pour une année, fournirait la somme énorme de 4,713,020 livres médicinales. Parmi les substances solides, la quantité de chlorure de sodium (sel marin) émise dans les 24 heures équivaut à 5214 livres, et celle du sulfate de chaux (gypse) à 4294, ainsi environ 2 millions de livres de sel marin et plus d'un million et demi de gypse.

Si nous appliquons ce calcul à la masse d'eau que le dernier mesurage de 1869 nous a fait connaître, et qui nous donne 480,60 Maass suisses par minute, nous arriverons aux données suivantes:

Masse d'eau de toutes les sources:
1) Dans une minute   1,882 $\frac{9}{10}$ livre méd. =   1,412 $\frac{1}{5}$ livre civile.
2) En 24 heures   2,711,381 $\frac{3}{4}$ „   „   = 2,033,537 $\frac{1}{16}$ „   „

Il s'y trouve en substances fixes:
1) Par minute 8 $\frac{1}{5}$ livre médic. = 6 $\frac{3}{20}$ livre civile; le sel marin y est représenté par 3 $\frac{1}{5}$ livre médic.
2) Dans les 24 heures 11,798 $\frac{3}{10}$ de livre médic. = 8848 $\frac{7}{10}$ de livre civile. Sel marin 4,604 $\frac{1}{2}$ livre médic.
3) Dans l'année 4,306,381 $\frac{9}{10}$ de livre médic. = 3,229,786 $\frac{2}{5}$ livre civile. Sel marin 1,680,631 livre médic. = 1,260,473 $\frac{1}{2}$ livre civile.

La croûte qui se forme à la surface de l'eau des bassins par l'évaporation, est produite par les substances dissoutes dans l'eau au moyen de l'acide carbonique libre, lorsque celui-ci s'évapore à l'air. La composition de cette croûte est:

---

*) L. c. § 50.

Carbonate de chaux	96,170.
Sulfate de chaux	2,340.
Carbonate de magnésie	traces.
Carbonate de strontiane	0,190.
Fluorure de calcium	0,600.
Phosphate d'aluminium	0,250.
Eau	0,450.
Total	100,000.

L'eau thermale, lorsqu'elle coule pendant quelque temps à une température peu élevée, sur des objets quelconques, les recouvre d'une croûte blanche d'incrustation. Plus l'eau est chaude et plus le courant est rapide, moins la croûte est abondante, moins alors sa texture est compacte; lorsqu'au contraire l'eau est refroidie et que son cours s'est ralenti, comme par exemple à la sortie des conduites, ce dépot devient friable et s'émiette facilement. Les algues qui s'y produisent l'imprègnent de colorations diverses jaune, verte, rouge, brune. Les concrétions qui se forment dans les conduites sont de structure écailleuse et sont ordinairement colorées en blanc jaunâtre par des dépots plus ou moins abondants de Barègine et de filaments brisés d'une Algue la Beggiatoa nivea.

La texture de ces concrétions est variable, quelquefois cristalline, dense et lisse, ressemblant à la pierre à chaux commune, d'autres fois elle est fibreuse. Le poids spécifique de la variété la plus dure, la fibreuse, est de 2,634 d'après Lœwig; celui de la variété friable de 2,325 à 2,594, d'après le même auteur. Au chalumeau cette substance se comporte comme l'Arragonite. La concrétion blanche et dure est composée de

Carbonate de chaux	95,230.
Sulfate de chaux	3,009.
Carbonate de magnésie	0,005.
Strontiane	0,261.
Fluorure de calcium	0,723.
Phosphate d'aluminium	0,245.
Eau	0,527.

Quelques années après Lœwig, en 1844, Fréd. Laué de Wildegg examina nos eaux thermales pour y rechercher le Brome. 30 litres d'eau furent évaporés et l'on en sépara la plus grande partie des sels et des terres. L'eau mère ainsi obtenue fut presque complètement évaporée. Puis, introduite dans une cornue tubulée dont le col plongeait dans un lait de chaux, on la volatilisa complètement après l'avoir traitée d'abord par 2 à 3 grammes d'acide azotique. La partie distillée fut filtrée et réduite, par évaporation, à 8 grammes, puis mélangée à deux grammes d'acide azotique et introduite dans un petit flacon bien bouché, et du bouchon duquel pendait une bande de papier amidoné qui toutefois ne pouvait être atteinte par le liquide. L'espace au dessus du liquide se remplit rapidement de vapeurs rouges de Brome et le papier se colora, en peu de minutes, en orange foncé. Pour obtenir par le Brome une réaction aussi caractérisée, il faut admettre au moins 6 milligrammes de Brome dans 10 grammes de liquide (y compris 2 grammes d'acide azotique). Un litre d'eau de Baden contient donc au minimum 0,2 de milligrammes de Brome.

Les gaz des sources.

Il se développe dans l'eau des sources, et par saccades, une multitude de bulles de gaz plus ou moins grandes, qui lui donnent l'aspect d'une eau en ébullition continuelle. Il est très difficile d'obtenir un résultat précis sur le volume des gaz qui se dégagent ainsi librement; car dans les expérimentations il s'en échappe toujours une grande quantité que l'on ne peut recueillir.

Les mensurations entreprises par le professeur Lœwig et moi en 1836 sur les gaz de la source Ste. Vérène peuvent être considérées comme donnant un résultat approximatif. Nous nous servions dans ces expériences d'un flacon de verre dont la capacité était de 245 pouces cubes. Ce flacon fut adapté à la source au moyen d'un grand entonnoir, de telle façon que presque aucune bulle ne se perdit, cependant il s'échappait continuellement des bulles de gaz provenant de quelques filets latéraux de la source. Le développement du gaz n'est point toujours le même, ce qui est démontré par son jaillissement saccadé et interrompu par intervalles. Le résultat obtenu fut le suivant:

245 C. C. furent obtenus a) en 3 minutes 30 secondes.
245 „ „ „ b) „ 4 „ 40 „
245 „ „ „ c) „ 3 „ 32 „
245 „ „ „ d) „ 4 „ 32 „
245 „ „ „ e) „ 3 „ 40 „
245 „ „ „ f) „ 3 „ 16 „

1470 C. C. de gaz en 23 minutes 10 secondes.
Ainsi en moyenne par minute 63,45 C. C.

En calculant approximativement le volume du gaz perdu et celui fourni par les veines latérales, on pourrait fixer la quantité de gaz fourni par la source de Ste. Vérène à 70° C. C. par minute. En entreprenant ces expériences, on avait admis que le débit de la source était de 44 Maass civils badois. A cette époque, l'eau de cette source jaillissait immédiatement de terre dans le grand bassin ouvert du bain Ste. Vérène, de sorte qu'il n'était point possible d'en évaluer exactement le volume. Après le captage de la source en 1844, ce volume n'était que de 30 Maass suisses. En admettant que 44 Maass badois de la source Ste. Vérène donnaient en même temps 70 C. C. de gaz par minute, et en appliquant cette proportion à la masse d'eau de toutes les sources actuellement connues, on trouvera que la totalité du gaz développé dans une minute est de 678 C. C. et de 976,655 $\frac{1}{2}$ C. C. dans les 24 heures. Si, au lieu de calculer le débit d'eau de la source Ste. Vérène à 44 Maass badois anciens, on n'admet que 30 Maass suisses, comme l'a donné la mensuration après le captage, et si l'on admet pour les autres sources une abondance proportionelle de gaz, alors la masse de gaz émise serait bien plus forte: elle s'élèverait en effet à 1074 $\frac{1}{5}$ C C. par minute et à 1,546,860 C. C. dans les 24 heures.

Le gaz de source est tout à fait incolore et émet une odeur caractérisée d'hydrogène sulfuré.

D'après Lœwig, 100 volumes de gaz à la température de 10 cent. et à la pression de 26" 9''' B. contiennent:

	à la Stadhof-quelle	à la source de Ste. Vérène	à la petite source de l'Ours.
Acide carbonique . . .	33,33	33,33	33,33
Azote	66,35	66,01	65,93
Oxygène	00,32	00,66	00,74
	100,00	100,00	100,00

Lœwig étendit aussi ses recherches à l'air des étuves et à celui du bain de vapeurs gazeux.

100 volumes d'air des étuves se composent de:

Acide carbonique . . . 13,76.
Oxygène . . . . 11,40.
Azote . . . . 78,34.
100,00.

ou bien:

d'Air atmosphèrique . . 54,20.
d'Acide carbonique . . . 13,76.
d'Azote . . . . 32,04.
100,00.

Il faut ajouter à cela la vapeur d'eau qui à 35° C. et par 757 millimètres de pression atmosphèrique équivaut à 40,404 millimètres. 100 volumes d'air à 35° C. contiennent donc 5,35 parties volumètriques de vapeur d'eau.

Il est nécessaire de faire remarquer cependant, que ce n'est que lorsque la caisse est fermée et qu'il y a un grand afflux d'eau, que la température des bains de vapeurs gazeux s'élève peu à peu à la température indiquée: dans l'usage ordinaire, ces bains n'atteignent que + 26° à + 29° R.

L'air des antichambres des bains de vapeurs est aussi saturé par les gaz de la source. La quantité relative de gaz, d'air atmosphèrique et de vapeurs d'eau pourrait être calculée d'après le degré de température, puisque ce degré dépend de la quantité de gaz et de vapeurs contenus dans l'air.

La vapeur produite par l'eau thermale et répandue dans les bâtiments qui servent aux bains de vapeurs, fut précipitée par refroidissement au moyen de bouteilles remplies d'eau froide. L'analyse chimique de cette eau condensée donna les mêmes rapports aux principes fixes, que l'eau thermale elle même.

Quant à la présence de l'hydrogène sulfuré et à celle du soufre que l'on rencontre dans les sources, Lœwig dit: „Il résulte de mes „recherches que l'hydrogène sulfuré n'est point combiné à l'eau. *)

---

*) Nous renvoyons le lecteur à l'analyse nouvelle de Müller, qui non seulement à constaté la présence de l'hydrogène sulfuré dans l'eau, mais en donne encore le rapport quantitatif.

„Il ne se rencontre que dans le gaz qui s'échappe des sources.
„(Ceci a aussi lieu pour d'autres sources sulfureuses, par ex. à Aix.)
„Mais la quantité d'hydrogène sulfuré que l'on rencontre dans les gaz
„de la source, est si minime qu'il est impossible d'en donner une
„estimation approximative. On sait depuis longtemps que l'hydro-
„gène sulfuré humide en contact avec l'air atmosphèrique laisse
„déposer du soufre. Il n'est donc point difficile d'expliquer le dépôt
„de soufre qui se produit dans les tuyaux de conduite. Mais il est
„très remarquable qu'une forte proportion de soufre se dépose dans
„des endroits où il est impossible de prouver que l'air atmosphérique
„ait été en contact avec l'hydrogène sulfuré .... On pourrait donc
„admettre que la majeure partie de l'hydrogène sulfuré, qui était
„primitivement contenu dans les gaz de la source, se décompose
„déja, sous l'influence de l'oxygène, avant que l'eau et les gaz ne
„soient arrivés au contact de l'air: le soufre serait alors, en partie,
„entrainé mécaniquement et se déposerait sur les corps solides pen-
„dant que le gaz deviendrait libre." Les couvercles bien clos qui
protègent les sources contre le contract de l'air atmosphérique, se
recouvrent en peu de temps de soufre cristallisé, et cependant il faut
admettre que l'espace vide qui se trouve entre le couvercle et la surface
de l'eau, n'est occupé que par les gaz agglomérés qui se développent
librement et en si grande abondance de la source. Au printemps
de 1844, je trouvai le couvercle de granit de la Heissensteinquelle
recouvert de plus de 12 livres de soufre cristallisé qui s'y était
déposé dans l'espace de 4 ans; Gimbernat avait trouvé pendant
l'hiver de 1824 et au même lieu un dépôt identique dont le poids,
après déssication, était de 14 livres $^1/_2$; Bauhof a constaté le même
phénomène et d'autres encore. Par une exception remarquable, on
ne trouva au même endroit qu'un dépôt insignifiant de soufre au
mois de Décembre 1869. A l'occasion d'un captage plus profond
de la source Ste. Vérène, où l'on fut obligé d'attaquer au ciseau le
conglomérat dur comme un roc, on trouva du soufre cristallin dans
les interstices isolés et sous forme de croûte sur la roche même à
travers laquelle la source s'écoule. Il était impossible à l'air atmosphèrique de pénétrer jusque là. Pour observer facilement ce phénomène, il faut examiner la source du Verenahof, où les parois de
l'espace compris entre la surface de l'eau et le gazomètre qui recouvre la source et recueille les gaz, se trouvent recouvertes d'un

dépôt de soufre dans tout leur pourtour. Le soufre ainsi formé donne une flamme bleuâtre quand on l'enflamme et produit de l'acide sulfureux: il laisse un léger résidu de charbon provenant probablement des matières organiques qui s'y sont attachées. *)

Les développement si considérable de gaz qui caractérise nos thermes, le dépôt si remarquable de soufre qui se montre partout où l'eau et les gaz trouvent un passage, l'odeur si caractéristique d'hydrogène sulfuré que l'on perçoit dans l'atmosphère qui entoure les sources et surtout dans l'inhalation des gaz, et l'usage si général que l'on en fait pour la thérapeutique, ont fait désirer vivement une analyse nouvelle; d'autant plus que Lœwig avait accordé peu d'attention à la présence de l'hydrogène sulfuré dans l'eau ou dans les gaz qui servent à l'usage thérapeutique, et qu'il en avait même, en partie, nié la présence. Le *Dr. Chrétien Müller,* pharmacien à Berne, entreprit en 1868—69 une analyse des gaz qu'il complèta plus tard par celle de l'eau minérale. Les résultats obtenus furent exposés par le *Dr. Müller,* à la fin de 1869. Nous renvoyons à son opuscule récent intitulé: *Description chimique et physique des Thermes de Baden en Suisse (Canton d'Argovie).* Nous nous contentons de citer ici les résultats généraux obtenus, en faisant toutefois ressortir les principaux détails de la méthode suivie par Müller pour la recherche des principes, surtout lorsque les résultats diffèrent de ceux obtenus par Lœwig.

Müller se servit pour son analyse de l'eau de la source du Verenahof, qui située sous une halle couverte et captée à quatre pieds au dessus du sol, paraissait être la plus convenable pour cette entreprise.

La présence de l'hydrogène sulfuré dans les gaz de la source n'est point seulement indiquée par l'odeur et la saveur pendant l'inspiration du gaz renfermé dans les tuyaux d'inhalation, mais des bandes de papier trempé dans de l'acétate de plomb en trahissent immédiatement la présence dans les bulles de gaz qui s'échappent. Pour connaître la nature des autres gaz ou vapeurs qui pouvaient se trouver en petite quantité dans les gaz thermaux, on construisit un appareil spécial qui permettait au moyen d'une cloche en verre

---

*) Voir plus loin, pour la présence des matières organiques, le § intitulé: Barègine etc.

plongée dans l'eau de la source et munie d'un tuyau abducteur, de faire passer un grand volume de gaz à travers des liquides absorbants et de séparer ainsi les principes déjà connus de ceux qui ne l'étaient point. Il était d'abord intéressant de fixer la quantité *d'hydrogène sulfuré* qui se trouve dans un volume de gaz, puisque les analyses qualitatives avaient déjà prouvé que ce principe était plus abondant qu'on ne l'avait admis jusqu'alors. La disposition de l'appareil rendit ce but très facile à atteindre de la manière suivante: Deux éprouvettes de verre très étroites, de 15 à 20 centimètres de hauteur, furent remplies d'une solution d'azotate d'argent que le courant gazeux fut obligé de traverser. Dès les premières bulles de gaz, un précipité noir se forma dans le premier cylindre. Ce dépôt augmenta bientôt de façon à ce que l'on put interrompre l'opération: le second cylindre n'avait point présenté de réaction. Pour calculer la quantité de gaz qui avait traversé l'appareil, on avait ajouté au second cylindre une série de trois petits récipients qui contenaient une solution de chlorure de barium dans l'ammoniaque, qui absorba complètement l'acide carbonique du gaz thermal. Le précipité recueilli avec soin, rapidement filtré et lavé, fut pesé sur le filtre (dont le poids avait déjà été pris préalablement), et l'on en déduisit la quantité d'hydrogène sulfuré. Au moyen de cette détermination, on trouva le rapport de l'hydrogène sulfuré à l'acide carbonique, et par un calcul très simple, celui de l'hydrogène sulfuré au volume total du gaz, si l'on admet que les gaz absorbés par la potasse sont le gaz hydrogène sulfuré et l'acide carbonique.

Nous passons sous silence le mode de détermination de l'acide carbonique.

La composition des gaz thermaux fut trouvée à peu près la même que celle qu'avait indiqué Lœwig: on constata cependant l'absence d'oxygène, et le gaz hydrogène sulfuré fut évalué quantitativement. Ce dernier fait partie des substances qui doivent attirer notre attention dans l'appréciation thérapeutique de nos eaux.

Cette analyse des gaz de source, donna au mois d'Avril 1868 sur 100 volumes (par 10° C. et 0,76 pression atm.) les résultats suivants:

	Source du Paradis au Bœuf:	Source Ste. Vérène:
Acide carbonique. . . .	32,766	34,089
Azote	67,150	65,846
Hydrogène sulfuré . . .	00,084	00,065
Oxygène.	traces	traces
	100,00	100,00

Les gaz non absorbés, qui sont indiqués ici comme Azote et Oxygène, furent examinés sur le lieu même, au moyen de l'Eudiomètre, en essayant de les faire détonner avec de l'oxygène ou de l'hydrogène.

Les recherches de Müller pour trouver de l'hydrogène carboné ne donnèrent aucun résultat mensurable, et celles pour la recherche du gaz oxi-sulfo-carbonique donnèrent un résultat négatif.

Analyse de l'eau thermale par Müller.

(Source du Verenahof.)

1000 parties contiennent en grammes d'après Müller:

Sulfate de potasse	0,1273.
„ de soude	1,8427.
Chlorure de sodium	0,3204.
„ de lithium	0,0238.
„ de calcium	1,3458.
„ de strontium	0,0105.
„ de magnésium	0,0168.
Iodure de calcium	0,00016.
Bromure de calcium	0,00067.
Fluorure de calcium	0,0025.
Bicarbonate de magnésie	0,3541.
Phosphate d'alumine	0,00042.
Silice	0,0465.
Fer et manganèse	traces.
Cæsium et rubidium	„
Ammoniaque.	„
Acide azotique	petite quantité.
Matière organique	„ „
Acide carbonique libre.	

Azote à 0° et 0,76 B. 14,7 C. C. par litre.

Hydrogène sulfuré 0,00105 à 0,00269 grammes par litre.

Oxygène, traces.

Total des principes fixes 4,09165.

En comparant l'analyse de Müller à celle de Lœwig, on peut faire les remarques suivantes:

1) *Hydrogène sulfuré.* Ce principe est une des parties constituantes des gaz libres, mais il se trouve aussi combiné à l'eau. Des solutions de sels de plomb ou d'argent, ajoutées en petite proportion à l'eau des sources, y produisent instantanément des précipités bruns, qui ne deviennent blancs que lorsque de grandes quantités de sulfates ou de chlorures masquent la réaction primitive. On a démontré la présence de ce gaz dans toutes les sources principales, et sa quantité à été mesurée, d'après la méthode de Dupagier, par sa solution.

Un kilogramme d'eau contient hydrogène sulfuré:

Source Ste. Vérène   0,00219, à la sortie du bain des pauvres 0,00162.

Source du Verenahof   0,00267.

Source du Stadhof   0,00219.

Source du Hinterhof   0,00305.

Au Bœuf ⎰ Kesselquelle 0,00209.
        source du Paradis 0,00257.
        Strassenqu. 0,00209.

Heisse Steinquelle . ⎰ 0,00126, à sa sortie à l'hôtel de la Fleur.
        0,00105   „   au Stadhof.
        0,00124   „   au Trinkbrunnen.

Source de la Limmat ⎰ 0,00195   „   au Limmathof.
        0,00126   „   au Freihof.

Sans doute l'hydrogène sulfuré est moins fixé dans les sources thermales (à cause de la température) que dans les sources froides, mais l'expérience a démontré qu'un bain préparé et prêt à l'usage n'avait perdu qu'un tiers de l'hydrogène sulfuré contenu dans l'eau du réservoir des sources.

Ce résultat range nos sources dans la classe des eaux minérales sulfureuses, au même droit qu'on y range les eaux d'Aix et beaucoup d'autres dont la proportion de soufre n'est point plus élevée.

2) *Lithine.* 26 litres d'eau thermale furent évaporés presque à siccité et le résidu lavé à l'eau distillée jusqu'à ce qu'une solution de nitrate d'argent ne produisit plus de réaction. Le liquide filtré qui mesurait plusieurs litres, fut traité par une solution de baryte caustique en léger excès, filtré après complète clarification et évaporé lentement à siccité. Repris par de l'eau, la solution ne contenait plus de baryte et seulement des traces de magnésie. On continua le lavage du résidu assez longtemps pour ne plus avoir à craindre une perte par du carbonate de lithine: le liquide filtré fut neutralisé avec de l'acide chlorhydrique et évaporé dans une capsule en platine; le résidu légèrement grillé fut réduit en poudre fine, repris et lavé avec de l'alcool à 97 % jusqu'à ce que l'on put être assuré de la complète séparation du chlorure de lithine que l'on sait être facilement soluble. Le liquide filtré, évaporé dans un récipient, laissa un petit résidu de chlorures métalliques. Ce résidu desséché fortement et repris par de l'alcool mélangé d'éther, donna 0,621 de chlorure de lithium qui retenait, il est vrai, une petite proportion de chlorure de magnesium, mais cette quantité est si minime qu'il est inutile de la séparer complètement. Le chlore et le brome, combinés à de la soude, avaient déjà été soustraits.

Ainsi un verre à boire d'eau thermale contient $\frac{1}{10}$ jusqu'à $\frac{1}{6}$ de grain de chlorure de lithium. Cette proportion de lithine nous permet, avec raison, de ranger nos eaux thermales dans la classe des eaux lithineuses.

3) *Brome et Iode.* Pendant les recherches d'analyse qualitative faites sur nos eaux pour y constater la présence du brome et de l'iode, on remarqua que la forte proposition de sulfate et de carbonate de soude contenus dans le résidu rendait très difficile l'extraction de la masse saline au moyen de l'alcool fort. Comme le chlore ne suffit pas non plus pour obtenir une combinaison stable avec les alcalis, il parut nécessaire de décomposer d'abord les sels de l'eau au moyen de baryte caustique, et d'éloigner ainsi, non seulement les terres alcalines, mais encore l'acide sulfurique. On traita en conséquence 26 litres d'eau minérale avec un léger excès de baryte caustique; après quelques jours de repos, le liquide fut décanté et le précipité lavé sur un filtre. Cette opération exigea beaucoup de temps et de peines, mais le résultat obtenu justifia complètement les espérances qu'on avait conçues. Le liquide filtré fut évaporé

et le résidu qui ne se composait que de chlorures, d'un peu de carbonate de soude et de bromures et iodures métalliques, fut légèrement grillé, pulvérisé finement, bouilli et lavé avec de l'alcool à 97°. La partie insoluble dans l'alcool fut dissoute dans de l'eau distillée et introduite dans une burette à robinet en verre; on y versa une certaine quantité de chloroforme et l'iode fut séparé au moyen d'un mélange d'acide sulfurique et nitrique. L'iode fut titré dans la solution de chloroforme au moyen de l'hyposulfite de soude et l'on en obtint 0,5 milligrammes. On sait que l'analyse quantitative du brome est extraordinairement difficile en présence du chlore et que l'on ne peut, dans ce cas, se servir que de l'analyse indirecte. On suivit donc le conseil de Mohr et l'on précipita les deux sels au moyen d'une solution titrée de nitrate d'argent: puis on calcula la quantité de chlorure d'argent qu'eut fourni le nitrate d'argent employé et l'on pesa le précipité. De la différence entre ces deux nombres on déduisit la richesse en Brome qui est de 10,7 milligrammes sur 26 litres d'eau. Le chlorure et le bromure d'argent ainsi obtenus, réduits d'abord par le zinc, traités ensuite par le chlore, fournirent, dans le chloroforme une solution de Brome d'un brun très foncé.

4) Müller a trouvé dans nos eaux une quantité beaucoup plus considérable de silice que Lœwig. (Cette différence dépend uniquement de la méthode employée dans l'analyse.)

5) Müller constate la présence du Cæsium, du Rubidium et de l'acide azotique, mais en très petites proportions.

6) Les gaz qui servent à l'inhalation et qui se dégagent immédiatement des sources, renferment une quantité définie d'hydrogène sulfuré.

7) Les gaz des sources présentent des traces d'Hydrogène carbonné, mais ne contiennent pas de gaz oxy-sulfo-carbonique.

Il nous reste encore à mentionner comme conclusion, que touts les principes essentiels des sources ont été retrouvés en proportions à peu près égales à celles que Lœwig avait déjà trouvées en 1837. Mais l'association des éléments entre eux diffère de celle qui a été admise par Lœwig, et il est assez important que cette différence ne soit point mal comprise et mal interprêtée. Cette différence porte principalement sur les éléments Chlore, Acide sulfurique, Soude et Chaux, que Müller croit groupés en sulfate de soude et chlorure de calcium, tandis que Lœwig pensait que ces principes sont unis sous forme de sulfate de chaux et de chlorure de sodium. Müller s'est servi comme base essentielle de son groupement, de la loi des affinités d'après laquelle l'acide sulfurique serait combiné à la base la plus puissante, la soude: Lœwig admet au contraire pour base de son groupement, le rapport de la solubilité des sels, et prétend par conséquent que l'acide sulfurique est combiné à la chaux. Les deux points de vue ont de l'importance, et l'on n'a qu'à ajouter à l'analyse de Lœwig les substances nouvellement découvertes dans les sources, pour attribuer, comme le dit Müller, à ses recherches le nom d'analyse nouvelle.

De la présence de la Barègine et de formations organiques dans les thermes.

Scheuchzer dans ses recherches sur les thermes de Baden (1732), avait déjà rendu attentif aux matières qui se rencontrent dans les tuyaux d'écoulement; il dit: „On rencontre dans les canaux une matière épaisse, muqueuse, qui, lorsqu'elle est desséchée et allumée, répand une odeur de soufre." *Bauhof* parle aussi de la présence de cette matière qui prend la forme de flocons blancs, muqueux et fibreux: allumée après dessication préalable, cette masse brûle en répandant l'odeur d'acide sulfureux: en chauffant cette substance elle devient noire, répand une odeur empyreumatique de pain brûlé et donne une cendre composée principalement de sulfate et de carbonate de chaux. Humide, elle passe facilement à la fermentation putride et devient fétide. Par la distillation sèche, elle donne une huile empyreumatique et de l'ammoniaque, et il reste dans la cornue un charbon imprégné de sulfure de calcium, de carbonate de chaux et d'un peu d'oxyde de fer etc. *Gimbernat*, qui avait rencontré la même substance dans les vapeurs thermales de plusieurs sources minérales, ainsi que dans les vapeurs qui s'échappent du Vésuve et de la solfatare de Puzzuoli, la rencontra aussi dans nos thermes, et lui donna le nom de Zoogène thermal pour en caractériser la nature animale. Il la considère en effet comme une substance organique ayant le caractère des Oscillaires, et dans laquelle on rencontre des globules doués de mouvement qui selon lui seraient de véritables infusoires. *Longchamp* dirigea l'attention spéciale des naturalistes sur l'origine et les formes diverses de cette substance et la nomma *Barègine*, nom qui lui a été généralement conservé depuis. [1] *Monheim* [2]) décrit la matière trouvée à Aix comme complètement semblable à celle que l'on rencontre chez nous. Le Dr. *Fontan* [3]) a retrouvé les mêmes formes dans différentes sources des Pyrénées; mais d'après les communications qu'il nous a faites, il ne les aurait trouvés que dans des eaux sulfureuses ayant plus de 18º. Le Dr. *Du Plessis* d'Orbe les a observés dans les thermes sulfureuses d'Yverdon ($+$ 18º,8) et en fit le sujet d'un travail fondamental [4]); il croit aussi que ces formes ne se présentent que dans les sources sulfureuses thermales. Cette opinion ne paraît cependant pas être juste, car d'après *Meyer-Ahrens* et *Müller*, on rencontre la même forme organisée d'algues dans les sources sulfureuses gypseuses d'Alveneu ($+$ 6,5º) et la source gypseuse et à gaz sulfhydrique de Rinderwald ($+$ 7º). [5]) En tout cas, elle est un compagnon constant des sources sulfureuses.

A première vue, cette substance paraît être en partie *amorphe* mucoso-gélatineuse, de consistance parfois molle, parfois plus compacte. On la trouve au fond des captages profonds ainsi que sur les parois: elle paraît même exister déjà dans les fissures du conglomérat endurci à travers lequel les sources jaillissent: nous avons eu l'occasion d'observer ce fait, lorsque pour rendre plus profond (1844) le captage de la source de St. Vérène, on a été obligé de ciseler la roche [6]). L'on s'était servi pendant longtemps de pompes très-puissantes pour obtenir un vidage complèt et durable de l'eau jusqu'au fond de la source, et l'on amena ainsi à la surface des masses gélatineuses, assez constantes et de couleur rougeâtre qui s'étaient nichées dans les fissures existant dans le conglomérat. Il est probable que ces matières avaient été détachées, parce que le courant de l'eau thermale devenait plus rapide et plus puissant

---

[1]) On l'a aussi nommée Glairine, Thermaline, Nostoc thermal, Anglade, matière animale etc.

[2]) Heilquellen von Aachen.

[3]) Thèse sur les dépôts des eaux des Pyrénées.

[4]) Bulletin de la société médicale de la Suisse romande.

[5]) Meyer-Ahrens: Heilquellen und Kurorte der Schweiz, et son rapport dans l'ouvrage de Müller sur l'analyse des nos sources.

[6]) Ce fait confirme l'idée de Lœwig qui dit: „que l'eau, avant même de „s'être fait jour, contient une matière organique, et que cette matière est formée „d'un amoncellement muqueux, produit par un dépôt de particules qui ont pour „origine la décomposition de végétaux et d'animaux, surtout d'infusoires.“ L. C. 127.

à cause de la force aspirante des pompes. Dans le dépôt amorphe et gélatineux qui se rencontre sur les parois du captage des sources, on trouve nichées chaotiquement des substances hétérogènes diverses, p. ex. de petits grains de sable entraînés par l'eau, puis de petits cristeaux de soufre microscopiques, une grande proportion de globules petits et délicats et de couleur foncée, enfin des filaments isolés, très fins et transparents, qui ne sont autre chose qu'une algue, la Beggiotoa. On ne peut point affirmer d'une manière certaine si la substance mucoso-gélatineuse est un produit de l'algue *), ou si cette dernière au contraire ne se développe que dans la mucosité: en effet, on rencontre dans la profondeur des dépôts sans formation d'algues, et l'on trouve des masses de matière muqueuse qui n'en contiennent que des filaments isolés. Il faut aussi attribuer à cette matière organique les dépôts muqueux qui se forment au bout de peu d'heures dans les bassins de bain nouvellement remplis, et la sensation particulière que fait éprouver l'eau qui paraît plus ou moins savoneuse. Cette matière n'est toutefois point produite par les gaz, en particulier par l'azote, comme on l'a admis fréquemment, car elle se rencontre dans des sources sulfureuses qui ne contiennent point d'azote. On ne rencontre plus cette production dans les endroits qui ne sont point baignés par l'eau, pas même dans la cavité close qui se trouve entre le captage et le couvercle dont les parois se recouvrent cependant d'un dépôt abondant de soufre.

Les recherches microscopiques récentes ont fait connaître plus intimement la nature et le mode de développement *des êtres organisés* qui s'y rencontrent, c'est pour ce motif que nous passons sous silence les diverses opinions anciennes, que l'on s'est faites à leur sujet.

Les véritables *formes organiques* se présentent sous l'aspect de flocons extraordinairement délicats et blancs qui s'attachent aux parois du captage même à une certaine profondeur. C'est une Algue blanche, la *Beggiotoa nivea* Trevisan (Leptomena sulphuraria de Kützing, Leptomena nivea de Rabenhorst, Simphyotrix nivea de Brügger, anciennement nommée Oscillaria alba.)

---

*) Meyer-Ahrens: Les organismes des sources, article communiqué qui se trouve dans l'ouvrage de Müller: Chemisch-physikalische Beschreibung der Thermen von Baden.

En se rapprochant de la surface de l'eau, cet organisme ne présente plus la forme de flocons blancs et duvetés, mais, au niveau même de l'eau, là, où l'air athmosphérique peut pénétrer, il apparaît sous forme de longues houppes grises et penniformes, composées de faisceaux de tubes reliés entre eux par une espèce de gelée; le filament principal est niché dans la masse gélatineuse incolore et il en part une infinité d'embranchements d'une structure vraiment admirable. Ils sont attachés à l'endroit où ils se sont développés, et flottent à la surface de l'eau en grands faisceaux. Là, où cette algue apparaît sous sa forme floconeuse, les filaments ou tubes qui la composent sont moins développés; ils sont transparents et incolores; leur diamètre est de $^1/_{7500}$ à $^1/_{3200}$ de ligne; leur cavité est remplie d'une subtance homogène transparente et molle, qui leur donne leur bel aspect blanc et qui fait paraître les parois des captages comme recouvertes de distance en distance d'un duvet blanc. La plante est alors dans sa jeunesse. Le mouvement tremblottant qui l'agite est du à la montée de l'eau et des gaz. Lorsque l'algue apparaît sous forme de faisceaux, la plupart de ses filaments sont arrivés à parfaite maturité, leur diamètre atteint jusqu'à $^1/_{2200}$, et d'après leur grosseur, on rencontre dans leur contenu une ou deux rangées de petites granulations foncées et rondes, qui donnent aux filaments isolés une teinte gris-noirâtre, cause de la couleur foncée des houppes. Du Plessis a pris ces granules arrondis pour les spores de l'algue, mais Meyer-Ahrens et le professeur Kramer se fondant sur des observations microchimiques, prétendent qu'ils se composent de soufre. Nous renvoyons le lecteur qui voudrait étudier cette question, à l'article inséré dans l'ouvrage de Müller sur les thermes de Baden. On trouve attachés aux filaments délicats de l'algue jeune, ainsi que dans la matière gélatineuse qui l'entoure, des cristallisations très fines de soufre: elles y sont plus abondantes que dans les formes plus âgées où prédomine un dépôt de carbonate de chaux.

Dans les tuyaux d'écoulement distants de la source, il se forme une masse gélatineuse d'autant plus consistante que l'air athmosphérique peut y pénétrer plus facilement. On y trouve principalement des filaments d'algue vides et morts, entrelacés et formant une espèce de tissu feutré, et entremêlés de cristaux de soufre et de dépôts incrustants provenant de l'eau thermale qui les baigne: on

rencontre cependant encore, quoique en petite quantité, des filaments d'algues plus jeunes.

Dès que l'eau thermale paraît au jour et est soumise aux influences de l'air athmosphérique et de la lumière, il y apparaît des
tissus membraneux à surface veloutée et de diverses colorations: le
plus souvent cette couleur est le vert clair, mais elle passe insensiblement au vert foncé et au brunâtre. Ce tissu est formé d'un
mélange d'algues diverses mais voisines, comme p. ex. Oscillaria vi-
ridis, nigra, major etc., qui se retrouvent au point d'écoulement
des eaux sur les concrétions qui s'y déposent. De temps en temps
on rencontre quelque faisceau de Beggiotoa entraîné par les eaux.
La présence des algues citées précédemment n'offre pas un grand
intérêt, car ces diverses algues ne sont point liées à des conditions
particulières de température ou de composition de l'eau: elles se
retrouvent dans les sources les plus diverses.

B.

Les thermes de Baden au point de vue physiologique.

Les eaux minérales de Baden sont des eaux thermales sulfureuses salino-terreuses, laissant échapper librement des gaz contenant de l'azote et de l'acide carbonique.

Lorsque nous voulons juger des propriétés d'une eau minérale, nous nous fondons sur les données que nous fournissent les sciences physico-chimiques ou géognostico-géologique sur l'origine des eaux minérales ou thermales: elles nous apprennent que l'eau du dehors, pénétrant à travers les fissures des roches jusque dans les profondeurs de la terre, dissout, chemin faisant, toutes les substances solubles des diverses formations géologiques (chez nous c'est le trias) et que ces substances dissoutes se combinent encore entre elles d'une manière plus intime. Ces sciences nous apprennent encore que ces eaux infiltrées et chargées des substances qu'elles ont dissoutes, sont échauffées à des degrés plus ou moins élevés par la chaleur relative des couches terrestres profondes, ou bien d'après une autre théorie, par des frottements considérables et par une pression puissante. Enfin, il pourrait se faire que des développements de gaz chauds ou des colonnes de vapeurs (analogues aux mofètes), viennent à se combiner à l'eau qui circule dans les fissures des couches géologiques, et qu'ils se fassent jour sous forme de thermes, soulevés par leur chaleur propre et par leur force d'expansion. Dans l'atelier de la nature, les mêmes procédés de formation sont toujours en action; il en résulte que sous le rapport des combinaisons d'éléments (Minéralisation), sous celui de la thermalité, et nous ajouterons encore sous le rapport régulier de la quantité d'eau débitée, il se forme toujours le même produit naturel, dont toutes les parties sont reliées entre elles pour former un tout constant. C'est ce caractère essentiel des forces de la nature, que l'on ne peut atteindre par aucune autre voie. Aussi considérons-nous nos eaux thermales avec leur riche contenu de substances fixes, tel que l'analyse chimique nous l'a fait connaître, avec son développement caractéristique de gaz et avec sa haute température, comme un tout complet ayant sa forme propre. Et quoique chaque principe en particulier puisse avoir une influence sur des organes particuliers et sur leurs fonctions, le médecin ne doit point se fier uniquement aux résultats de l'analyse chimique et préjuger la valeur *thérapeutique* d'après laquelle il pourrait apprécier les effets des *eaux thermales*. L'expérience nous apprend que des sources différentes, qui ne présentent que des différences peu marquées au point de vue de leurs principes constituants, montrent cependant une différence marquée dans leurs effets thérapeutiques.

Lœwig [1]) a exprimé une idée, qui mérite toute notre attention. „Tous les sels d'une eau minérale, dit-il, sont en relation intime entre eux et ne se trouvent pas dans l'eau à coté les uns des autres et pêle mêle comme l'analyse chimique les a isolés: on ne peut donc point comparer l'action d'une eau minérale à celle des combinaisons salines isolées." *Müller* [2]) dit aussi: „Il manque au chimiste tout moyen expérimental de prouver quel est l'acide combiné à telle base pour former des sels déterminées, lorsqu'il trouve plusieurs sels, ou comme c'est le cas pour les eaux minérales, toute une série de sels dans une dissolution claire et durable à la température ordinaire. On est donc rejeté dans les champs de l'hypothèse lorsqu'on veut rendre compte d'une analyse d'eau minérale; il en résulte qu'il y a souvent des assertions très-diverses sous le rapport des sels indiqués lorsque la même eau a été analysée par des chimistes différents. De là naît un désavantage pratique évident: on indique en effet au médecin la présence de substances, qui ne se trouvent point dans l'eau minérale sous la forme admise par le chimiste, et le médecin ne peut point concilier les résultats de l'analyse avec les

---

[1]) Lœwig's Analyse § 32 et suivants.
[2]) Analyse p. 33.

faits thérapeutiques, que l'expérience lui a appris sur l'action des sources. La signification chimico-physiologique d'un mélange de sels reste enveloppée d'obscurité.

Quoique l'on puisse admettre que les principes divers dont l'analyse chimique nous démontre la présence dans les eaux, aient une influence particulière sur l'effet thérapeutique, il n'en reste pas moins vrai, que là, où leur absorption est astreinte à la peau extérieure (mode de résorption qui a du reste été complètement nié), on ne peut attribuer uniquement à ces principes (minéralisation) contenus en si petite proportion dans l'eau, les effets thérapeutiques qui se produisent. Il faut admettre que d'autres forces, qui se manifestent dans les gaz et dans la chaleur thermale (Thermalité dans le sens étendu), exercent leur puissance et constituent ainsi le caractère spécial de nos eaux thermales. Ne sait-on pas que les eaux thermales appelées indifférentes ont elles-mêmes une puissance thérapeutique considérable? On pourrait se demander, si les quantités si minimes de principes fixes contenues dans les eaux n'exercent pas une action plus active sur l'organisme en raison de l'influence de la thermalité et de l'activité plus grande du système nerveux périphérique de la peau excité par cette thermalité?

Quand à l'usage interne, il faut sans doute attribuer aux principes fixes une part essentielle dans les résultats qui tombent dans la sphère de leur action, quoique dans ce cas aussi la thermalité paraisse occasionner une résorption plus active et un effet plus prompt.

L'influence des *gaz*, soit de ceux qui se dégagent librement en si grande abondance, soit de ceux qui restent combinés à l'eau, peut être considérée comme très puissante, surtout lorsqu'on les emploie sous forme des bains de vapeurs gazeux ou sous forme d'inhalations. Cette influence ne s'exerce pas seulement sur les fonctions de la peau et sur celles de la muqueuse des organes respiratoires, mais encore sur celles du systême nerveux. Il faut considérer surtout les effets de la quantité d'azote prépondérante qui caractérise spécialement nos sources, ainsi que ceux de l'acide carbonique: n'oublions point non plus la proportion d'hydrogène sulfuré.

Il est de fait que la chaleur primitive (chaleur thermale), si étroitement liée à la formation originaire de la source, est un des facteurs principaux de l'action des eaux sur l'organisme. Des phénomènes de nature diverse démontrent à l'observateur libre de préjugés, que l'influence de cette chaleur est différente de celle qu'exercera une chaleur artificielle, même si l'on réchauffait l'eau thermale d'abord refroidie. Une différence très sensible se fait encore remarquer entre la sensation de chaleur que produit un bain d'eau thermale et celle d'un bain d'eau ordinaire, quoiqu'au même degré de température. De petites différences de température offrent aussi des caractères particuliers, ainsi p. ex. une différence de $1/2$ degré dans l'emploi des bains thermaux produit la même impression que deux degrés de différence pour un bain d'eau ordinaire; on remarque enfin une différence notable dans l'action exercée sur l'organisme malade par une différence minime de la température des bains [1] etc. etc.

En 1845 déjà, nous avons publié des observations qui pouvaient faire croire au développement de phénomènes électriques pendant l'emploi des bains thermaux dans des cas de rhumatismes ou de névralgies. On pourrait appuyer la conjecture de propriétés électriques de l'eau sur le mode d'échauffement qu'elle subit dans l'intérieur de la terre, sur les réactions chimiques qui ont lieu entre les différents principes chimiques qui s'y dissolvent, enfin par le frottement que les thermes subissent en jaillissant de profondeurs considérables, et par conséquent par la production de leur calorique intrinsèque.

Dans ces derniers temps, le professeur Scoutetten [2] a démontré, par un grand nombre d'expériences entreprises au moyen du galvanomètre de Nobili, que diverses sources thermales présentent des phénomènes électriques. Il résulte de ces expériences que plus la température d'une eau thermale est élevée ou plus l'eau employée pour les bains est chaude, plus le développement d'électricité est rapide et fort. En isolant convenablement la baignoire, on obtient un courant plus ou moins fort, partant de l'eau pour aller au corps, selon que la chaleur du bain est plus ou moins élevée. On peut aussi démontrer par des expériences faites au moyen d'une aiguille enfoncée à travers la peau dans un muscle du baigneur, qu'il se forme un courant électrique allant de l'eau au corps. Ce courant

---

[1] Nous renvoyons les lecteurs aux renseignements que nous donnerons plus bas sur l'effet des bains en général d'après les divers degrés de température, et sur les phénomènes que produit leur action sur des maladies spéciales.

[2] De l'électricité comme cause principale de l'action des eaux minérales sur l'organisme, 1864.

diminue au fur et à mesure du refroidissement du bain, de sorte qu'une eau thermale complètement froide ne laisse plus apercevoir que de légères traces d'électricité.

La proportion et la nature des principes fixes contenus dans l'eau, surtout des sels et des combinaisons sulfureuses, exercent une influence notable sur la gradation des phénomènes électriques. Les eaux thermales présentent une différence qui varie entre 30 à 70 degrés, d'après la quantité de substances salines qu'elles contiennent; les sources thermales sulfureuses varient entre 80 et 90 degrés. Nous renvoyons le lecteur, pour les expériences spéciales ainsi que pour la polarisation du courant électrique, aux recherches de Scoutetten.

Lambron *) a observé, aux eaux de Bagnères de Luchon, que la déviation de l'aiguille galvanomètrique indiquait un courant circulaire extérieur partant des couches superficielles de l'eau pour se rendre aux couches profondes, et un courant intérieur partant des couches profondes pour se rendre aux superficielles. Le corps du baigneur se trouve ainsi placé entre deux courants électriques de sens opposé: les parties du corps plongées dans les couches intermédiaires du liquide reçoivent de l'électricité négative en excès, les parties qui se trouvent à la surface du liquide ou tout à fait au fond du bain prennent de l'électricité positive. Le même observateur a encore remarqué le fait intéressant que les diverses parties du corps soumises à l'action d'une douche, indiquent, les unes de l'électricité positive, et les autres de l'électricité négative. Lorsque l'on applique la douche écossaise (en faisant alterner de l'eau chaude et de l'eau froide), la nature de l'électricité dépend de la température, de sorte que la partie qui reçoit la douche chaude indique de l'électricité négative, et que celle qui reçoit la douche froide s'électrise au contraire positivement.

On peut par conséquent admettre que le développement d'électricité qui se montre dans les eaux thermales, peut exercer une influence puissante sur l'électricité individuelle développée par chaque organisme animal et qui est liée intimément à l'échange des matériaux. L'action réciproque de ces deux électricités qui tendent à se neutraliser, influencera non seulement l'organisme en général, mais encore

---

*) Etudes expérimentales sur le dégagement de l'électricité dans les eaux sulfureuses de Bagnères-de-Luchon. Union médicale, Nro. 37.

spécialement les organes malades et leurs fonctions. La présence de l'électricité dans les eaux minérales nous permettra d'expliquer plus possitif l'effet des thermes sur l'organisme et par conséquent les résultats de la cure.

Gœthe a dit avec vérité: „Le corps de l'homme est le plus grand appareil physique que l'on puisse rencontrer." Nous ajoutons: *L'organisme humain est le réactif le plus sensible qui nous permette d'apprécier les propriétés des eaux thermales.* La réaction et les résultats qu'on en obtient forment le guide auquel le praticien doit se confier.

L'action des thermes de Baden est, en général, *vivifiante.* Cette force vivifiante nous apparait sous des formes diverses, 1) selon la manière dont on applique la cure, 2) selon les manifestations de la maladie sur l'organisme: quelquefois elle est *stimulante* ou *excitante,* d'autres fois elle est *dissolvante* et *évacuante,* d'autre fois elle agit en *calmant des fonctions isolées,* d'autres fois enfin elle provoque une *réaction générale.*

On peut le mieux étudier quand et comment ces divers effets se produisent en considérant: a) l'effet général des thermes *d'après le mode d'application,* et b) l'effet particulier dans les *diverses formes de maladies.*

Les diverses modes d'application de *l'eau thermale* sont les bains, les douches externes et internes, les fomentations et la cure par boisson: l'application des *gaz libres* a lieu sous forme de bains de vapeurs gazeux ou en les faisant absorber par la muqueuse respiratoire (Inhalation).

Le bain.

L'eau thermale employée pour les bains sort de grands réservoirs fermés où sa température naturelle trop élevée se rafraichit plus ou moins rapidement d'après la capacité du réservoir à $+ 34^o$ ou 32° R. On obtient un abaissement de température plus fort en laissant l'eau reposer dans les baignoires, mais cet abaissement ne va que rarement au delà de $+ 22^o$ R. en été. Pour réchauffer facilement et en peu de temps le bain lorsque cela devient nécessaire, on y laisse arriver de l'eau prise aux sources ou dans les réservoirs.

La température des bains ordinairement employée, varie, selon les nécessités individuelles, entre 25 et 29 degrés. Des températures plus élevées ne peuvent être appliquées qu'à des cas isolés ou sous forme de bains locaux.

Quoiqu'il y ait dans l'action des bains d'eau ordinaire une différence marquée d'après la température employée, cette différence d'action apparaît cependant d'un façon bien plus extraordinaire pour nos bains d'eau thermale. Les degrés de température semblent pour ainsi dire se rapprocher. Pendant qu'une différence *d'un degré* est presque insensible dans un bain d'eau ordinaire et que l'effet du bain en est à peine modifié, il en est tout autrement pour nos bains thermaux. La sensibilité semble y être plus affectée. Un bain d'eau ordinaire à 25° R. parait être encore d'une chaleur agréable, nos bains thermaux au même degré paraissent sensiblement frais, et beaucoup de malades trouvent ces bains plus frais que les bains simples habituels à 20°, et réciproquement: un bain thermal de 28° de chaleur produit l'effet d'un bain très chaud, et la sensation qu'on y éprouve correspond à celle d'un bain ordinaire à 30° ou plus. J'attribue cet effet aux gaz contenus dans l'eau thermale, qui augmentent la sensibilité par une absorption plus rapide. Il est de fait, qu'un bain d'eau thermale à 25° est un bain frais, qu'à 26° c'est un bain tiède, qu'à 27° il paraît chaud et qu'au dessus de 28° c'est un bain très chaud. Sans doute ces phénomènes sont plus ou moins sensibles d'après l'excitabilité du baigneur, d'après l'habitude qu'il a de prendre des bains plus ou moins chauds, et enfin d'après la durée du bain.

Les phénomènes d'un bain relativement frais (25° degrés ou un peu au dessous) sont: léger ébranlement de tout le corps pendant l'entrée dans l'eau, sensation d'un froid pénétrant et incommode surtout dans les parties de la peau qui touchent le niveau de l'eau ; l'eau paraît conserver sa fraicheur quand on s'y donne de mouvement, mais cette fraicheur disparaît peu à peu par une attitude tranquille. Le pouls devient plus faible, plus serré, dur, et le nombre des pulsations diminue un peu: la peau devient plus tendue, la sécrétion urinaire est légèrement augmentée et l'on ressent des contractions de la vessie. On n'aperçoit que peu ou point de perles gazeuses à la peau et les poils de l'épiderme s'érigent tout droits. La chaleur corporelle tombe sensiblement, et la peau paraît même plus froide que l'eau qui l'environne. Lorsqu'on reste trop longtemps dans l'eau, on éprouve de la lourdeur à la tête, de l'oppression, de nausées même, et enfin des frissons violents ; la peau devient livide, les lèvres et la matrice des ongles surtout ; les extrémités se raidissent; enfin on y gagne facilement et rapidement le coryza et une toux irritante. Les personnes nerveuses y contractent facilement des maux de dents.

Après le bain, la peau devient rapidement turgescente ; les frissons cutanés légers font bientôt place à une agréable sensation de chaleur. Lorsque la durée du bain est courte, le corps gagne en élasticité et paraît avoir acquis plus d'activité vitale : on se sent plus fort, plus alerte et ordinairement l'on éprouve le besoin de manger.

Les gaz chauds qui remplissent le cabinet de bains et lui communiquent une douce chaleur, produisent un effet très agréable sur les personnes qui sortent du bain, et nous verrons plus tard, qu'ils exercent une action puissante sur la peau et sur la vitalité des nerfs.

On éprouve une sensation agréable dans le *bain tiède*: on y sent principalement la fraicheur de l'eau quand on y entre ou qu'on s'y donne du mouvement, et une chaleur bienfaisante quand on s'y maintient tranquille. Le frisson ne se fait point sentir comme dans l'eau fraîche, la sécrétion urinaire n'y devient point spasmodique; elle s'y présente plus tard, mais d'autant plus abondante. Le corps absorbe évidemment plus d'eau dans un temps égal que dans le bain froid, et la métamorphose des principes y est plus rapide. Le pouls ne présente au début que peu ou point d'altération: au bout de 20 à 30 minutes, il tombe de 4 à 6 pulsations, et à la fin de la première heure, de 8 à 10; plus tard, il devient un peu plus plein; l'intelligence reste libre, on aime à rester au bain et l'on ne se sent ni fatigué, ni affaibli, lors même qu'on y a séjourné une heure et demie. La sécrétion urinaire reste plus abondante après le bain; la température de la peau reste égale, et la transpiration est agréable.

A la température d'environ 27°, le bain paraît chaud dès l'entrée, on ressent la même chaleur en s'y remuant ou en restant tranquille; la sécrétion urinaire est augmentée et se présente à des intervalles de plus en plus rapprochés; la peau de tout le corps devient légèrement turgescente (sauf à la face palmaire des doigts où elle commence à se rider au bout de 20 à 25 minutes); elle est élastique, molle, et présente au toucher sa température normale, elle se couvre à différentes reprises de perles gazeuzes. Le pouls devient peu à peu plus plein, mais plus lent: il tombe de 4 à 6 pulsations par minute, il reste mou et non tendu; point de palpitations de cœur, point d'oppression.

Lorsqu'on y séjourne longtemps (au delà de 2 heures), on ressent une légère tendance au sommeil, qui devient plus forte lorsqu'on prolonge son séjour; lorsqu'on est parvenu à la vaincre, elle fait place à une excitation intellectuelle, qui n'a point de caractère positif: c'est un rêve éveillé.

Après le bain, on ne se sent point affaibli. La sécrétion urinaire reste plus abondante après le bain, et si celui-ci a été prolongé, il provoque ordinairement une évacuation alvine d'une consistance de bouillie ; la transpiration cutanée est plus abondante qu'après un bain tiède, et se présente immédiatement au sortir du bain.

Lorsque la température du bain dépasse 28° degrés, on sent une chaleur très forte dès l'entrée, et cette chaleur semble toujours augmenter, la peau devient de plus en plus chaude, elle devient turgescente d'une façon désagréable, bientôt la figure rougit et se couvre de sueur, le pouls augmente de 10 à 12 pulsations, on se sent excité, l'appétit sexuel se développe, puis la tête se prend, on ressent des vertiges plus ou moins forts, du sommeil, de la soif, point d'appétit, plutôt du dégoût; l'épiderme des doigts se ride rapidement, et plus la température est élevée ou plus le bain se prolonge, d'autant plus aussi le pouls devient irrégulier et accéléré; viennent enfin des palpitations, du trouble dans la vue, des vomissements, des lypothymies etc.

Après le bain la peau est fortement rougie; on se sent fatigué, épuisé, avec un besoin de sommeil, mais sans le pouvoir dormir, ou quand on y parvient, sommeil troublé par des rêves, pesanteur de tête au réveil, céphalalgie, intelligence troublée. Une sueur abondante s'écoule de tout le corps dès que l'on sort du bain et pendant qu'on s'habille. Le pouls ne redevient régulier qu'après un laps de temps assez considérable; il se présente habituellement un état de gastricisme et de la constipation. Je me rappelle un cas, où, après un bain trop chaud et trop prolongé, il se présenta une amblyopie qui rendit le sujet presque aveugle, et une grande faiblesse de mémoire; cet état ne diparut qu'après un traitement médical très énergique qui dura plusieurs semaines.

Plus le bain est chaud et plus ces symptômes se présentent rapidement: aussi lorsque dans des cas particuliers il y a indication d'administrer des bains chauds, je ne les prescris que sous forme de bains partiels (bains locaux). Dans des cas très rares (p. ex. pour des dartres sèches), je prescris des bains chauds entiers, mais seulement à l'époque où la cure éruptive est arrivée à son point culminant, et alors même je ne les fais prendre que pendant un temps très court à la fin d'un bain, et seulement à des individus de constitution torpide.

Dans certains cas isolés, on peut administrer des bains à température élevée, et les prolonger même pendant plusieurs heures sans provoquer d'excitation ou de suites fâcheuses; mais ceci n'a lieu que quand on procède graduellement et avec prudence. Le malade ne doit point sentir l'augmentation de la chaleur. Enfin on peut encore les administrer lorsque la peau est altérée par l'éruption de la miliaire thermale.

Certaines personnes ont un afflux de sang vers la tête, même dans le bain tiède. Le bain n'est point la cause directe de cette afflux, ordinairement il est occasionné par de la constipation, ou bien, le plus fréquemment, par la trop grande abondance des gaz qui s'accumulent dans les cabinets de bains. Nous reviendrons plus tard sur cette cause, et nous nous contentons actuellement d'y appeler l'attention.

Les vapeurs du bain et les gaz libres échauffent ordinairement les voûtes du bain jusqu'à 18° R. L'influence de ces gaz sur la peau est si considérable que l'on ressent hors du bain à une température de 18° R. une chaleur plus considérable que dans le bain à 27°. La peau se congestionne au bout de peu de temps par le seul séjour sous les voûtes balnéaires; il n'est donc point étonnant que des individus excitables éprouvent des congestions vers la tête lorsque la chaleur y est forte, tandis que l'eau du bain, plus fraiche que le sang, enlève de la chaleur aux parties du corps plongées dans le bain. Les mesures de précaution suivantes suffisent pour prévenir ces accidents: aérer le cabinet de bain avant d'y entrer, entretenir une fenêtre ouverte lorsque les sujets sont très excitables ou faire laver la tête avec de l'eau plus fraiche que celle du bain.

D'après tous les phénomènes que nous venons de décrire, il est évident qu'il faut diriger toute son attention sur la température des bains, selon les individualités à traiter et selon la forme spéciale de leur maladie. On comprend facilement que les bains, d'après leur différence de température, peuvent devenir nuisibles au lieu de salutaires, et l'on ne peut assez rendre attentif à l'insouciance impardonnable avec laquelle la plupart des baigneurs en agissent à cet égard. Je me sens aussi obligé de signaler ici une particularité à laquelle beaucoup de malades n'accordent point d'attention. C'est que l'on ne peut se fier, dans le courant de la cure à la sensibilité particulière de la peau pour un degré donné de chaleur; cette sensibilité est modifiée par la fréquence des bains, et beaucoup de personnes éprouvent une sensation de fraicheur dans un bain à température considérablement élevée. Les thermomètres sont dans ces cas les seuls guides sûrs.

Nous considèrerons plus en particulier le mode d'emploi de l'eau thermale au point de vue de la température dans les remarques sur le traitement des diverses formes morbides. *)

Lorsqu'on fait un usage régulier du bain, il se manifeste entre le 7ᵉ et le 10ᵉ jour, ou bien (dans la plupart des cas) au 21ᵉ jour, une *réaction* plus ou moins évidente et caractérisée par un enduit gastrique sur la langue, par de la tendance à la constipation, souvent par une sécrétion abondante de matières fécales bilieuses, par un appétit languissant, une altération de la sensibilité générale, un sommeil agité, de la fièvre même, une excrétion d'urines sédimenteuses, souvent aussi par des sueurs fétides et des excrétions biliaires. Les phénomènes morbides du patient, tels que rhumatismes, goutte, névralgies etc. s'éxagèrent fréquemment; des douleurs depuis longtemps éteintes ou diminuées se réveillent, des cicatrices de blessures depuis longtemps fermées deviennent sensibles et même fréquemment douloureuses. Des ankyloses, des contractures, des hydarthroses et d'autres dégénérescences, sont souvent excitées jusqu'à l'inflam-

---

*) Le docteur Kottmann, autrefois médecin de nos bains, fait remarquer d'après les observations sur les changemeuts qu'éprouve le pouls pendant le bain: „Que les bains de Bade excitent plus par leur température, que par les substances „fixes ou volatiles qu'elles contiennent: elles échauffent et pourront par conséquent „être employées dans un grand nombre d'affections dans lesquelles il n'aurait „point eu le courage de les conseiller autrefois, et que les individus les plus irri„tables et les plus sensibles peuvent en faire usage lorsque l'on porte une atten„tion suffisante au degré de température." Bad. Trinkkur zu Baden. 2. Edit.

mation; les tuméfactions de tissus glandulaires deviennent plus sensibles et les ulcères sécrètent en plus grande abondance.

Quand la réaction a duré quelques jours, ordinairement trois, ces phénomènes disparaissent rapidement. On obtient de véritables crises en favorisant ce mouvement de réaction par d'autres moyens: souvent la réaction forme à elle seule la crise. C'est sur ce fait que sont fondés les proverbes usuels suivants: „Le bain produit de „l'effet" et: „Ce que le bain produit, il le détruit aussi."

Il faut toutefois distinguer de la réaction les phénomènes réflexes qu'éprouve le corps arrivé au *point de saturation* (thermalisme). Dans ce cas, les symptômes gastriques sont accompagnés de mouvements fébriles et continus, qui produisent finalement des évacuations. Cet état est caractérisé spécialement par une altération d'humeur et souvent par une dégout prononcé contre l'emploi ultérieur de l'eau thermale.

Un autre phénomène qui caractérise l'action de nos eaux thermales, c'est la production d'une éruption cutanée spéciale, la miliaire thermale, qui apparaît ordinairement le 21e jour, associée aux phénomènes du thermalisme. Cette miliaire est produite par les bains pris à température élevée et prolongés pendant plusieurs heures. Nous considèrerons dans un chapitre spécial l'origine, le décours, la nature et les effets de cette éruption thermale.

Je ne veux pas non plus passer sous silence que dès les premiers bains et souvent après une demi-heure déjà, la salive offre une saveur salée, preuve que l'eau thermale a déjà pénétré la masse des fluides de l'organisme.

Un autre fait à signaler, c'est que le corps devient bien plus sensible aux variations électriques de l'athmosphère, pendant le traitement balnéaire.

Nous avons déjà rendu nos lecteurs attentifs à plusieurs phénomènes produits par *la durée du bain:* il en résulte que cette durée est capable de produire des effets aussi divers que la différence de température.

Quoique autrefois l'on prenait des bains très prolongés *) et très

---

*) Le Dr. Pantaleon Ch. 32 détermine ainsi la durée du bain: „Après cela „tu dois commencer insensiblement à te baigner, le premier jour pendant deux „heures, le second pendant trois; le troisième, quatre; le quatrième, cinq; le „cinquième, six; le sixième sept et les jours suivants ordinairement pendant sept „heures, jusqu'à ce que tu sois arrivé à une centaine et demie d'heures de bain

chauds, ce qui provenait de l'aménagement balnéaire d'alors et parce que l'on considérait généralement l'éruption thermale comme l'indice d'une cure complète: il n'en est pas moins vrai que par cette méthode d'emploi une cure favorable devenait de toute impossibilité dans certaines formes de maladies, surtout dans les névralgies. Les bains prolongés étaient encore généralement à l'ordre du jour au commencement de notre siècle. Mais si, d'un côté, l'on observe que l'on n'obtient point de cure favorable dans certaines maladies par des bains prolongés, il faut aussi avouer, que notre tendance actuelle à donner généralement des bains de courte durée ne produit point les effets favorables que l'on signalait autrefois dans d'autres maladies, telles par exemple que les formes atoniques de la goutte, dans les indurations, les dépôts, les rhumatismes chroniques etc.

La nature de la maladie et l'individualité du malade doivent nous guider dans la fixation de la durée du bain et il est très difficile de poser ici des règles générales et fondamentales; nous pouvons toutefois signaler les suivantes:

Les bains doivent être peu prolongés et la cure en général moins longue chez les malades affaiblis ou chez ceux dont l'âge se rapproche de l'enfance ou de la vieillesse.

La durée du bain sera d'autant plus courte que la peau du malade est plus molle et plus lâche, soit que cette disposition soit naturelle ou produite par maladie. Dans ce cas en effet, il y a plus d'absorption d'eau minérale dans un temps relativement plus court que lorsque la peau est rigide. Les personnes blondes feront bien de prendre ce fait en sérieuse considération: les femmes, en général, devraient prendre des bains moins prolongés que les hommes; il en est de même des malades qui n'ont point encore quitté le lit ou la chambre ou qui l'ont quitté récemment.

Les névralgies et les affections dans lesquelles le systême nerveux est généralement ou partiellement affecté d'une façon considérable, exigent des bains courts et tièdes. Il en est de même quand le malade est sujet à contracter facilement des congestions ou de l'éréthisme. Les sujets très sensibles ne supportent fréquemment

„ce qui exige un mois: mais il faut aussi faire attention au tempérament. Enfin „tu diminueras la durée des bains d'après la même règle que tu as observée pour „augmenter."

que des bains de quelques minutes de durée, encore faut il au début mélanger l'eau thermale d'eau de rivière dont on diminue peu à peu la quantité. En général, les bains d'eau thermale pure sont supportés après le 7° jour et ne produisent plus de surexcitation.

La durée des bains doit être d'autant plus courte que l'intervalle écoulé entre une maladie primitive et ses altérations secondaires a été moins long. (Nous comprenons sous le nom d'altérations secondaires les produits d'un processus morbide métamorphosé p. ex. les indurations, les altérations des articulations, les dépôts plastiques etc. qui se forment après les rhumatismes, la goutte inflammatoire, l'érysipèle etc.) Il en est de même lorsque la maladie primitive a été intense ou de nature inflammatoire.

Il faut diminuer la durée du bain selon les susceptibilités individuelles, lorsque la réaction thermale, soit générale, soit locale devient trop intense.

Les bains du soir doivent être moins prolongés que ceux du matin.

Il est de règle générale que la cure thermale doit débuter par des bains de courte durée, et qu'il ne faut arriver que graduellement à des bains prolongés. Il n'est point rationnel d'augmenter la durée des bains de plus d'une demie-heure par jour lorsque la cure doit durer longtemps. Pour une cure de 10 jours de durée, on peut arriver à deux heures de bain par jour partagées entre le bain du matin et celui du soir: la cure peut aussi se prolonger dans certains cas à trois semaines et plus. Dans ce partage du temps, la durée la plus longue sera accordée au bain matinal. La miliaire thermale n'apparaît généralement pas lorsque l'on observe cette règle sur la durée des bains et que l'on fait attention à ne pas les prendre trop chauds. Cependant elle peut apparaître exceptionellement, lorsque le baigneur offre des dispositions particulières, ou lorsque la peau est délicate et absorbe facilement l'eau thermale.

Plus le processus morbide a été intense, plus l'affection est invetérée et enracinée, plus l'organe atteint est de nature inférieure, plus aussi on peut prolonger la durée du bain et celle de la cure en général: il est des cas où l'on peut arriver ainsi à cinq heures de bain par jour. L'éruption thermale exige aussi qu'on en arrive graduellement à cinq heures de bain, dont trois pour le bain du matin et deux pour celui du soir: dans ce cas, l'éruption apparaît habituellement le vingt et unième jour.

Le malade ne doit cependant jamais se sentir fortement abattu, fatigué ou excité lorsqu'il quitte immédiatement le bain: lorsque ces phénomènes apparaissent, il est nécessaire de diminuer la durée des bains. Mais il y a des cas où une altération est inévitable et même désirable, p. ex. lorsqu'il est nécessaire de provoquer la miliaire thermale sur une peau altérée, ou bien lorsqu'on a affaire à une goutte chronique, sans réaction et à ses productions anciennes etc. Il faut toujours dans ces cas agir avec mesure et prudence.

Vers la fin de la cure thermale, on diminue aussi la durée des bains, pour ne point avoir de transition trop brusque, transition qui est souvent la cause d'un arrêt de l'effet secondaire bienfaisant de la cure. Il faut de même surveiller la diminution de la température là où elle est nécessaire, afin de raffermir le système cutané devenu plus sensible par les bains, de le rendre plus rigide, plus fort et d'émousser sa sensibilité contre l'impression d'une athmosphère plus fraîche.

L'apparition régulière des phénomènes de réaction à *l'époque désignée* de la cure (thermalisme), nous donne l'indication d'attendre au moins *la première réaction*. Il n'est point rationnel d'abandonner la cure au moment de la réaction ou immédiatement avant son apparition, et les cures qui ne se prolongent pas jusqu'à l'apparition de cette réaction thermale caractéristique, ne peuvent être considérées que comme cures hygièniques ou cures de lavage; on ne peut en attendre d'autres résultats.

Il est évidemment nécessaire d'éviter la réaction lorsqu'il ne s'agit que de favoriser le rétablissement à la suite d'affections guéries ou de combattre la faiblesse qui leur succède.

Il est nécessaire, dans la majorité des cas, d'atteindre les trois semaines de traitement, car c'est à cette époque que se présente ordinairement la réaction thermale. Il est aussi très utile d'insister sur la cure, lorsque la réaction est un peu plus forte que d'habitude, afin de rétablir l'état d'équilibre. Il faut aussi attendre la réaction lorsqu'elle tarde un peu plus que d'habitude. C'est un véritable préjugé que de fixer *à priori* la cure thermale à une durée de trois semaines. On ne peut éviter des cures plus prolongées là où il s'agit de produire des modifications profondes et générales dans l'organisme ou lorsqu'on veut faire résoudre des dépôts, comme p. ex. dans la goutte, les indurations, les anchyloses ou dans le rhumatisme chronique, les contractures, les paralysies ou encore dans les productions calleuses considérables etc. D'autre part, on peut recommander des cures moins longues, lorsqu'il ne s'agit que de relever les fonctions vitales, comme p. ex. dans la faiblesse générale, chez les convalescents, chez les vieillards etc.

Il est toujours convenable d'attendre la fin de la désquammation générale, lorsque l'éruption thermale s'est présentée.

On prescrit fréquemment deux cures thermales consécutives. On fait bien dans ces cas de recommander une pause de quelques jours après la première cure. Ordinairement il suffit de restreindre la seconde cure (après le première de trois semaines) à une durée de 8 à 10 jours, type de la réaction thermale primitive; rarement on doit conseiller deux cures successives de trois semaines immédiatement l'une après l'autre.

Il est évident que le bain thermal n'agit point seulement en augmentant l'activité secrétoire de la peau, de l'intestin et des organes urinaires, mais qu'il exerce une action plus profonde. En effet, le bain provoque et favorise l'excrétion de produits pathologiques (p. ex. d'urates et de phosphate de chaux) par les urines, ou bien des sécrétions intestinales critiques, biliaires ou visqueuses ce qui démontre l'action profonde qu'il exerce sur le système de la veine porte. En augmentant la sensibilité et l'irritabilité, il agit encore sur les nerfs et les vaisseaux qui président à ces fonctions. La métamorphose des principes immédiats du corps devient plus active, des indurations et des dépôts de produits pathologiques sont ramollis et résorbés et, en général, les effets concommittants agissent si puissamment sur la force médicatrice naturelle qui se trouve dans l'organisme que, dans beaucoup de cas, celui-ci semble renaître et amène à guérison des processus morbides qui résistaient à toute autre médication. *Kottmann* en parlant de l'action des bains dit avec justesse: „Les bains ramollissent et excitent en même temps, ils imbibent le corps, sans produire de relâchements comme les bains ordinaires et sans produire d'astrictions comme les bains ferrugineux; ils dilatent doucement les pores de la peau et favorisent par là l'absorption et la transpiration. Ils facilitent l'éxcrétion des matières âcres et favorisent la transformation, l'amélioration et la guérison d'irritations cutanées morbides. Ils résolvent les engorgements des vaisseaux lymphathiques et des glandes de l'aîne et des extrémités; ils résolvent encore les engorgements des veines en provoquant une circulation nouvelle, ramollissent les tumeurs hémorrhoïdales, et dissipent par leur puissance dissolvante des tumeurs de diverses natures.

On emploie aussi l'eau thermale sous forme de *demi-bains*, par exemple pour certaines formes de maladies d'organes abdominaux, des extrémités inférieures ou chez des malades trop excitables. Souvent aussi on emploie les bains en *tourbillon* (Strudelbad, Strombad); le malade s'assied alors dans une baignoire vide et laisse tomber immédiatement l'eau du griffon sur certaines parties du corps. La constitution du malade et la nature de son affection déterminent le mode d'emploi. Cette dernière forme de bain n'est ordinairement employée que comme adjuvant de la cure principale et pour atteindre certains buts spéciaux. Il faut appliquer aux demi-bains tout ce que nous avons dit des bains entiers, soit sous le rapport de la température, soit sous celui de la durée. Les affusions et le tourbillon doivent toujours être considérés comme des remèdes excitants; ils produisent des effets très funestes dans des cas d'irritation, d'inflammation et en particulier dans les ulcérations qui deviennent fréquemment gangrèneuses par l'emploi de ces moyens*). Les affusions et le tourbillon forment la transition aux douches.

Les douches.

Les douches prennent rang parmi les médications les plus puissantes. Ils consistent en un jet d'eau régulier, plus ou moins puissant, simple ou divisé, d'une température convenable, que l'on dirige sur tout le corps ou sur certaines parties du corps seulement. On les emploie sous forme de douches *descendantes* ou *ascendantes*, *externes* ou *internes*.

Les douches descendantes se divisent à leur tour en: 1. *Douches en pluie* à divers degrés : l'eau dans ces cas s'écoule par un grand nombre de petites orifices. 2. *Douches à jet plein* (Strahldouche) le jet n'y est point divisé et est lancé avec plus ou moins de force

---

*) Je n'avertis point sans nécessité, car l'emploi volontaire de ce mode de traitement est aussi répandu chez les malades intelligents que chez ceux qui ne le sont point, et est une véritable plaie pour le médecin des eaux.

et sous une pression plus ou moins considérable. Il est de toute évidence, que la température, la durée et la force de la douche seront réglées d'après les indications particulières de chaque cas. On les emploie, soit sur des parties isolées du corps, soit sur tout le corps en même temps (douches circulaires).

En général la pression subie par l'eau dans nos appareils, correspond à une hauteur de 15 à 30 pieds (5 à 10 mètres). La colonne d'eau se meut dans des tuyaux mobiles ou immobiles qui sont reliés à un réservoir supérieur où l'eau, prise immédiatement à la source, est dirigée par des pompes. C'est dans ce réservoir que l'on règle la température selon le besoin.

La durée d'une douche varie de 3 à 25 minutes. On commence ordinairement par des douches faibles au point de vue de la pression et du temps, et l'on arrive peu à peu à l'emploi de douches plus fortes et plus longues. Plus le choc est fort, plus l'eau est chaude, plus aussi les douches agissent puissamment.

Les douches agissent par pression et par friction. Les parties du corps sur lesquelles on dirige une douche, absorbent beaucoup plus d'eau que dans un bain local. L'eau est résorbée à la place même et par conséquent la force médicatrice naturelle est dirigée plus particulièrement sur ces endroits. C'est pour cette raison qu'il est déraisonnable, dans la plupart des cas, de prendre un bain immédiatement après la douche, car le bain atténuerait l'effet de la douche et l'effacerait pour ainsi dire. On peut toutefois user de ce traitement lorsqu'il y a pour ainsi dire léthargie considérable et locale de l'absorption dans les bains entiers. Dans ces cas on emploie une douche relativement forte, mais de courte durée, en ayant toutefois la précaution de donner à l'eau de la douche la même température qu'au bain qui doit lui succéder.

L'effet d'une douche externe est toujours *vivifiant*, et d'après la manière dont on l'emploie, elle agit comme *excitant local* ou même comme *irritant;* elle est aussi *résolutive,* comme p. ex. dans les indurations et dans les callus. Les douches extérieures, quelque faibles qu'elles soient, produisent toujours une excitation générale lorsqu'on les emploie sur le corps entier ou sur le bas ventre. Elles provoquent fréquemment une sensation de fourmillement, de chatouillement, des secousses etc. de sorte que les malades très sensibles se prennent à rire ou à pleurer: chez les femmes très irritables, elles produisent fréquemment des accidents nerveux. La seconde douche donne naissance à des phénomènes moins forts, la troisième en provoque de plus faibles encore que la seconde, enfin la quatrième n'en réveille ordinairement plus du tout. Chez d'autres personnes, elle fait naître un sentiment de bien être et de plaisir, et plusieurs personnes finissent par la considérer comme un agrément. Les personnes trop nerveuses ne supportent pas la douche. Lorsqu'il reste encore des traces d'inflammation ou d'irritation vasculaire, la douche augmente ces phénomènes et produit de la douleur.

Pendant l'emploi de la douche, la peau se gonfle, elle rougit et développe plus de chaleur : plus tard, il se manifeste une transpiration légère soit générale, soit locale. Le pouls se développe déjà pendant l'application lorsque la douche est générale ou dirigée sur le buste. La peau paraît souvent engourdie après la première douche ou lorsque les douches sont fortes, mais cette sensation disparaît très rapidement ; le corps devient plus souple, plus apte aux mouvements et, après une douche générale, l'intelligence devient plus vivace ; et pendant longtemps on ne sent point le besoin de dormir.

On emploie les douches à différents degrés de température : l'action reflexe sur l'organisme suit pour ainsi dire une marche parallèle à celle des bains en général. La douche *tiède* agit comme calmant et résolutif et vivifie le système nerveux périphérique. On l'emploie là où l'on veut atteindre l'un ou l'autre de ces buts sans irriter. La température de ces douches est de 26° à 27½°. La douche *chaude* (au dessus de 28°) excite vivement la sensibilité et l'irritabilité ; on ne l'emploie que dans les cas de torpidité. Son action sur l'organisme en général est analogue à celle que produit un bain chaud ; il faut s'en servir avec une grande prudence et en général seulement localement.

Je ferai remarquer ici, qu'en général l'eau des réservoirs doit être maintenue à une température un peu plus élevée, puisque la chüte de l'eau et le courant d'air qui en résulte, déterminent le rafraichissement de la douche.

La douche *froide*, entre 25° et 18°, agit instantanément comme un puissant astringent. La partie soumise à la douche devient plus froide, bientôt il y a réaction et il s'y développe une chaleur plus forte.

Un des moyens les plus puissants d'excitation que nous ayons sous la main c'est la *douche écossaise*. Elle consiste en douches froides et chaudes alternant d'une façon régulière. Tandis que la douche chaude produit une dilatation des vaisseaux et un afflux de sang, la douche froide agit en sens contraire. Cette action alternante produit une réaction profonde dans les organes qui y sont soumis.

La douche en pluie agit plus doucement; la douche en jet plus violemment. Lorsque la sensibilité tant générale que locale est très forte, lorsqu'on craint de produire facilement une irritation, on doit se contenter d'employer des douches en pluie d'une courte durée et peu puissantes: il en est de même lorsqu'on veut les appliquer au bas ventre ou aux seins des femmes.

Je dois signaler ici un phénomène particulier produit par la douche. Une dame de N... agée d'un peu plus de 40 ans, souffrait de rhumatismes, de difficultés dans la digestion, d'une faiblesse générale et d'œdême aux extrémités inférieures. Pendant la durée de la cure elle prit des douches en pluie sur le buste (surtout sur le dos) et sur les extrémités inférieures. Elle les prenait le soir, et pendant l'administration de la quatrième douche il se produisit un dégagement d'étincelles électriques partant des parties du corps soumises à la douche et surtout des extrémités inférieures. Ce n'était point une illusion d'optique; plus on rendait la chambre obscure et plus les étincelles devenaient apparantes, et il n'y avait point de différence dans l'apparition lorsque les parties soumises à la douche étaient exposées à la lumière ou plongées dans l'obscurité. Après plusieurs douches, cet état électrique disparut peu à peu, en même temps que le rhumatisme et l'œdême s'amendaient graduellement.

Ce cas semble prouver que la douche exerce une influence sur le développement de l'électricité.

Ce phénomène peut nous servir à l'appréciation exacte des faits observés par Lambron (p. 35) par rapport au développement de l'électricité.

Les douches externes sont généralement administrées comme adjuvants des bains entiers dans les apathies, les paralysies, l'atrophie musculaire, les indurations d'organes internes ou externes; lorsqu'il est nécessaire de provoquer la résorption de produits pathologiques ou quand on a besoin de faire naître une réaction soit générale soit locale, enfin dans tous les cas où l'on veut vivifier, stimuler, exciter ou provoquer la résorption.

La douche *ascendante* est employée sur les parties sexuelles de la femme soit *extérieurement* sous le nom de douche génitale extérieure, douche en tourbillon, soit *intérieurement* sous le nom de douche génitale interne. On a aussi souvent pour but de mettre l'eau thermale en contact avec les intestins, on l'administre alors par l'anus sous le nom de douche en lavement.

Les douches ascendantes sont arrangées d'après le même principe que les douches descendantes, avec la différence toutefois que l'eau arrivée à un certain point de sa course descendante est forcée à remonter. On peut régler à volonté la puissance mécanique de la douche en modifiant la hauteur d'ascension depuis une élévation peu considérable jusqu'à celle de 13 pieds.

La douche *génitale externe* se donne au moyen d'un appareil qui fait jaillir l'eau thermale à travers un grand nombre de petites ouvertures. On peu modifier à volonté la force d'ascension de l'eau; l'appareil même est distant du corps d'environ un pied.

Ces bains fortifient les membranes muqueuses relachées des organes génitaux externes et en partie celle des organes internes. L'eau médicatrice pénètre dans les replis et agit par pression et par friction. La résorption trop active est régularisée même localement, la force vitale est stimulée et le système nerveux revivifié.

La première application de cette douche est souvent suivie de l'apparition de phénomènes nerveux soit locaux soit généraux, mais ces accidents disparaissent plus rapidement qu'après une douche générale. L'effet de cette douche se propage au système utérin et aide à régulariser ses fonctions anormales.

La durée de cette douche est de 2 à 5 minutes.

Les parties génitales externes qui étaient relachées se contractent, les muqueuses affaiblies se fortifient, deviennent plus fermes, les sécrétions anormales produites, soit par le seul relâchement des organes cités, soit par des causes de nature herpétique, scrofuleuse ou arthritique, soit enfin par une sensibilité exagérée locale, deviennent régulières: enfin ces douches stimulent puissamment la vie des organes génitaux lorsque ceux-ci sont entravés dans leur développement.

Lorsque les affections morbides atteignent plus particulièrement les organes internes, on emploie la douche *génitale interne*. Celle-ci se donne au moyen d'un tuyau en caoutchouc percé de plusieurs ouvertures et introduit dans le vagin; on en augmente graduellement la puissance. Un douche que l'on donnerait de suite dans toute sa puissance produirait de la douleur, de la sensibilité, de l'irritation même du vagin et de l'utérus avec réflexes sur la région sacrée: le même effet se produit lorsqu'on s'en sert trop fréquemment. Il faut recommander la plus grande prudence dans l'emploi de ce moyen: les embouts seront entretenus dans la plus grande propreté et il ne serait point inutile que chaque malade eut son embout particulier.

L'effet de cette douche est le même que celui de la douche génitale externe, à la différence près qu'ici les parties internes sont principalement atteintes et que la douche agit plus particulièrement sur les affections morbides du vagin et sur celles de l'utérus notamment. On doit user des mêmes précautions sous le rapport de la durée, de la force etc. que pour les douches externes.

Une manière plus douce d'employer la douche utérine consiste à injecter l'eau au moyen de petites pompes munies d'un tuyau élastique allongé (Clysopompe). Dans ce cas la pression et la friction sont faibles. On les emploie là où l'on veut éviter la pression et la friction ou lorsqu'on ne veut qu'absterger les parties. On les emploie, soit pendant le bain, soit séparément.

La température de ces douches se règle d'après l'individualité du patient et d'après sa maladie.

La *douche en lavement* ou simplement *douche ascendante* est certainement l'un des plus puissants moyens curatifs que le médecin ait sous la main: dans certaines affections du bas ventre son effet surpasse certainement celui de tous les autres remèdes, et c'est le seul instrument de guérison dans un grand nombre de maladies.

Dans ce cas l'eau thermale est projetée dans l'intestin par l'orifice anal.

On l'emploie de la façon suivante: Un embout en corne, en os ou en caoutchouc, appartenant en propre à chaque malade, est fixé sur l'appareil. A la partie latérale de cet appareil se trouve un robinet qui sert à régulariser le jet de l'eau. Le malade s'assied comme sur une chaise percée, il introduit l'embout dans l'anus et essaie de s'assurer si l'eau pénètre dans l'intestin, ce qui a lieu lorsqu'elle ne rejaillit point. Le sphincter anal est fréquemment contracté spasmodiquement, soit à la suite d'une affection psychique, soit par une irritabilité trop grande, et l'embout ne peut pénétrer; d'autres fois l'obstacle est dû à des boutons hémorrhoïdaux. On fait bien dans ces cas de diriger le jet d'eau, pendant une ou deux minutes, à la surface externe de l'anus: dans d'autres cas, l'introduction de l'embout n'est possible que quand le jet est en activité, ceci a lieu surtout lorsque des tumeurs hémorrhoïdales barrent le passage. L'obstacle dû aux deux premières causes citées est bientôt vaincu par l'habitude, et ordinairement déjà, dès le troisième emploi de la douche en lavement. Lorsqu'on est convaincu que l'eau pénètre dans l'intérieur du corps, on ouvre peu à peu complètement le robinet, et on laisse latitude complète au jeu de l'eau en se tenant debout et sans exercer de pression contraire à l'entrée du liquide.

Une injection de ce genre varie de 12 à 24 secondes ou pulsations d'après la force de la douche: la quantité d'eau introduite varie entre une demi et deux choppes ou $^4/_5$ de litre selon la durée. Le robinet est alors fermé et l'eau est retenue ou rendue dans un vase qui se trouve à côté de l'appareil: dans le dernier, cas la douche est répétée 2, 3 et même 4 fois successivement. Ordinairement on retient la dernière dose d'eau pour la faire absorber autant que possible. Ces douches sont appliquées à jeun ou bien une heure avant le repas, de façon à être éloignées autant que possible du repas précédent. Lorsque la dernière dose ne part point naturellement, il faut tâcher de s'en débarasser avant le repas. Les petites quantités d'eau sont absorbées en totalité: de plus fortes doses ne le sont qu'en partie.

La température de l'eau que l'on emploie est, sauf indication contraire, celle de l'intérieur du corps (entre 28 et 29° R.): dans un petit nombre de cas on prend les douches plus fraîches, jamais plus chaudes.

On sent pendant l'application, surtout des doses fortes, que la colonne d'eau monte graduellement dans le colon descendant, qu'elle passe à travers le colon transverse, et pénètre dans le flanc droit jusqu'au cœcum. L'ascension a lieu sans occasionner de gêne, elle est produite par la pression égale et continue de l'eau qui se fait sans secousses et sans violence *).

---

*) Les expériences entreprises par le Dr. Alfred Hall ont prouvé, que des

On concevra facilement l'effet rapide et pénétrant qui se produit à la suite des douches, si l'on considère d'abord la friction exercée, puis la dilatation graduelle du gros intestin et son remplissage par notre eau médicatrice si puissante. La paroi interne de l'intestin est doucement frictionnée et par conséquent stimulée; il en résulte une plus grande activité fonctionelle: les replis intestinaux sont momentanément dilatés et lavés, les dilatations veineuses sont baignées et légèrement frictionnées, et ces causes déterminent l'action résolutive et évacuante de l'eau, et en même temps une activité plus grande dans tout le canal intestinal. Cette stimulation se propage aux autres organes abdominaux qui sont en relation avec l'intestin, et particulièrement au foie et au système de la veine porte en général.

La première dose évacue ordinairement les matières fécales du gros intestin: au bout de peu de jours, les doses suivantes évacuent des flocons d'un mucus tenace coloré en blanc, en jaune ou en vert; dans certains cas particuliers ce sont des substances ressemblant à du frai de grenouille, copieuses, partant en masses et dans lesquelles on rencontre souvent de concrétions calcaires dures (chez les malades atteints d'hémorrhoïdes ou de goutte). D'autres fois, les malades évacuent des masses sablonneuses blanches ou noires (les premières sont composées de phosphate de chaux, les secondes sont des concrétions biliaires endurcies); enfin, souvent il part des morceaux entiers d'un tissu muqueux plus dense, épais d'une ligne, assez larges et longs de plusieurs pouces; ceci a lieu surtout chez les personnes des deux sexes atteintes d'affections hémorrhoïdales invétérées. Les douches ascendantes produisent encore quelquefois des excrétions de bile si copieuses qu'elles dépassent toute imagination.

L'effet secondaire sur le caractère des malades est aussi très remarquable, car les mélancoliques et les hypochondriaques semblent revivre et perdent complètement leur spleen.

J'ai vu aussi une hémorrhagie critique qui amenait une guérison durable, se présenter chez des malades souffrant d'hémorrhoïdes non fluentes et de pléthore abdominale. Il est toujours convenable de

---

injections, surtout à fortes doses, peuvent dépasser la valvule iléocœcole. (Monthly Journal 1846. Schmidt's Jahrbücher 1846. VIII.)

continuer la douche ascendante jusqu'au moment où ces crises se sont déclarées, ou lorsqu'il ne se présente pas pendant plusieurs jours de sécrétions anormales, comme sable, mucosités etc. Les sécrétions véritablement critiques se montrent toujours accompagnées d'une réaction générale et même d'une fièvre gastrique.

On doit user d'une grande prudence dans l'administration de cette douche, au point de vue de la température et de la force aussi bien qu'à celui de la durée: la durée doit surtout être prise en considération, tant pour la douche isolée que pour la cure en totalité. Des douches trop chaudes provoquent facilement une irritation intestinale, des coliques, des douleurs dans les intestins, un ballonnement douloureux de l'abdomen, des nausées, des vomissements de matières bilieuses et de la fièvre gastrique. Leur emploi prolongé produit généralement une altération dans le caractère et amène finalement les mêmes accidents. Les douches trop fortes peuvent avoir pour conséquence des ruptures veineuses et des hémorrhagies violentes. J'ai observé deux fois ces accidents chez des malades qui avaient mal compris l'indication de calculer leur temps par secondes ou par pulsations, et qui avaient cru qu'ils devaient rester autant de minutes. Heureusement ils se rétablirent en peu de temps et guérirent complètement.

Des douches trop froides produisent des douleurs abdominales, des coliques, de la diarrhée.

Il va sans dire que la sécrétion intestinale que l'on veut produire par les douches est favorisée par le traitement interne etc.; lorsqu'elle est trop faible et qu'il y a en même temps un état gastrique prononcé, on peut y remédier en administrant de très petites doses d'une eau amère.

Chez les individus trop impressionables, on se contente d'administrer des injections au moyen du clysopompe au lieu des douches qui sont trop actives.

Les douches en lavement trouvent leur emploi dans la constipation habituelle, dans l'engorgement ou l'empâtement muqueux des intestins suite de paresse intestinale ou occasionnés par l'action reflexe d'une autre affection, dans la stase et l'obtruction du système de la veine porte en général, ou dans certaines de ses parties seulement, dans le gonflement et l'induration hépatiques, dans les affections hémorrhoïdales, dans la pression éxagérée du sang à la région sacrée et dans la douleur qui en est la conséquence, dans la goutte anomale, et en général dans ces formes de goutte qui agissent par réflexe sur les organes digestifs; dans l'obésité abdominale, et comme remède évacuant et agissant sympathiquement dans un grand nombre d'affections de l'estomac etc. etc.

La cure interne (par boisson).

Cette cure a été introduite au commencement de ce siècle par le Dr. *Kottmann*, autrefois médecin de nos bains.

On boit ordinairement l'eau à jeun avant de se rendre au bain. On la prend à sa température naturelle et le plus souvent en plein air. On débute par un verre, qui contient environ 7 onces, et l'on augmente journellement d'un verre par intervalles de 7 à 15 minutes, jusqu'à une dose déterminée, mais qui varie d'après les circonstances.

A petite dose, l'eau agit sur la sécrétion urinaire; à dose plus forte, elle agit aussi sur la transpiration et augmente la sécrétion intestinale. Cet effet n'est cependant pas constant; souvent des individus irritables et à fibres rigides deviennent au contraire constipés. Dans ce dernier cas, ou lorsqu'elle ne provoque pas de selles à causes de doses trop faibles, ou enfin lorsqu'on en boit en trop grande proportion, l'eau minérale provoque quelquefois des flatuosités, de la pesanteur à l'estomac et des congestions à la tête. Souvent ce n'est que la chaleur trop élevée de l'eau qui est la cause de ces phénomènes chez les individus prédisposés. On parvient au but en buvant l'eau plus fraîche, p. ex. à la Trinklaube, à la fontaine du Stadhof, où l'eau, ayant un parcours un peu plus long ou se divisant dans un bassin de séparation, s'est déchargée en partie de ses gaz libres et paraît avoir perdu un peu de sa température. On peut aussi laisser l'eau se refroidir un peu dans des bouteilles bien bouchées. L'eau rafraîchie agit moins sur la sécrétion abdominale chez les individus à fibre relachée que l'eau chaude du Kurbrunnen sur la place, ou que celle d'Ennetbaden.

Lorsqu'on n'arrive pas à provoquer plusieurs selles liquides au moyen de l'eau rafraîchie, on atteint facilement ce but en ajoutant à l'eau de Baden une petite proportion d'eau amère de Birmenstorf *). Souvent on n'a besoin que d'une ou deux onces de cette

---

*) L'eau de Birmenstorf est froide, tout à fait claire, et a d'après l'analyse

eau, il suffit même de quelquefois d'en ajouter au premier verre. Je préfère cette eau à toutes les autres eaux amères, parce qu'elle jaillit à proximité de nos thermes à une demi lieue géographique de distance seulement, qu'elle appartient à la même formation calcaire et que par conséquent elle tient en dissolution les mêmes espèces de sels neutres. L'addition de sel amer préconisé par beaucoup de personnes doit être relègué, parce que ce sel est d'une nature hétérogène et que par conséquent il donne une saveur désagréable à nos eaux thermales.

Les dispositions du malade contribuent beaucoup à la différence de l'action et provoquent plus particulièrement la sécrétion urinaire, la diaphorèse ou l'évacuation plus abondante par les selles.

On conçoit facilement que, lorsqu'on boit l'eau minérale à l'air libre, la température plus fraîche de l'athmosphère entrave dans la majorité des cas la transpiration cutanée et que par conséquent la sécrétion urinaire s'en trouve augmentée. Lorsqu'on a donc l'intention de provoquer une sécrétion cutanée plus active, on ne doit permettre de boire l'eau à l'air libre que pendant les journées chaudes, et la faire prendre dans des appartements clos lorsque la température se rafraîchit.

On devrait toujours attendre que l'effet des eaux se soit manifesté, avant de prendre un bain: cet effet se produit souvent pendant que l'on boit encore ou du moins bientôt après.

Ce n'est que quand on veut produire des effets résolutifs, modificatifs et profonds, que l'on doit boire l'eau minérale le soir. Comme pour la boisson du matin, on tâche de s'arranger de façon à boire le dernier verre une demi-heure au moins avant le bain. On ne doit boire le soir que la moitié de la dose du matin.

---

de Bolley une pesanteur spécifique de 1,020. Renfermée dans des bouteilles, elle se conserve sans altération. 1000 parties d'eau contiennent:

Sulfate de potasse	0,1042.
Sulfate de soude	7,0356.
Sulfate de chaux	1,2692.
Sulfate de magnésie	22,0135.
Chlorure de magnésium	0,4604.
Carbonate de chaux	0,0133.
Carbonate de magnésie	0,0324.
Crénate de magnésie	0,1010.
Oxyde de fer	0,0107.
Alumine	0,0277.
Acide silicique	0,0302.
	31,0982.

On comprend facilement, par les motifs que nous venons d'exposer, pourquoi l'on ne peut *à priori* fixer le nombre de verres pour obtenir définitivement tel ou tel résultat. L'expérience seule est notre guide.

La quantité d'eau minérale à boire varie généralement entre 3 et 7 verres.

Les cas très prononcés de goutte invetérée avec tendance à produire des dépôts considérables, les maladies chroniques de la peau, les ulcères herpétiques scrofuleux, exigent une quantité d'eau plus considérable. Je connais un cas d'Ichtyose où l'on arriva jusqu'à 21 verres par jour, sans que l'estomac en fut sensiblement fatigué; le résultat de la cure fut heureux. Toujours faut-il que les fonctions de l'estomac ne soient point altérées par la cure interne.

De même que l'on procède graduellement et d'une façon régulière pour atteindre le maximum de la cure (c. a. d. jusqu'au résultat que l'on désire produire), de même l'on doit diminuer graduellement la dose d'eau à boire vers la fin de la cure: dans ce dernier cas, on peut cependant procéder plus rapidement lorsque le temps presse. Il est toujours bon, lorsqu'on est arrivé au maximum de la cure, de continuer à prendre la même dose pendant plusieurs jours, afin de fixer l'effet curatif pendant un certain temps. Je ne laisse continuer que très rarement la cure interne au delà de 3 semaines: le thermalisme se présente après le 7e ou au 21e jour, quelquefois un peu moins dessiné, mais dans la plupart des cas aussi caractérisé que dans la cure par bains.

Il résulte des faits observés, que l'eau thermale prise en boisson n'agit point seulement en stimulant les trois principales sécrétions, mais qu'elle agit plus profondément sur l'économie des organismes malades. C'est ainsi que nous voyons se produire, pendant la cure interne, une sécrétion plus abondante de sels uriques et de phosphate de chaux. (Les premiers se présentent sous forme de cristaux rouges en rhomboïdes applatis, et se trouvent le plus souvent au fond du vase, rarement sur ses parois latérales, quelquefois sous forme de cercle autour du vase à la surface de l'urine en repos: le second, c'est à dire le phosphate de chaux, est ordinairement sous forme d'une poudre fine, d'une couleur blanc jaunâtre ou mélangé à des dépôts muqueux.) Ces sécrétions, surtout les premières, se montrent dans les maladies hémorrhoïdales et dans les formes de maladies analogues, en général, là où le système de la veine porte paraît être attaqué: les secondes se présentent plutôt dans certaines affections stomacales, dans certaines maladies des organes urinaires, dans la goutte. La cure interne agit aussi sur la sécrétion biliaire et muqueuse qu'elle augmente, et elle amène même souvent des excrétions critiques de cette nature. Dans la plupart des cas, les sécrétions abondantes de ces produits pathologiques coïncident avec le thermalisme: souvent elles n'apparaissent que pendant la durée du thermalisme; d'autres fois ce phénomène semble seulement les faire naître, et elles continuent modérément pendant toute la cure, et même quelquefois encore longtemps après.

Des parasites intestinaux sont souvent expulsés pendant la cure interne.

Dans certaines maladies de l'estomac, on prescrit avec succès l'eau thermale à petite dose ¼, ⅓, ½ verre à prendre à intervalles divers pendant toute la journée: il en est de même dans certains cas de cardialgies, de faiblesse d'estomac, d'affaiblissement général des organes digestifs. Souvent alors une petite dose d'eau prise immédiatement avant le repas favorise la digestion *).

Une observation qui mérite d'être signalée, c'est que l'eau thermale bue même à 38° ½ ne produit nullement une sensation de chaleur ou d'irritation ni dans la bouche, ni à la gorge, ni dans l'estomac, tandis qu'appliquée au même degré à la peau extérieure elle fait naître une impression de chaleur presque insupportable.

Nous croyons qu'il est désavantageux de boire de l'eau pendant le bain, d'abord parceque le bain exerce une pression sur l'estomac et il est tout aussi dangereux de se remplir l'estomac au bain que de se rendre au bain quand on a l'estomac plein. L'expérience du reste est contraire à cette manière d'agir, car l'eau bue pendant le bain, lorsqu'elle n'est point à très faible dose, produit presque toujours de la pression à l'estomac, des renvois, de l'éructation et même des vomissements: du reste l'eau bue au bain ne vient point directement de la source, mais des réservoirs.

Les malades atteints de phthisies pulmonaires, laryngées ou

---

*) J'ai observé des cas de névralgies de l'estomac, où l'usage seul de notre eau minérale à petites doses souvent répétées a empêché les malades de rendre leurs aliments qui n'étaient plus tolérés depuis des années. Dans un de ces cas, l'alimentation n'était possible que lorsque le malade prenait de l'eau minérale pendant le repas. Les deux malades (femmes) acquirent peu à peu la possibilité de s'alimenter.

bronchiques, prennent l'eau à petites doses souvent répétées, soit pure, soit mélangée à du lait de vache, de chèvre ou d'ânesse récemment trait.

Nous ne pouvons point recommander le *mélange* d'eaux minérales étrangères à notre eau, surtout point le mélange d'eaux acidules ferrugineuses. Ces mélanges produisent ordinairement des maux d'estomac et incommodent beaucoup. *L'eau iodurée de Wildegg* *) que nous employons, mélangée à notre eau, chez les scrofuleux, n'est supportée qu'à petite dose, tandis qu'elle est supportée à plus forte dose lorsqu'elle est prise isolément. Malgré cela, le résultat que l'on obtient de ce mélange est très favorable.

On peut admettre d'une manière générale que l'emploi interne de l'eau est indiqué dans toutes les formes de maladies contre lesquelles nos bains thermaux exercent une influence favorable; et s'il est vrai d'un côté qu'il y a des idiosyncrasies qui ne supportent pas l'eau en boisson, on ne peut pas nier qu'il y a des cas contraires où la cure interne produit plus d'effet que les bains, et qu'il faut même la considérer comme essentielle dans certaines formes de maladies, p. ex. dans l'hématurie chronique, dans les catarrhes de la vessie, des intestins, de la poitrine, dans les gastralgies, la gastrodynie, l'intoxication mercurielle, la colique de plomb etc.

---

*) Il y a quelques années déjà que Mr. Laué fit faire des sondages à travers le calcaire jurassique dans sa propriété à Wildegg, dans l'intention d'obtenir un puits artésien: le sondage découvrit la source minérale citée. La profondeur du trou de sonde est de 400 pieds; la source est à 375 pieds ou environ à 345 pieds au dessous du niveau de l'Aar. L'analyse de Mr. le professeur Lœwig donne les résultats suivants pour 16 onces d'eau:

Chlorure de sodium	78,2640 grains.
Chlorure de potassium	0,0445 „
Chlorure de calcium	2,8163 „
Chlorure de magnésium . . .	12,3878 „
Iodure de sodium	0,3018 „
Bromure de sodium	0,0062 „
Sulfate de chaux	13,4859 „
Carbonate de chaux	0,6075 „
Oxide de fer	0,0038 „
	104,9478 grains.
Acide carbonique	2,3 pouces cubes.

Cette eau peut par conséquent être rangée à coté des eaux iodées les plus fortes, surtout à coté de l'eau d'Adelheid: d'après les nouvelles analyses entreprises par Mr. Laué (d'après lesquelles l'iodure de sodium de l'eau de Wildegg n'est portée qu'à 0,218) elle surpasserait l'eau d'Adelheid, car l'iodure de sodium de cette dernière source, isolé d'après la même méthode, ne serait que des 0,190, ce qui coïncide assez bien avec l'analyse de G. Bauer.

L'eau prise en boisson exerce un effet excessivement funeste sur le squirrhe de l'estomac.

Il faut en général considérer la cure interne comme adjuvant de la cure balnéaire.

Nous avons déjà fait remarquer que la plupart du temps on boit l'eau à l'air libre, ce qui est très recommandable par le beau temps et lorsqu'on est vêtu d'habillements convenablement chauds et commodes. (Cette dernière condition peut être facilement remplie chez nous, car il est de coutume dans nos bains de supprimer toute vêtement de luxe lorsqu'on boit l'eau aux sources, et ni les dames ni les messieurs ne s'y font voir en toilette; les messieurs portent ordinairement comme vêtement protecteur une redingote ou une robe de chambre, les dames mettent des manteaux pour aller aux sources.)

Les habitudes qui règlent notre société de bains, ne comportant ni gêne ni étiquette orgueilleuse, les conversations familières, l'athmosphère vivifiante des belles journées d'été, les mouvements réguliers qu'on se donne dans nos contrées pittoresques pendant les intervalles de la cure, vivifient l'esprit et le corps. La société, dispersée dans les différents hôtels, se rencontre en plein air aux sources, la vie balnéaire perd sa monotonie, l'étranger y trouve des compatriotes et des connaissances, il oublie qu'il est dans un pays étranger et se sent pour ainsi dire chez soi. Le songe creux qui ne s'occupe que de ses affaires, est détourné de ses spéculations arides et anxieuses, le savant trouve des penseurs qui sont à son niveau, l'homme du monde spirituel égaie son voisin mélancolique et sombre, le malade oppressé par ses douleurs et par le manque d'espoir trouve dans nos bains un encouragement en observant lui-même les bons effets de la cure chez des malades aussi gravement atteints que lui. Les personnes qui aiment à se réunir vont ensemble d'une source à l'autre et qui aime à trouver de la société, est sûr d'en rencontrer, bref il y a assez de causes vivifiantes pour relever un esprit déprimé par la maladie et pour agir, par là même, d'une façon favorable sur les résultats de la cure. S'il est vrai, comme le dit Zimmermann, „que certaines maladies ne sont „améliorées que par des moyens agissant sur l'âme", il faut admettre aussi que les moyens vivifiant l'esprit, parmi lesquels il faut compter au premier rang la promenade matinale en société, sont aptes à corroborer les remèdes physiques qui, comme le traitement thermal, doivent soulager et détruire des troubles pathologiques de l'économie animale.

Il faut choisir la source à employer d'après les indications de la maladie, et le malade qui tient à un résultat favorable de la cure, devra suivre exactement les prescriptions du médecin.

Lorsque le temps est défavorable, on boit l'eau dans les établissements particuliers qui possèdent presque tous un griffon thermal, ou bien aux sources publiques qui sont dans le voisinage: on se promène alors dans la grande Trinkhalle ou dans les salons des hôtels.

L'eau thermale, renfermée dans des bouteilles bien bouchées, est portée selon le besoin dans la chambre des malades qui ne peuvent sortir ou qui sont obligés de la boire au lit. Il ne faut point négliger la recommandation de ne boire que deux verres d'eau d'une seule bouteille lorsqu'on y met un long intervalle, pour les mêmes raisons que nous avons développées plus haut au sujet des sources à long parcours. On fera bien aussi, pendant les intervalles, de poser les bouteilles sur les bouchons.

Quant à la proposition de Mr. le professeur Lœwig, de rendre nos eaux thermales analogues à celles de Carlsbad en les dépouillant de leurs sels calcaires, nous nous contenterons de citer ses propres paroles.*)

„La principale différence (entre ces deux eaux) consiste en ce que l'eau de Carlsbad renferme du sulfate de soude et du carbonate de soude, qui d'après *Berzélius* y est à l'état de bicarbonate, tandis que l'eau de Baden contient du sulfate de chaux et du sulfate de magnésie. Les autres substances diffèrent si peu entre elles que ces différences ne se font remarquer qu'à la „troisième ou à „la quatrième rangée des décimales et peuvent pour ainsi dire être „considérées comme erreurs d'observation. L'eau de Baden sera „par conséquent transformée en eau de Carlsbad lorsqu'on rem„placera le gypse et le sulfate de magnésie par du sulfate de soude „et du bicarbonate de soude. Cette transformation peut s'opérer facile„ment au moyen du carbonate simple et du bicarbonate de soude.

„En effet, 1,414 gramm. de sulfate de chaux $+$ 0,3187 gramm. „de sulfate de magnésie $=$ 1,843 de sulfate de soude. Lorsqu'on

---

*) L. cit pag. 66.

„y a additionné le sulfate de soude déjà contenu dans l'eau de Baden
„on obtient 2,202 gramm. Ainsi 0,385 gramm. seulement de moins
„que n'en contient l'eau de Carlsbad, etc." Nous renvoyons à ce
sujet nos lecteurs à l'ouvrage même de Lœwig.

Bains de vapeur gazeux et inspiration des gaz des sources.

a. Bains de vapeur gazeux.

Le chevalier *de Gimbernat* fut le premier qui, en 1824, s'occupa
des gaz qui s'échappent librement de nos eaux thermales. Dans
son rapport au Conseil municipal, il prétend 1) que le soufre n'est
en aucune façon combiné à l'eau thermale; 2) qu'il est au contraire dissous dans un gaz très volatil; 3) que la plus grande partie
des fluides élastiques qui se développent dans les sources, est un
gaz analogue à l'azote et qu'il nomme Zoogène thermale; 4) que
le gaz sulfureux se décompose facilement au contact de l'air atmosphérique. Il considère les vapeurs thermales, quoique saturées de
soufre, comme étant de nature différente de celle des vapeurs sulfureuses obtenues artificiellement. Il considère les premières comme
alcalines, les secondes comme étant de nature acide. Il croit aussi
que les fluides élastiques des thermes (gaz thermaux) sont des
principes organiques analogues à des substances animales, et aptes
à être absorbées par la peau et par les poumons.

S'appuyant sur ces idées, il construisit des étuves pour y rece-
voir les gaz, d'abord sur la source de Ste. Vérèna qui n'était point
couverte alors et bientôt aussi dans les établissements particuliers.
Il s'enferma lui-même pendant une demi-heure, corps et tête comprise, dans une de ces étuves, de manière à être entouré complètement par la vapeur et par les gaz thermaux développés en abondance. (Il considérait déjà alors ces gaz comme composés en majeure
partie d'azote, d'une proportion plus faible d'acide carbonique et
d'un gaz sulfureux, probablement de l'hydrogène sulfuré.) Pendant
ces essais il n'éprouva ni picotements aux yeux, ni alourdissements
de la tête, ni oppression des organes respiratoires : il éprouva au
contraire un véritable sentiment de plaisir qui lui rendait le séjour
dans les gaz très agréable, et ce qu'il y a de remarquable, c'est que
le pouls ne devint pas plus fréquent qu'il ne l'est dans une température de $+28^{\circ}$ R. telle que l'est celle qu'on observe habituellement

dans les étuves. Gimbernat trouva cette observation confirmée par celle de plusieurs personnes qui se soumirent à l'influence des gaz[1]).

C'est à ces vues et à ces expériences que nous devons l'arrangement salutaire et l'usage de nos bains de vapeurs gazeux, qui par leurs effets bienfaisants constituent un monument éternel à la mémoire de ce noble espagnol, si tenace dans la poursuite de ses travaux scientifiques et philantropiques, et qui n'a pas même de table de marbre indiquant qu'il a bien mérité de nos sources.[2])

Les étuves servent à recueillir et à concentrer les gaz qui s'échappent librement de nos sources thermales. Ce sont, en général, des bâtis en bois dans lesquels on peut s'asseoir ou se tenir commodément debout. La porte que l'on peut ouvrir en dedans, est munie d'une fenêtre. A l'intérieur se trouve un cordon en communication avec une cloche. Le parquet de l'étuve est percé d'un grand nombre de trous, et est situé sur un petit collecteur d'eau, dont on peut, à volonté, vider le contenu. Des ouvertures latérales permettent d'administrer des bains de vapeurs locaux. Cette bâtisse est située sous une voûte balnéaire particulière qui sert de chambre de toilette où l'on s'habille et se déshabille: on appelle communément cette voûte, le vestibule. La température du vestibule peut être réglée entre 18º et 26º R: elle dépend de l'entrée plus ou moins abondante des gaz et des vapeurs. Les gaz que l'on recueille dans les étuves sont fournis par l'eau thermale qui est prise à la source même, conduite par des tuyaux fermés jusqu'à l'étuve et s'écoulant alors par un conduit ouvert mais garanti contre toute souillure. La quantité de gaz qui s'échappe ici, ainsi que la température, peuvent être augmentées au besoin par une chûte d'eau plus ou moins forte que l'on établit entre les tuyaux de conduite et le collecteur qui se trouve sous l'étuve, car les gaz encore retenus par l'eau sont délivrés par la chûte. Cette chûte développe aussi des vapeurs d'eau thermale, et la chaleur abandonnée par les gaz est absorbée par la vapeur et par conséquent mieux fixée. Sans ce développement de vapeurs, la température de l'étuve n'arrive qu'à 27º R. tout au

---

[1]) Pièces relatives à l'enseignement des bains gazeux aux thermes de Bade en Suisse. (Cet opuscule n'a été édité qu'à un petit nombre d'exemplaires distribués aux amis de Gimbernat.)

[2]) Zürcher Neujahrsblatt zum schwarzen Garten 1827, 1828.

plus, tandis qu'on peut l'amener à $+$ 30° R par un fort dégagement de vapeurs.

Les rapports entre l'air contenu dans les étuves et la quantité des gaz des sources, ainsi que celle de la vapeur etc. ont été signalés plus haut (d'après Lœwig p. 17 et 18, d'après Müller p. 20 et suiv.) Nous renvoyons nos lecteurs à ces passages. Nous ferons aussi observer que la vapeur qui se trouve dans l'enclos des étuves contient les mêmes principes fixes qui se trouvent dans l'eau thermale elle-même. On peut diminuer la quantité de gaz et de vapeur et par conséquent la température qui en dépend, en laissant la fenêtre ou la porte plus ou moins ouverte.

Les bains de vapeurs gazeux sont pris à corps découvert, pour permettre aux gaz et aux vapeurs d'exercer librement leur influence sur la peau.

L'air contenu dans les étuves fermées a un goût acidule qui provient de la présence de l'acide carbonique. L'odorat nous signale l'hydrogène sulfuré.

Lorsque le corps entier est plongé dans le bain de vapeur, on sent d'abord la respiration légèrement resserrée. Ce phénomène est toutefois passager, et au bout de peu de temps, quelques minutes à peine, la respiration devient libre. La température de 28° qui se trouve dans l'étuve, produit au début une impression de chaleur très forte, mais cette impression diminue aussi pendant la durée du bain. Au premier moment, on sent un léger fourmillement à la peau et celle-ci devient bientôt humide. La température du corps s'élève peu à peu, le pouls devient un peu plus plein pendant les premières minutes, mais il ne s'accélère point et ne devient ni dur ni serré. Dans certaines formes de maladie, le patient, au lieu de sentir une impression de chaleur, éprouve au contraire une sensation de froid : nous étudierons plus tard ce phénomène d'une manière spéciale. La transpiration commence avec l'augmentation de la température de la peau, et quand la transpiration augmente, la sensation de chaleur répandue sur tout le corps diminue régulièrement. Généralement la sensation de l'augmentation de chaleur se développe de bas en haut, en dernier lieu et le moins aux parois abdominales. Peu à peu, ordinairement au bout de 4 à 8 minutes, naît une transpiration abondante ruisselant de la tête aux pieds et qui ne fatigue point du tout le malade. Le pouls tombe et la respiration ne s'accélère pas. La tête reste libre, il ne se présente ni congestion à la tête ni aux poumons. Le malade reste soumis à cette transpiration pendant un temps plus ou moins long, de 12 à 25 minutes, selon l'avis du médecin, puis il sort de l'étuve, se frotte avec des linges chauds, et revêt un vêtement ample et facile à mettre (le meilleur vêtement dans ce cas c'est la chemise de flanelle et le pantalon), ou se couvre d'un manteau. Rentré au lit, il y attend patiemment l'éruption d'une transpiration active qui se présente ordinairement au bout de peu de temps.

Lorsqu'on reste dans l'étuve trop longtemps et au-delà du temps nécessaire, on commence à se sentir incommodé. Le malade éprouve de l'oppression, de la constriction gutturale, du dégoût; des gaz s'échappent par la bouche et l'anus, il y a même souvent des vomissements, un afflux de sang vers la tête et les poumons, de la tendance aux évanouissements et un affaiblissement général. On remarque encore plusieurs heures après, surtout pendant le repas, une contracture spasmodique des muscles du pharynx et de l'épiglotte. (Est-ce un résultat de l'action des gaz sur le pneumogastrique et le glossopharyngien ?)

Lorsque l'on craint des congestions vers la tête, on emploie des fomentations froides pendant toute la durée du bain de vapeur.

On a ajouté aux étuves nouvelles un appareil à douches fraîches, dont on peut se servir au besoin pendant le bain de vapeur.

Lorsqu'il y a des ulcères qui seraient irrités par la chaleur trop intense des bains, on les recouvre d'abord de compresses mouilléés pour les protéger contre la chaleur et le contact des gaz.

Dans les cas de névralgies ou de rhumatalgies, les parties du corps atteintes développent, pendant le bain, *un froid particulier* au lieu de la chaleur habituelle: ce froid n'est point une sensation qui se produit dans les parties affectées, mais elle peut-être perçue par le toucher d'autres observateurs. Ce développement de froid est souvent si sensible, qu'un thermomètre protégé contre les vapeurs du bain et appliqué aux parties affectées dénote une différence qui va souvent jusqu'à 1 ½ degré. Tant que ces parties développent du froid, il ne s'y présente pas de sueur ruisselante. Ce développement de froid peut exister d'une façon durable pendant plusieurs bains, ou n'apparaître qu'au début. Dans la goutte cutanée ou dans les altérations nerveuses générales, cette production de froid se propage à tout le corps: elle est même quelquefois si forte qu'elle fait naître des frissons et des tremblements qui ne. disparaissent qu'après le bain. La sécrétion de la sueur est interrompue tant que dure cette production de froid. Nous devons de prime abord écarter une objection que l'on pourrait faire, à savoir, que dans ce dernier cas le bain de vapeur n'a point été soigné convenablement, car nous pouvons assurer que ce phénomène se présente même à la plus haute température, et qu'il n'apparaît point comme fait rare, mais qu'on peut au contraire l'observer très fréquemment. Ce développement de froid, général ou local, se perd pendant la durée de la cure, après qu'on a fait usage de plusieurs bains de vapeur. Cette différence de température s'équilibre immédiatement après le bain de vapeur: il se produit de la réaction, la peau se gonfle, rougit légèrement, et lorsque sa température s'est élevée, la sueur y apparaît.

On ne peut expliquer convenablement cette production locale ou générale de froid, en admettant qu'elle est uniquement la conséquence d'une inertie de la peau causée par la maladie, car elle se produit aussi dans des cas où la sensibilité est exagérée non seulement dans les nerfs périphériques, mais encore dans ceux qui sont situées plus profondément (Hyperesthésies), comme p. ex. dans la sciatique, le lumbago, les rhumatismes des muscles profonds et même dans des affections locales de nature sub-inflammatoire.

Nous n'osons point décider si ce phénomène, ainsi que le fourmillement particulier qui se fait sentir à la peau quand elle est exposée aux gaz, peuvent être considérés comme des effets de nature électrique: il ne faudrait cependant pas rejeter complètement cette explication. Cette production de froid est en tout cas un phénomène caractéristique: elle démontre en même temps que le liquide qui ruisselle sur le corps n'est point produit par la précipitation de la vapeur, mais qu'il est véritablement produit par la sécrétion cutanée; car la précipitation de la vapeur se ferait plus abondamment sur les parties froides du corps, et celles-ci paraissent souvent à peine moites au toucher.

Dans le courant de la cure par bains de vapeur, le développement de chaleur finit par se produire dans les parties ordinairement froides: il en est de même de la transpiration qui va en augmentant jusqu'à ce qu'enfin l'on ne puisse plus percevoir de différence

Nous ne pouvons point nous empêcher de signaler ici, que la sueur ·qui se produit dans le bain de vapeur paraît, froide au début et de nature visqueuse, tandis que la sueur qui apparaît plus tard au lit, paraît chaude comme la transpiration ordinaire.

Les névralgies, les rhumatalgies etc. disparaissent au fur et à mesure que le développement de chaleur et la transpiration se régularisent. Les bains de vapeur gazeux calment surtout très rapidement les sensations douloureuses. Cet effet ne se borne point au système nerveux périphérique, il se propage encore aux troncs nerveux situés dans la profondeur.

Il résulte de ce que nous venons de dire, que la sécrétion si abondante de sueur pendant le bain de vapeur, n'est point produite uniquement par une circulation de sang plus active à la périphérie, ni par la chaleur humide et croissante, mais qu'elle est la conséquence de l'influence des gaz (acide carbonique et azote) sur le système nerveux. On peut aussi expliquer par là pourquoi les gaz qui s'échappent immédiatement de la source paraissent si insupportablement chauds et font naître une sensation de brûlure si vive qu'il est impossible de maintenir le bras à l'endroit où ils se dégagent; tandis que l'eau thermale, à la même température, ne produit point cette sensation. Et cependant il faut admettre, et du reste les expériences thermomètriques prouvent, que les gaz et l'eau sont à la même température à la source, et l'on n'observe une différence sensible que lorsqu'il y a un dégagement très abondant de gaz. D'autres raisons encore militent en faveur de cette explication: ainsi le corps perçoit une sensation de chaleur bienfaisante et douce, quoique les gaz ne soient qu'à la température plus basse de 15 degrés et qu'il n'y ait point de développement de vapeurs; il entre en transpiration au bout de quelque temps, et cette transpiration augmente en raison du temps qu'on y reste. Cet effet n'a point lieu dans l'air athmosphérique, même à une température très élevée. Des bains d'eau ordinaire à la même température paraissent froids comme glace et produisent des frissons violents.

Il est hors de doute que, dans ces cas, les gaz n'agissent point seulement par leur contact avec la peau extérieure, mais aussi par leur absorption dans les poumons et leur influence directe sur la masse du sang. Nous avons déjà fait remarquer plus haut que la vapeur chaude participe aussi à l'effet produit. Nous devrions prendre ce fait en sérieuse considération, puisque les principes fixes que l'on rencontre dans l'eau thermale, paraissent combinés dans la même proportion aux vapeurs.

Quand on a quitté le bain de vapeur, il faut se mettre dans un lit qui ne soit ni trop froid ni trop chauffé: la chemise de flanelle constitue encore dans ce cas le vêtement le plus favorable.

La peau devient alors, pendant un temps très court, sèche, chaude et tendue: le pouls s'accélère, la figure rougit et bientôt une transpiration générale et chaude se répand sur tout le corps. Cette transpiration peut, selon les dispositions individuelles, rester modérée ou devenir si abondante qu'elle mouille les draps et le matelas. Le pouls qui était accéléré momentanément se ralentit dès que la transpiration se présente. Le malade reste en transpiration pendant 20 à 30 minutes, se couvre peu à peu plus légèrement, change son habillement mouillé et quitte agréablement le lit. Dans la plupart des cas, on prend alors un bain tiède de 25 à 26°, de courte durée (4 à 5 minutes), qui rétrécit les pores et où la peau reprend sa température ordinaire et ses fonctions. Ces bains paraissent froids, mais on parvient à chasser la sensation de fraîcheur en se donnant beaucoup de mouvement dans le bain et en battant, pour ainsi dire, l'eau d'un côté à l'autre. Une bonne recommandation est de frotter la peau au moyen d'une brosse en flanelle. Ces bains courts agissent comme essentiellement vivificateurs, ils réveillent et relèvent les ressorts de l'esprit et du corps, et sont si agréables que ceux qui les ont pris une fois ne veulent plus s'en passer.

Lorsqu'on veut produire une réaction énergique, ou lorsqu'il s'agit de faire naître une excitation rapide mais profonde, locale ou générale des nerfs, on se sert d'irrigations rapides d'eau fraîche pendant la durée ou vers la fin du bain de vapeur: dans les établissements où les nouveaux aménagements sont introduits, on emploie des douches fraîches.

Les bains de vapeurs gazeux exercent leur effet sur tous les tissus membraneux avec lesquels ils sont en contact, sur la peau extérieure, le conduit auditif externe, la muqueuse du nez et ses appendices, le pharynx, le larynx et les bronches jusque dans leurs ramifications les plus ténues. Ils régularisent leurs fonctions, favorisent les sécrétions est modifient leur tissu. Leur influence sur le système nerveux périphérique et incontestable et puissant: ils produisent par là des résultats remarquables sur les affections des nerfs profonds qui sont en relation directe ou sympathique avec ceux de la périphérie. Ces effets deviennent surtout évidents dans les névralgies en général et dans les rhumatismes particulièrement. Ces bains exercent encore une influence essentielle sur les névroses de l'appareil respiratoire, comme p. ex. sur la coqueluche et sur plusieurs formes d'asthme etc.

b) Inhalation de l'air des bains. (Inhalation humide.)

Les gaz et la vapeur qui s'échappent des sources, sont aussi employés comme moyen curatif, en proportions plus faibles, c'est à dire mélangés à une plus grande quantité d'air athmosphérique. On s'en sert surtout pour les faire absorber par la respiration, c'est à dire comme *cure d'inhalation* dans diverses maladies des organes respiratoires.

Comme la température d'un enclos fermé dépend uniquement de la quantité de gaz et de vapeurs qui s'échappent de la source et que cette température s'accroit quand on empêche l'accès de l'air athmosphérique, on peut, par conséquent, estimer la plus ou moins grande proportion de gaz qui existe dans cet enclos d'après la température qu'on y observe. Dans ce cas, le thermomètre sert pour ainsi dire de gazomètre. La température des vestibules fermés qui précèdent les bains de vapeurs ne monte guère qu'à 26° et peut être abaissée, en peu de minutes, par l'accès de l'air athmosphérique. Sous les voûtes et dans les corridors des bains, la température varie en été, d'après la température extérieure, entre 18° et 22°: pendant les autres mois de l'année elle est nécessairement plus basse, selon la localité. La température peut être abaissée, à volonté de plusieurs degrés. Cette différence dépend de la proportion de gaz. Il n'y a véritablement de vapeurs qu'au moment où l'on remplit les bassins de bains; et c'est l'eau qui les laisse échapper quand elle s'épanche en flots dans les bassins: cette vapeur se perd par le refroidissement ou par l'aërage.

La couche d'air qui se trouve sous les voûtes balnéaires et dans les corridors, se compose de gaz (azote, acide carbonique et une

petite proportion d'hydrogène sulfuré) mélangés à de l'air athmosphérique et à une proportion minime de vapeur (air humide):
elle a une température moyenne et agréable de 17° à 19°. On
peut, même pendant les mois d'hiver, maintenir une température
constante de 12° à 17°.

Comme il n'est point question ici de faire naître une transpiration abondante au moyen de l'excitation que produisent des
gaz ou la vapeur à des degrés élevés de température, mais qu'il
s'agit, au contraire, de les faire inspirer et exercer leur action sur
les organes respiratoires, les malades, légèrement vêtus, se soumettent
à leur influence, sans qu'il soit nécessaire de se priver d'exercice
dans les corridors ou de divertissements agréables. Le temps que
l'on doit consacrer à ces inspirations varie entre 30 minutes et
plusieurs heures.

La respiration n'y devient point difficile, elle est plutôt allégée
et sans gêne. La circulation s'accélère d'une manière presque
insensible et peu à peu survient une perspiration cutanée légère.
L'effet bienfaisant qu'éprouvent les phthisiques en entrant pour la
première fois dans cette athmosphère est, en général, caractéristique:
„Oh! comme je me trouve bien, comme je respire librement“, telles
sont leurs manifestations constantes.

L'expérience nous apprend que la reproduction de la masse corporelle s'accroit en peu de temps et devient sensible à la balance,
lorsque l'on respire nos gaz mélangés à l'air athmosphérique: en
sorte que des malades très fortement amaigris présentent au bout
de peu de temps un aspect plus robuste. Ce phénomène est probablement dû à l'azote qui, par suite de son absorption par la
respiration, joue un rôle prépondérant dans la nutrition et dans
la formation de principes organiques.

Il est toujours nécessaire que la différence de température entre la
voûte balnéaire et la chambre du malade ne soit point trop grande, et
que le passage entre les deux soit garanti contre les courants d'air
et contre une température trop basse qui pourraient produire des
effets doublement nuisibles sur la peau et la respiration. Il est
évident aussi, qu'immédiatement après l'inhalation, les exercices corporels prolongés deviennent dangereux pour les malades qui souffrent
de la poitrine.

c) Inhalation des gaz thermaux purs. (Inhalation sèche.)

Les gaz qui s'échappent de la source sont aussi employés en inhalation au moment de leur dégagement. Cette sorte d'inhalation peut se faire à toutes les sources qui sont directement abordables et qui sont entourées d'un abri fermé. Des tuyaux élastiques communiquent avec l'espace hermétiquement clos où les gaz se dégagent et s'accumulent en grande abondance ; leur extrémité inférieure se trouve immédiatement au-dessus du niveau de l'eau, ils peuvent être ouverts ou fermés à volonté et sont munis à leur extrémité libre d'un embout en verre de forme convenable pour être pris en bouche. Cet arrangement rend l'inspiration des gaz très facile et nullement fatigante ; les gaz purs de tout mélange d'air athmosphérique ne contiennent qu'une petite proportion de vapeur. C'est dans l'espace clos qui se trouve au-dessus de la source, qu'a lieu la sublimation si abondante du soufre abandonné par l'hydrogène sulfuré. La pénétration dans les bronches de l'hydrogène sulfuré et des autres gaz qui se trouvent dans le réservoir, est ainsi obtenue facilement et sans que le corps soit exposé à l'influence d'une température élevée ou à celle des vapeurs. Rien n'est plus remarquable que l'effet rapide des gaz sur la muqueuse et sur ses glandes ainsi que sur le tissu cellulaire sous-muqueux de la bouche, du larynx et du pharynx et même sur la muqueuse nasale lorsqu'on les expire à travers le nez. Au début on perçoit une sensation légère de picotement et une saveur acidule. On sent en même temps une espèce de constriction qui amène au commencement une expuition de mucus tenace. Cette sensation augmente lorsqu'on prolonge la durée des inhalations : chez les individus sensibles elle fait naître un peu de dégoût et même un léger spasme du pharynx, ce qui peut être attribué en partie à l'action qu'exercent les gaz sur le glosso-pharyngien, en partie à l'odeur fétide de l'hydrogène sulfuré. Ce phénomène disparaît instantanément lorsqu'on interrompt l'aspiration pendant un court moment ou que l'on boit une gorgée d'eau thermale.

Ces inhalations provoquent une modification des tissus, la muqueuse primitivement injectée devient plus pâle, les vaisseaux dilatés se contractent, de même que les plaques ou les granulations s'il en existe: ces plaques et granulations se nettoient et finissent par disparaître totalement. La durée de ces inhalations est de 10 à 30 minutes en y comprenant les interruptions momentanées nécessaires.

L'éruption balnéaire.
(Miliaire thermale, Eruption thermale, Hydroa balneatorum miliaris, Psydratia thermalis.)

Nous avons déjà à différentes reprises rendu nos lecteurs attentifs à un effet caractéristique de nos thermes, c'est à dire à la formation d'un exanthême spécial, nommé exanthême thermal ou miliaire thermale : nous disons exanthême spécial, parce que son mode de production et sa forme caractéristique le distinguent des autres éruptions cutanées. Il se développe quand on fait usage *pendant longtemps de bains prolongés à une haute température.* C'est le produit de l'action thermale, et il porte le caractère d'une miliaire aigue tant sous le rapport de la réaction fébrile qui l'accompagne, que sous celui de sa marche régulière dans ses divers stades jusqu'à sa desquammation. Des phénomènes semblables se manifestent aussi dans d'autres stations thermales, lorsqu'on se sert des mêmes procédés pour la cure, p. ex. à Loèche, Schinznach, Pfeffers etc. ; quoiqu'il y ait cependant toujours quelques légères différences.

L'éruption thermale se montre dans sa forme la plus pure lorsqu'elle est produite par l'usage de bains réguliers, dont on prolonge peu à peu la durée en élevant en même temps gradüellement leur température. On débute par un bain d'une heure de durée le matin et un autre d'une demi-heure le soir : on prolonge journellement d'une demi-heure le bain du matin et celui du soir, jusqu'à que l'on soit arrivé à prendre des bains de 3 à 4 heures le matin et de deux heures le soir. On augmente de même la température de $+ 26^{\circ}$ à $+ 28^{\circ} - 30^{\circ}$. Il faut recommander de prendre du repos au lit quand on sort du bain, jusqu'à ce que la température de la peau el le pouls soient revenus à leur état naturel. Il faut éviter les courants d'air.

Ordinairement l'éruption apparaît entre le 14e et le 21e jour. Elle se présente sous forme de petits boutons (papules) miliaires aux parties gonflées, molles et plus chaudes de la peau des extrémités, à la surface interne de l'avant-bras et du pli du coude, dans les fossettes situées entre les osselets du pied, un peu plus tard à la partie interne du bras, des cuisses, enfin aux flancs et entre les seins. Son apparition est accompagnée de démangeaisons à la peau, de phénomènes gastriques et d'un léger éréthisme.

L'éruption se répand alors d'une façon plus intense sur tout le corps, la face et les mains exceptées. La sensibilité particulière du malade exige des bains de plus longue durée et de température plus élevée. La peau se gonfle, rougit, devient chaude et tendue: la démangeaison est accompagnée d'une sensation de brûlure incommode et de picotement; l'irritation vasculaire devient plus intense; des frissons alternant avec de la chaleur sèche ou de la sueur et une soif ardente indiquent une excitation fébrile. A cette période les papules sont très développées, saillantes, plutôt pointues qu'arrondies et entourées d'un halo qui donne à la peau un aspect rougeâtre ou souvent d'un rouge intense. La peau gonflée se fendille quelquefois. Les papilles s'ouvrent, suintent légèrement et présentent une réaction acide. La sensation si pénible de brûlure et de démangeaison se montre avec le plus d'intensité immédiatement après le bain: elle diminue ainsi que le gonflement dans le bain ou au lit lorsque la peau est en transpiration. Les bains paraissent frais à 28° et souvent le malade est obligé d'en faire montrer la température à 29° et plus parce qu'il y frissonne. L'irritation vasculaire est permanente pendant la période d'efflorescence. La sueur a un odeur spéciale, l'urine est saturée et présente souvent des dépôts très abondants de sels uriques.

Peu à peu l'excitation diminue, la rougeur de la peau s'efface, les papules s'affaissent et la desquammation commence. La sensation particulière du malade exige en ce moment une diminution de la durée du bain et de sa température, ce que l'on effectue en procédant d'une façon inverse à celle que l'on employait pendant l'augmentation. L'éruption disparaît bientôt complètement ainsi que la démangeaison, et les phénomènes fébriles se calment. Les papules donnent une desquammation furfuracée qui se produit dans l'ordre d'après lequel les différentes parties de la peau ont été affectées.

L'évolution de cette affection se fait ordinairement en 5 semaines, rarement elle est terminée plutôt: elle peut aussi s'étendre à la sixième semaine lorsque la desquammation se fait lentement.

Des dispositions particulières de la peau, telles p. ex. qu'un tissu cutané tendre et transparent, une température chaude et persistante etc. peuvent accélérer son apparition sans que l'on ait été obligé de prolonger la durée de la cure jusqu'à l'époque désignée précédemment. Des bains trop chauds surexcitent la peau et ne font naître qu'une éruption fugace ou bornée à certaines parties du corps : d'autres fois l'éruption ne se développe pas du tout ou n'est visible à la surface du corps que comme à travers un voile ; enfin il ne se forme point de desquammation véritable.

Des bains trop frais, des vêtements trop légers, le manque de perspiration, surtout après le bain, retardent le développement de l'éruption : ll en est de même lorsque la peau est flasque et flétrie, lorsqu'il y a des évacuations alvines abondantes ou une transpiration trop forte.

Souvent la miliaire thermale paraît mélangée à de la miliaire sudorale. Cette dernière se distingue de la première par l'aspect plus pâle et plus aplati des *véritables* vésicules miliaires, par une exsudation humide dès le début et enfin par son peu de fixité et l'irrégularité de son développement.

La miliaire thermale entraîne pour ainsi dire dans le cercle de son évolution la miliaire des accouchées et d'autres formes de miliaire chronique et se répétant fréquemment, et les guérit par son décours régulier.

Il se présente fréquemment chez les goutteux, même après des bains courts et frais, (chez les podagres principalement aux jambes) et ordinairement dès la seconde semaine de la cure une miliaire spéciale dont les papules sont en partie isolées et en partie réunies par petits groupes. Ce n'est point une miliaire thermale, et nous reviendrons plus tard sur cette forme lorsque nous parlerons de la goutte.

Si nous voulons apprécier avec justesse la nature de la miliaire thermale, il faut nous rappeler d'après ce qui a été dit plus haut, qu'elle est évoquée par les bains, et que sa marche régulière dépend de l'usage journalier de bains de *plusieurs heures* de durée, d'une température de *plus en plus élevée* et d'une *cure prolongée*. Ces conditions produisent des modifications considérables de la peau, qui rendent possible l'absorption plus rapide des principes contenus dans l'eau thermale. Il est en effet prouvé et actuellement hors de doute que, quoiqu'il n'y ait point d'absorption prononcée des principes de l'eau minérale lorsqu'on fait usage de bains courts et frais, cette absorption se fait au contraire lorsque les bains sont prolongés et d'une température élevée. Il faut aussi admettre, que les gaz, hydrogène sulfuré, azote et acide carbonique dont l'absorption par la peau ne peut être mis en doute, contribuent pour leur part à l'effet produit. L'éruption thermale doit donc être considérée comme la conséquence d'une action thermale intense: c'est une entité spéciale qui n'agit point seulement comme remède excitant fugace, mais encore comme moyen modificateur profond en provoquant à son apparition une absorption des principes fixes contenus dans l'eau des thermes: elle active en outre les sécrétions de la peau, elle excite directement ou sympathiquement d'autres sécrétions, et la fièvre de réaction qu'elle occasionne et qui l'accompagne, agit profondément sur l'organisme sans qu'on puisse toutefois lui attribuer le caractère d'une véritable crise. Ses effets secondaires favorables se font surtout remarquer dans les formes de maladie où prédomine la tendance à la formation de produits morbides consistant surtout dans des combinaisons uriques, et où il existe en même temps une certaine atonie qui empêche la production d'une réaction suffisante. Nous avons vu très souvent des dépôts goutteux considérables et anciens, des contractures etc. qui résistaient à d'autres remèdes, céder à l'effet des bains qui produisent l'éruption. J'ai vu renaître l'activité résorbante dans des tissus très délicats, p. ex. dans des dépôts du cristallin, dans la rétine lorsque la vision était presque abolie par suite de dépôts goutteux ou hémorrhoïdaux; elle débutait dès l'apparition de la miliaire et amenait une résorption complète pendant son décours. La méthode curative qui a pour effet la production de la miliaire, exerce aussi une grande influence sur les callus étendus et anciens. On ne peut point méconnaître non plus son effet sur les affections rhumatismales chroniques. Le bain éruptif doit être rangé parmi les remèdes les plus actifs contre les maladies chroniques de la peau, surtout contre les dartres sèches (Psoriasis) et les formes voisines qui sont habituellement si tenaces, contre les Eczemas: la miliaire éruptive entraine dans son décours les autres formes chroniques de miliaire et les fait disparaître quand elle s'efface elle-même. Enfin tous les effets que peut produire une cure thermale active sont aussi produits par la miliaire thermale. Mais il faut défendre absolument la cure active qui fait naître l'éruption dans tous les cas qui contre-indiquent l'emploi de bains prolongés et trop chauds, p. ex. là où il y a de la tendance à des congestions générales ou locales, ou lorsqu'il y a des dispositions inflammatoires, dans l'affaiblissement général, dans les cas où la sensibilité prédomine, dans les affections destructives, dans les éruptions humides en général, et aussi dans les ulcères qui suppurent fortement etc. etc.

Dans les temps reculés et même encore au commencement de notre siècle, on a considéré l'éruption comme le véritable criterium d'une cure efficace. C'est avec raison que l'on a abandonné cette manière de voir ; mais il est aussi erroné de considérer comme juste dans tous les cas l'extrême opposé et, de dénier toute espèce d'effet à la miliaire thermale ou de mettre son existance même en doute: ce qui équivaudrait à mettre une négation au-dessus d'une expérience positive. Si l'on veut considérer l'éruption thermale comme n'étant qu'une irritation simple des organes sudoripares de la peau ou comme une suette miliaire ordinaire, on oublie complètement que cette éruption a un parcours régulier et caractéristique tant au point de vue de ses phénomènes visibles qu'à celui de la fièvre qui l'accompagne ; on oublie encore que, malgré l'usage continué des bains chauds et prolongés qui l'ont produit, cet exanthême rétrograde et finit par la desquammation. On oublie encore l'effet que produit son apparition sur certains phénomènes morbides et qu'il entraine dans sa marche d'autres maladies, les formes chroniques de miliaires p. ex., et en termine l'existence ; enfin l'on oublie que lorsqu'on empêche violemment l'éruption de se produire, on risque de faire naître des phénomènes morbides pareils à ceux qui se présentent après la suppression subite d'autres exanthêmes subaigus. Nous voulons rappeler enfin que le mélange à l'eau thermale de substances différentes, mais qui sont capables par elles-mêmes de produire, à la suite de bains prolongés, des éruptions cutanées, comme p. ex. le foie de soufre, nous voulons rappeler dis-je, que ces mélanges, loin de favoriser l'éruption miliaire thermale, semblent au contraire en arrêter l'évolution, preuve certaine que ce sont les thermes seules qui produisent l'éruption balnéaire. L'éruption et les effets de la miliaire thermale n'apparaissent point seulement dans nos thermes, mais encore à d'autres stations et avec des caractères différents d'après les sources. Dans plusieurs stations thermales, à Loèche p. ex., on la considère comme une condition essentielle de l'action favorable de la cure (dans les affections cutanées surtout.) Les principaux dermatologues de l'école française, et les français en général, ont adopté cette opinion et un grand nombre de médecins allemands la partagent.

Dans les temps réculés et même au commencement de notre siècle, la cure produisant la miliaire était prédominante à Baden comme du reste dans tous les thermes de Suisse en général.

Depuis qu'on emploie généralement les bains de vapeurs gazeux, depuis qu'on a introduit des perfectionnements si marqués dans les appareils de douches qui permettent d'obtenir des résultats curatifs aussi favorables en un temps ordinairement plus court et en évitant la fatigue et l'ennui d'un séjour de plusieures heures au bain, on ne se sert plus que très exceptionnellement de la cure éruptive. Toutefois la méthode de traitement nécessaire pour provoquer et faire naître la miliaire, peut encore avoir des droits fondés à l'emploi dans les cas où une cure active (c. à d. des bains très chauds et de plusieures heures) paraît indiquée, p. ex. dans la goutte invétérée et atonique, dans les dépôts qui se sont largement répandus, et encore lorsqu'on veut produire une modification essentielle dans le tissu cutané.

C.

Les thermes au point de vue thérapeutique.

Nous avons déjà vu que nos thermes renferment plusieurs facteurs dont chacun en particulier est assez puissant pour exercer une action sur différentes fonctions de l'organisme et pour être employé comme moyen thérapeutique. Ce sont les propriétés diverses (richesse en principes fixes, en gaz et en thermalité) et la possibilité d'appliquer plus spécialement l'une ou l'autre de ces propriétés, qui fournissent au médecin le moyen d'employer nos eaux, comme médicament, dans des maladies si nombreuses et si diverses.

Il résulte des données communiquées plus haut sur l'effet général des bains et sur l'effet produit d'après les différents modes d'administration au point de vue de la température et de la durée, (v. p. 33 et suiv.) que nos thermes ont une efficacité évidente soit qu'on les emploie en *bain*, en *douche* interne ou externe ou en *boisson*. Elles agissent en modifiant les liquides de l'économie en général, en activant la sécrétion cutanée, urinaire ou intestinale, et en exerçant une action modificatrice sur les muqueuses en général, en régularisant les sécrétions morbides et en favorisant l'expulsion de leurs produits, (même lorsque ces produits se sont solidifiés en concrétion que l'action de nos thermes dissout et fait disparaître en exitant l'activité de la résorption). Elles agissent encore en régularisant les troubles de la sensibilité, en réveillant la force médicatrice naturelle épuisée et en rendant possible par là même la régularisation de fonctions organiques troublées.

Indications et contrindications.

On emploie avec succès nos thermes dans les affections suivantes:

La goutte, soit pour détruire les causes de sa formation, soit pour expulser ses produits, n'importe si la goutte apparaît extérieurement sous forme de maladie articulaire ou intérieurement sous forme d'affections organiques : il faut excepter toutefois les cas où il y a encore un état fébrile ou inflammatoire.

Le rhumatisme dans ses diverses manifestations et dans ses conséquences (à l'exception du rhumatisme aigu inflammatoire.)

Les névralgies offrant un caractère éréthique aussi bien que celles qui sont de nature torpide.

Les paralysies qu'elles soient directes ou réflexes : en y comprenant les effets secondaires d'intoxications métalliques surtout par l'arsénic, le plomb, le mercure, l'iode.

La faiblesse ou l'activité anomale des organes de la digestion, surtout lorsqu'il existe des engorgements de la veine porte et des organes abdominaux qui sont sous sa dépendance ; les maladies hémorrhoïdaires.

Les engorgements du système lymphatique, et en particulier, l'engorgement de la glande mammaire des femmes, celles des glandes abdominales et cervicales, les scrophules.

Les catarrhes chroniques du pharynx de l'estomac, de la vessie et des organes respiratoires lorsqu'il n'y a point d'irritation inflammatoire prédominante.

Les maladies du système utérin (Dysménorrhée, Leucorrhée) relâchement de la matrice, manque d'excitabilité des autres organes génitaux et stérilité qui en est la conséquence ; diverses métamorphoses du tissu de la vulve et du vagin.

Les gonflements osseux, les contractures et la rigidité des articulations et de l'appareil musculaire et tendineux, qu'ils soient produits par des maladies diverses ou par des causes extérieures (traumatisme) ; les exsudats articulaires lorsqu'il n'y a plus de symptômes inflammatoires.

Les maladies cutanées qui sont occasionnées essentiellement par des troubles dans les fonctions abdominales ; les ulcères atoniques.

Enfin nos thermes sont encore employés pour relever les fonctions vitales affaiblies.

Outre l'emploi de l'eau thermale, on se sert aussi fréquemment des *gaz thermaux* sous forme de *bains de vapeur gazeux*, lorsqu'il s'agit surtout d'exercer une influence puissante sur les fonctions sécrétoires de la peau ou de produire une modification de son tissu. Leur action s'étend aussi à des portions isolées du système nerveux surtout à celles qui appartiennent au système de la sensibilité des organes locomoteurs. Leur action est, dans ce cas, calmante, même dans le cas d'éréthisme, c'est pourquoi ils ont une influence si bienfaisante dans les affections rhumatismales et surtout dans les rhumatalgies. Ils agissent aussi salutairement sur les nerfs des organes respiratoires et rendent d'excellents services dans l'asthme, lorsqu'il n'est point la conséquence d'une maladie organique; dans la coqueluche, dans l'enrouement et dans l'aphonie nerveuse. On les emploie dans les affections des muqueuses; et les bains ainsi mis en contact direct avec ces membranes, agissent en modifiant leur tissu; on les emploie encore dans les affections des conduits respiratoires, comme p. ex. les catarrhes chroniques de la poitrine, le corysa intense (rhume de cerveau), les infiltrations qui succèdent aux inflammations pulmonaires et bronchiques écoulées; dans l'atonie et dans l'inflammation chronique des muqueuses du palais et du pharynx.

Il faut considérer comme *contr'indication* générale à l'emploi des eaux minérales: 1) toutes les maladies accompagnées de fièvre (les fièvres intermittentes comprises, qui, quoique depuis longtemps repoussées au dernier plan, récidivent fréquemment par l'usage du bain); 2) toutes les inflammations évidentes (même dans les rhumatismes et la goutte pendant leur période aigue); 3) toutes les congestions actives, surtout celles qui se font vers la tête, le coeur ou les poumons; de même que les métamorphoses organiques de ces organes et des gros vaisseaux; 4) la syphilis véritable (en opposition avec les complications produites par le mercure, l'iode etc.; 5) la dégénérescence carcinomateuse de l'estomac, le cancer ulcéré des glandes et de l'utérus; 6) les affections morbides qui décomposent les tissus, p. ex. les suppurations du poumon et du larynx, les suppurations osseuses et surtout celles des articulations; 7) l'anémie; 8) l'épuisement profond et les états de colliquation qui en sont la conséquence, l'hydropisie etc.

On ne doit employer les bains que *localement* lorsque l'on craint de produire, par la cure habituelle, une surexcitation dangereuse, dans le cas où la sensibilité générale ou locale est surexcitée (hyperesthésie); il en est de même dans les consomptions ou dans la faiblesse générale suite d'une maladie d'épuisement, ou bien encore lorsqu'on peut craindre d'éteindre la flamme vacillante de la vie en versant trop rapidement l'huile vivifiante du remède, p. ex. dans le marasme, surtout celui des personnes âgées.

Outre les contr'indications citées plus haut à l'égard des bains thermaux et qui s'appliquent aussi à l'usage des *bains de vapeur gazeux*, nous citerons encore spécialement pour ceux-ci les contr'indications suivantes : les états congestifs, qu'ils soient de nature artérielle ou veineuse : il en résulte que les affections hémorrhoïdales de toute nature ne doivent point être soumises à l'action des bains de vapeur. Il en est de même des exsudations lorsque l'état inflammatoire, quoique guéri, n'a disparu que depuis peu, des suppurations, des ulcérations, des éxanthèmes humides, de la faiblesse générale, de la chlorose, des écoulements muqueux et de toutes les affections où une perte abondante d'humeurs peut agir d'une manière nuisible.

Nous avons communiqué plus haut (p. 68) ce qui a trait aux *inhalations* des gaz qui s'échappent immédiatement et librement des sources (inhalation sèche), et de leur emploi dans les affections du pharynx, du larynx et des bronches.

Le *séjour plus ou moins long dans les corridors* ou dans les cabinets de bains, pour y respirer les gaz thermaux mélangés à l'air atmosphérique et rafraîchis à 16⁰ ou 20⁰ R. et par conséquent débarassés en partie de la vapeur des sources, est indiqué, dans les cas, où, par des motifs individuels, on ne peut employer les bains de vapeurs gazeux, p. ex. chez les individus faibles, épuisés par la maladie ou très excitables. Ce séjour est principalement indiqué dans les catarrhes pulmonaires chroniques, même quand il reste encore un peu d'irritation vasculaire ; dans les affections pulmonaires nerveuses, la coqueluche, l'asthme, dans les infiltrations du parenchyme pulmonaire qui restent après une inflammation, et même dans la tuberculose pulmonaire au début, lorsqu'il n'existe pas d'irritation vasculaire considérable etc. On comprend que le temps du séjour, ainsi que le degré de température à donner aux locaux, seront reglés d'après les indications fournies par la maladie et par l'individualité du malade. Nous renvoyons à ce sujet au paragraphe où nous parlons de l'effet des gaz en général et de leur usage comme cure hibernale.

Tableau des maladies et de leur traitement.

Goutte (Arthrite.)

La goutte est une maladie constitutionnelle. Elle peut se développer comme conséquence d'une *prédisposition héréditaire*, ou comme conséquence d'une *constitution corporelle prédisposante*. Cette dernière forme se caractérise par une pléthore habituelle, surtout abdominale, (pléthore abdominale, diathèse urique, tendance à la formation de graisse dans les parties inférieures de l'abdomen surtout) et par de la faiblesse musculaire. Les fonctions de la digestion sont souvent troublées. La peau est sensible et disposée à des transpirations acides. Le caractère est souvent altéré. De temps en temps le malade éprouve des douleurs fugitives, une sensation de brûlure, de la lassitude dans les membres, surtout aux articulations.

Au point de vue de l'hérédité, on a remarqué que la goutte se transmet, non seulement à plusieurs générations de la même famille (en épargnant quelquefois une génération intermédiaire), mais encore que les descendants de parents hémorrhoïdaires sont prédisposés à la goutte et réciproquement.

Le phénomène fondamental et homogène (pléthore abdominale et diathèse urique) qui caractérise les deux affections, nous explique pourquoi la goutte se transforme si fréquemment en affection hémorrhoïdaire, et cette dernière en goutte: il nous explique aussi pourquoi l'une des affections diminue au fur et à mesure que l'autre tend à prédominer. L'observation a démontré que chez la plupart des malades atteints de goutte, il se présente aussi des phénomènes d'affection hémorrhoïdale, et que réciproquement, les malades affectés d'hémorrhoïdes éprouvent parfois des douleurs goutteuses (que l'on prend souvent pour des douleurs rhumatismales).

C'est dans ces afflux de sang vers les organes abdominaux qu'il faut rechercher aussi pourquoi la goutte apparaît chez les femmes, soit à l'époque du développement sexuel, soit au contraire au retour d'âge, époques où la circulation abdominale joue un rôle si important dans la vie de la femme ; tandis que la maladie apparaît rarement dans l'intervalle. Cette même cause nous explique pourquoi dans le sexe masculin, la goutte n'apparaît habituellement que dans l'âge viril proprement dit, et pourquoi, lorsqu'il existe une prépondérance veineuse dès la jeunesse, ou que celle-ci est occasionnée par le genre de vie, ou enfin lorsqu'il y a des affections bien dessinées du bas ventre et surtout du foie, pourquoi, dis-je, il se développe des hémorrhoïdes même dans les cas d'hérédité goutteuse. On est presque tenté d'admettre, d'après ces observations, que les personnes à tempérament cholérique sont prédisposées aux hémorrhoïdes, tandis que les personnes à tempérament sanguin le sont à la goutte.

On ne peut méconnaître qu'à côté des causes génératrices (disposition héréditaire et constitution prédisposante), les fonctions de la nutrition et le genre de vie n'aient une influence essentielle sur la production de la maladie. Une alimentation nutritive, protéique (viande) et excitante, l'usage de boissons spiritueuses joints à un manque de mouvements musculaires nécessaires ou liés à une respiration insuffisante, donnent naissance à une pléthore générale ou à des congestions locales d'organes, surtout des organes abdominaux. Ces causes ne favorisent pas seulement l'éclosion de la goutte lorsqu'il y a des dispositions, mais elles la provoquent, l'entretiennent et favorisent les récidives.

La production du sang des goutteux n'est point seulement augmentée, mais le sang de ces malades diffère qualitativement du sang normal, ce qui peut produire, à son tour, des troubles secondaires dans les métamorphoses des principes organiques. Le sang se charge d'acide urique *) qui ne pouvant être suffisamment éliminé par les sécrétions, et en particulier par l'urine, produit des dépôts localisés.

La goutte se reconnaît à ces phénomènes fébriles et à ces attaques qui se présentent par paroxysmes. Elle se montre habituellement aux articulations, surtout à celles des extrémités; au début, elle est accompagnée d'une irritation inflammatoire des parties muqueuses où il se forme souvent des exsudats considérables. Ces exsudats se transforment facilement en concrétions plus solides qui sont

---

*) **Garrot, med. Transact.** 1858 Vol. 41.

caractérisées par l'abondance de divers sels calcaires, tel que l'urate et le phosphate de chaux et par de l'urate de soude. Des dépôts semblables occasionnés par la goutte se forment aussi quelquefois dans d'autres parties du corps, ainsi p. ex. dans les artères, dans les valvules du coeur, dans les organes urinaires (gravelle, calculs rénaux), dans le périoste (exostoses) et dans d'autres organes encore.

La *podagra* nous fournit le dessin le plus caractéristique de la goutte aigue. L'accès de goutte débute ordinairement de nuit et attaque douleureusement l'articulation postérieure du gros orteil. L'articulation se gonfle, la peau rougit et les mouvements deviennent presque impossibles. Le gonflement articulaire se développe en 12 à 24 heures et garde alors pendant un temps plus ou moins long sa grosseur et sa coloration cutanée. Enfin la douleur disparaît dans l'articulation affectée, mais il y reste un sentiment de faiblesse, d'insensibilité et de froid. Puis il naît une forte démangeaison et la peau donne une desquammation furfuracée. La fièvre qui accompagne l'accès est souvent très intense; elle a des rémissions pendant lesquelles la peau, d'abord sèche et chaude, devient humide, tandis que l'urine, d'abord un rouge foncé, se trouble et dépose un sédiment abondant ressemblant à de la poussière de briques et qui est composé en majeure partie de sels uriques, d'urate et aussi de phosphate de chaux et de la matière colorante de l'urine. — Lorsque l'urine présente un aspect nuageux foncé et une odeur ammoniacale, les excrétions se composent principalement de phosphate de chaux et de phosphate ammoniaco-magnésien. *)

Parallèlement à ces excrétions il en apparaît une autre, à travers la peau, sous forme de sueurs abondantes qui contiennent de l'acide urique. On peut fréquemment observer au moyen de la loupe les dépôts cristallins que cet acide forme sur la peau: la miliaire goutteuse peut aussi se présenter comme excrétion.

Les altérations gastriques et psychiques disparaissent avec le décroissement des accès fébriles et le malade est en convalescence jusqu'à ce que tôt ou tard un nouvel accès commence. Souvent il reste des exsudats dans les membranes synoviales, ces exsudats liquides d'abord, se transforment plus tard en concrétions solides. — Le sexe féminin est rarement attaqué de podagra.

---

*) Vogel, Harnsedimente in Virchow's Handb. der Pathologie. VI 2. 1865.

La podagra exclut complètement le traitement thermal pendant l'accès; il faut aussi interrompre la cure commencée, lorqu'il se présente un accès intercurrent, tant que cet accès présente des phénomènes fébriles, ce qui ne dure habituellement que quelques jours.

L'accès de goutte aigue attaque aussi d'autres articulations, de préférence celle des extrémités: ces accès présentent les mêmes phénomènes, mais sont de plus longue durée et donnent lieu à des exsudations ordinairement très abondantes. Dans ce cas aussi, les exsudats produits se transforment en véritables concrétions goutteuses. Ces dépôts forment ce que l'on nomme les concrétions goutteuses ou tophacées (Tophi), et se présentent principalement dans les articulations de la main, du genou où elles acquièrent souvent des dimensions considérables et prennent une consistance dure et noueuse. On les voit souvent aux articulations digitales, recouvertes simplement par l'épiderme. Elles courbent souvent les doigts en haut ou latéralement.

Les affections goutteuses articulaires présentent une grande ressemblance avec le rhumatisme articulaire aigu, et leur diagnostic différentiel est souvent d'une grande difficulté. L'ensemble de la maladie, la marche de l'affection à partir de ses causes (hérédité, constitution goutteuse, dérangements des fonctions intestinales etc.) jusqu'à la formation des dépôts, nous fournissent les données nécessaires à ce diagnostic.

Les substances déposées dans les articulations par la goutte se composent d'urate de soude et d'urate de chaux; elles contiennent parfois aussi du chlorure de sodium et de potassium, du carbonate et du phosphate de chaux. *)

Lorsque l'affection articulaire est intense et que le dépôt est abondant, il peut se faire que les extrémités de deux os contigus se relient entre elles, et il se forme alors une *ankylose complète*; d'autres fois aussi les concrétions ne se déposent que dans les membranes articulaires ou dans les enveloppes des os, alors l'articulation reste mobile en partie et il se forme une *ankylose incomplète*.

Le dépôt se fait aussi quelquefois le long des gaînes tendineuses, entre deux articulations affectées: dans ce cas, il empêche les mouve-

---

*) Bonnet. **Maladies des articulations.**

ments musculaires et peut amener l'atrophie goutteuse des muscles ou le raccourcissement des tendons; nous avons eu souvent l'occasion d'observer ces phénomènes à la suite de la *goutte menstruelle* où les mains et les doigts semblent quelquefois comme pétrifiés. Ils se présente aussi fréquemment des dépôts calcaires sur la peau, notamment aux pieds et dans les plis de la paume de la main. J'ai vu un malade chez lequel les jambes et les pieds semblaient être saupoudrés de craie.

Lorsque les paroxysmes de la goutte ont un parcours prolongé, ils constituent la *goutte chronique*. Elle n'est accompagnée d'aucune fièvre ou seulement d'une fièvre passagère. Elle apparaît sous diverses formes, surtout chez les femmes lorsque l'activité menstruelle a disparu. Le décours est long, et ne présente point de caractères aussi tranchés que la goutte aigue, à l'exception de la formation de dépôts articulaires qui se montrent souvent encore plus abondants et amènent enfin les plus grands troubles dans la motilité et les altérations de forme les plus considérables. Ces dépôts ne se font point seulement dans les articulations, mais choisissent quelquefois pour siège le tissu cellulaire avoisinant où se forment alors des tumeurs mobiles. Ces dépôts se produisent encore à la colonne vertébrale, dans le périoste et quelquefois dans les parties internes de l'oeil. Lorsque le coeur est atteint par cette affection, c'est, contrairement à ce qui se passe dans les affections hémorrhoïdales, le *côté gauche* et ses valvules qui sont attaqués: elle produit alors l'insuffisance valvulaire et les maladies qui en sont la conséquence. Les artères peuvent elles-mêmes être atteintes par cette affection, principalement l'artère coronaire du coeur: il se produit dans ce cas des accidents d'étouffements dus aux dépôts calcaires, ou des athérômes dans les cavités.

Lorsque la goutte attaque les poumons (ordinairement les parties inférieures des bronches), elle produit l'asthme arthritique, l'emphysème pulmonaire, qui est ordinairement accompagné de toux et de l'expectoration d'une mucosité tenace, à saveur salée ou acidule et qui renferme des excrétions goutteuses. Les *reins* sont aussi fréquemment le siège de l'inflammation et des dépôts goutteux: il se forme alors de la gravelle, des calculs rénaux etc. etc.

La vessie est aussi fréquemment atteinte par la goutte. Il s'y présente une sensation de brûlure qui peut s'étendre au canal urinaire et qui est accompagnée fréquemment de dysurie ou d'anurie, phénomènes dus probablement aux dépôts de l'urine saturée du principe goutteux. — A la suite de sécrétions abondantes il peut se former de la gravelle en grande quantité ou même des calculs vésicaux.

Nous mentionnerons encore ici une forme de goutte, la *goutte menstruelle*, pour laquelle un grand nombre de malades viennent à nos thermes chercher et trouver guérison: nous l'avons déjà signalée à diverses reprises. — Au moment du développement de la puberté chez les jeunes filles, apparaît la goutte qui se développe pour ainsi dire aux dépens de la puberté; elle présente un caractère très aigu et produit des conséquences fâcheuses. La puberté est arrêtée sous tous les rapports. Ce sont principalement les articulations des extrémités supérieures, surtout celles des mains, qui sont attaquées et qui passent rapidement à la période d'endurcissement: les doigts raidis sont alors rapidement encroûtés de substance calcaire et prennent la forme de baguettes de tambour.

On arrive ordinairement à procurer un soulagement prompt et souvent une guérison rapide, même après des maladies de plusieurs années, en excitant les organes génitaux par des douches externes appliquées sur la région sacrée et le bas ventre, et lorsqu'il est possible, par des douches locales dans le vagin, et en combattant la disposition maladive par des bains et par le traitement interne. On emploie dans ces cas des bains chauds, surtout des bains de siège et des bains locaux chauds aux extrémités endurcies: il en est de même des douches locales. — Une forme analogue de maladie arrêtant le développement des organes génitaux des jeunes garçons, doit être comptée parmi les plus grandes raretés; je n'ai pu en observer que deux cas.

La goutte *de la peau* est aussi une forme très rare qui paraît principalement attaquer les hommes. Pendant l'apparition des prodrômes d'une goutte généralisée, la peau est, pour ainsi dire, choisie comme lieu de dépôt. La peau devient extraordinairement impressionnable au froid, de façon que les malades se couvrent d'une grande quantité d'habits et qu'ils ne se sentent soulagés qu'autant que la peau est en forte transpiration. Enfin il se développe une miliaire goutteuse rouge, paraissant ordinaire en groupes, et là où elle s'est fortement développée, on trouve dans les papules des cristaux, qui irritent quelquefois si fortement, que les papules prennent la forme de furoncles. Cependant elles ne passent pas à suppuration. Cette éruption cutanée alterne avec les dépôts qui se forment dans l'urine. — Lorsqu'on supprime cette éruption ou quelquefois même vers la fin de son décours naturel, il se forme des dépôts dans d'autres parties du corps, dépôts qui sont parfois très abondants : c'est surtout la colonne vertébrale qui est alors attaquée.

Pendant la cure thermale, il arrive fréquemment que les goutteux, surtout ceux qui sont attaqués de podagra, sont atteints d'une miliaire spéciale. Cette miliaire se présente presque toujours aux jambes et est accompagnée de douleurs vives et de fièvre. Les papules sont peu nombreuses, rouges, très saillantes ; elles sont isolées ou en petites groupes, sans halo, mais douleureuses. La peau est sèche. La sensation douloureuse qui se fait sentir dans la jambe empêche le malade de marcher. L'éruption est ordinairement sèche lorsque le malade ne l'a point déchirée en grattant, elle tombe sous forme de croûtes ; tous les autres symptômes disparaissent alors et le malade se sent soulagé en général et même au point de vue des autres phénomènes goutteux. Le parcours de cette affection ne dure que quelques jours pendant lesquels il faut supprimer les bains. Elle semble pour ainsi dire refouler la podagra, qui n'apparaît plus pendant longtemps et même quelquefois pendant plusieurs années.

Les influences intérieures qui ont occasionné des lésions du tissu cutané ou du tissu cellulaire, produisent souvent chez les goutteux des *ulcères goutteux* très fluents. Leur suppression rapide est dangereuse et l'arrosage au moyen d'eau thermale chaude y produit fréquemment de la gangrène. La cure thermale n'a pour but dans ces cas que de donner aux ulcères un caractère moins grave ou d'amener une guérison radicale par la suppression de la maladie fondamentale. On obtient le premier résultat par des fomentations continues d'eau thermale tiède ; le second résultat est obtenu par l'emploi régulier des bains.

Dans les cas de prédisposition héréditaire ou autre, l'accès de goutte est ordinairement produit par des influences nuisibles qui influencent surtout la digestion et par conséquent la composition normale des liquides de l'économie, comme p. ex. une nourriture animale trop abondante et trop épicée. C'est pour cette raison que la maladie attaque de préférence les riches, les amis d'une table bien servie et de vins capiteux. Elle est encore favorisée par des troubles dans les fonctions régulières des reins, c'est le motif pour lequel l'usage de boissons acidules et en fermentation comme le cidre et la bière trop jeune, n'est point favorable. Son développement est aussi hâté par des excès dans les jouissances sexuelles, par des efforts intellectuels fatiguants et prolongés, par les veillées, par des évacuations trop considérables, p. ex. par des diarrhées ou d'autres maladies épuisantes. Nous voulons encore rappeler finalement que les affections hémorrhoïdales se transforment souvent en affections goutteuses.

L'action des thermes exerce son influence bienfaisante sur la composition anormale du sang (diathèse goutteuse) et en même temps sur les phénomènes locaux de la maladie. Il ne peut être question d'un traitement thermal exclusif dans les accès de goutte *aigue*, aussi peu que dans les accès intercurrents inflammatoires des formes chroniques (cette exception a déjà été citée plus haut). Par contre le traitement thermal est à placer parmi les médicaments les plus héroïques lorsque l'absence de ces formes en permet l'emploi: il ne nous offre point seulement le moyen d'aider la puissance médicatrice de l'organisme en général, mais il nous sert encore à produire l'éloignement, la résorption et l'expulsion des dépôts effectués et à empêcher la récidive des accès.

Les traits fondamentaux de l'action variée de l'eau thermale en général, ont déjà été exposés précédemment : on a aussi fait remarquer déjà que la forme spéciale de la maladie ainsi que l'individualité du malade donnent les indications nécessaires pour l'emploi du traitement thermal. *L'emploi exact de l'eau minérale nous offre la seule garantie d'un résultat heureux.* C'est à lui que nous devons les résultats brillants obtenus dans les affections goutteuses durant depuis de longues années et même dans les métamorphoses considérables produites par les dépôts. Il ne faut point exiger de résultats trop favorables à la suite d'une cure trop courte. On ne peut attendre des résultats prononcés, dans cette maladie de nature dyscrasique, que par un traitement prolongé et même, en cas de besoin, par une *répétition* de la cure.

Le bain, la cure interne et à certains points de vue la douche ascendante, mettent entre les mains du médecin les moyens les plus efficaces pour réagir sur les causes efficientes de la maladie (pléthore abdominale, et fonctions abdominales altérées par elle). On ne peut nier que la spécialité des principes qui entrent dans la composition de nos thermes ne réponde aux différentes indications sous le rapport chimico-dyniamique.

Lorsque l'affection goutteuse est enracinée, il est nécessaire de se soumettre à une cure plus longue et à des bains prolongés, jusqu'à ce qu'on ait obtenu, par le thermalisme, une réaction générale qui produise une modification essentielle et en même temps une expulsion aussi complète que possible des principes morbides.

Pour les constitutions irritables, il faut employer des bains tièdes, pour les atoniques des bains plus chauds. La cure interne ne produit point seulement une modification de la composition des humeurs, mais elle favorise encore l'élimination des principes goutteux par les organes urinaires, voie que du reste la goutte choisit elle-même pour ainsi dire comme la principale. C'est dans ces cas que l'eau peut être bue en abondance (excepté dans les cas d'irritation des organes urinaires); on doit en même temps provoquer la sécrétion alvine. Lorsque l'eau thermale n'est point supportée à grande dose, on peut recommander d'y ajouter de l'eau de Carlsbad artificielle (c'est-à-dire notre eau avec addition de bicarbonate de soude qui en précipite la chaux), ou bien de petites doses de carbonate de soude dissous dans le premier verre d'eau, ou même une eau amère en petite proportion. On obtient au moyen des bains de vapeurs gazeux une stimulation des fonctions de la peau et particulièrement une influence directe sur ses excrétions, peut être en même temps une action réflexe sur le développement d'électricité. On emploie, contre les affections locales, là où l'on peut les aborder, des bains locaux et des douches que l'on peut appliquer d'autant plus largement, que les dépôts sont plus anciens, surtout dans les articulations. Toutefois il faut tâcher de ne pas trop activer la réaction générale pour ne point produire, par excès de stimulation, l'apparition occasionnelle d'un accès goutteux tardif mais aigu et local. Dans les cas où cet accès menace, il faut suspendre la cure jusqu'à rétrocession: par contre, lorsqu'il y a surexcitation locale, des fomentations fraîches, des ventouses et le repos sont de la plus grande utilité.

Lorsque l'impulsion morbide est éteinte, mais que les résidus de la maladie sont enracinés dans les articulations des extrémités ou de la colonne vertébrale, ou lorsque des maladies cutanées sont en jeu, surtout après la rétrocession de l'affection principale, on a obtenu des résultats remarquables en provoquant, par les bains, l'éruption de la miliaire thermale.

On doit rejeter complètement l'emploi du traitement thermal immédiatement après un accès inflammatoire de goutte. Il faut en tous cas user de prudence et guider le traitement avec les plus grands ménagements. L'emploi de l'eau thermale à température élevée est toujours nuisible dans ces cas.

Lorsque la goutte est compliquée de syphilis, cette dernière exige une attention particulière et un traitement spécial avant l'emploi des thermes.

Quant aux affections athritiques pulmonaires, nous renvoyons nos lecteurs à ce que nous avons dit au sujet de l'action des bains de vapeurs et aux observations sur les maladies des organes respiratoires que nous relaterons plus loin.

Souvent la guérison est obtenue immédiatement par les excrétions obtenues par la cure, souvent aussi, surtout dans les cas invétérés et atoniques, la cure a provoqué une réaction favorable et l'amélioration se produit postérieurement par prolongation d'effet. Dans ces derniers cas des cures répétées deviennent nécessaires.

On ne peut point méconnaître qu'un régime diététique convenable pendant la cure et longtemps après n'ait une influence marquée sur le résultat. Il faut principalement recommander l'abstinence d'une nourriture animale prédominante, surtout de viandes marinées, d'épices stimulantes, d'acides, de vins généreux ou acidules, de bière jeune etc. et en général d'un régime de vie qui donne de l'impulsion à la goutte. On doit éviter la fatigue pendant la cure; ce sont surtout les articulalions atteintes qui doivent être ménagées. Dans les cas d'ankyloses, il est très recommandable d'exercer la motilité locale par des mouvements de l'articulation, surtout pendant le bain, mais sans jamais arriver à la fatigue ou à des sensations douleureuses.

Observations.

Madame J. de Sch. ayant 40 ans passés, mère de plusieurs enfants, sujette à de la pléthore abdominale quoique convenablement réglée, fut atteinte de goutte vers la fin de l'automne : lorsque la période inflammatoire eut disparu à la suite d'un traitement médical, elle vint à nos bains au commencement de l'hiver. La motilité était complètement abolie et toutes les articulations fortement tuméfiées, les fonctions cutanées totalement suspendues et l'urine claire comme de l'eau. On employa des bains courts et tièdes et la cure interne. Bientôt l'urine devint sédimenteuse et la peau odorante. Le septième jour il se produisit une réaction modérée: quand la réaction fut terminée, on prolongea les bains de la malade de manière à lui faire prendre un bain d'une heure le matin et d'une demi-heure le soir. Le 21e jour des excrétions critiques se firent par l'urine et par les selles, il y eut un léger éréthisme accompagné de sueurs fortement acidules qui dura trois jours. La motilité devint rapidement libre, les tuméfactions s'affaissèrent, et la malade quitta Baden au bout de 4 semaines, guérie par un traitement hibernal. Depuis 5 ans, elle n'a plus eu d'accès.

Madame Zimmerli, mère de neuf enfants, sage-femme, souffrait depuis Pâques d'une goutte très développée. Toutes les articulations étaient si fortement prises que le mouvement était presque impossible et que la malade était forcée de garder constamment le lit. Au mois de Juillet elle prit pendant quatre semaines des bains ordinaires qui eurent un effet général favorable ; la malade put alors marcher un peu quoique avec difficulté. Au mois d'Août la patiente se rendit à nos thermes. Toutes les articulations sont presque anchylosées, les mains tordues, raides et la marche presque impossible. La malade débuta par des bains courts, mais les prolongea peu à peu de manière à prendre un bain du matin d'une heure et un bain du soir d'égale durée à 28° de température. La cure interne consistait à boire trois verres d'eau minérale le matin à jeun. A partir de la seconde semaine on administra, à des intervalles convenables, 13 bains de vapeurs, d'abord de 15 minutes en augmentant peu à peu jusqu'à 25 minutes de durée. La malade quitta la station thermale, la cinquième semaine, complètement guérie.

Monsieur..... B.... teinturier, adonné fortement au culte de Bacchus, eut au printemps un accès de podagra et plus tard une affection goutteuse plus étendue qui produisit des dépôts considérables aux extrémités inférieures et rendit la marche du malade impossible. Le malade fit une cure thermale de quatre semaines: au début il prenait deux bains entiers par jour, pendant la seconde semaine le bain du soir fut remplacé par un bain de vapeur à mi-corps, et pendant la troisième semaine par des douches légères sur les extrémités inférieures affectées; ce traitement parvint à soulager le malade de manière qu'il put, en se servant de béquilles, faire des excursions assez longues. L'hiver suivant se passa sans accès, et le malade fut complètement guéri par une seconde cure entreprise l'été suivant.

Monsieur de M.. de B. affecté autrefois d'hémorrhoïdes, d'une constitution corporelle puissante et raide, fut atteint d'une goutte violente qui lui anchylosa les doigts. Des bains tièdes et la cure interne parurent amener de l'amélioration; les tuméfactions des articulations diminuèrent, mais peu, et la motilité des doigts reparut. Le malade employa alors des affusions chaudes sur les bras; une réaction très forte se fit sentir à la fin de la troisième semaine; le malade quitta en ce moment la station thermale. Le malade arrivé à la maison eut de nouvelles congestions hémorrhoïdales qui ramenèrent enfin de nouveaux accès de goutte.

Dans ce cas les affusions et l'interruption de la cure thermale au moment de la réaction, furent très préjudiciables au malade.

Frédéric Ch.... âgé de 30 ans, d'un tempérament sanguin, souffrait depuis longtemps de goutte et avait était traité médicalement à l'hôpital de son canton. Il commença le traitement thermal le 11 Juin. L'affection arthritique invétérée avait porté la scène de son activité dans les articulations des extrémités de la colonne vertébrale. Les mouvements du malade étaient complètement abolis et son corps paraissait totalement raidi. L'abdomen était ballonné, mais indolore, et les fonctions digestives assez régulières.

Prescriptions. Bains du matin et du soir peu à peu prolongés: puis augmentés, les premiers d'une demi-heure, d'abord journellement d'un quart d'heure, jusqu'à la durée d'une heure et demie; les derniers d'un quart d'heure d'abord, augmentés journellement de $1/4$ d'heure, jusqu'à la durée d'une heure; un verre d'eau thermale à boire le matin à jeun pour arriver graduellement à trois verres. Au début de la cure une amélioration marquée se fit sentir. Le malade encouragé par ce soulagement crut pouvoir activer la guérison et prit jusqu'à sept verres d'eau à sa température naturelle. Bientôt il eut des coliques violentes, de la constipation et une gonflement météorique du bas ventre. Des lavements rafraîchissants et émollients rétablirent la sécrétion intestinale, quelques gouttes de laudanum et des compresses imbibées d'eau thermale fraîche appliquées sur l'abdomen calmèrent les douleurs, et le malade reprit de nouveau la cure thermale d'après les prescriptions du médecin et cette fois-ci avec un résultat prononcé. Le malade se rétablit à vue d'oeil et quitta la station le 16 Juillet ayant acquis une grande liberté de mouvements aux extrémités et à la colonne vertébrale. A partir du septième jour de la cure les urines étaient devenues fortement sédimenteuses, ce qui dura pendant tout le traitement, sauf à l'époque de la surexcitation.

Madame M. Kr. de R.... souffrait d'une exostose très développée du tibia. Les autres symptômes de goutte et l'absence complète d'affection syphilitique ne laissèrent aucun doute sur la nature arthritique de l'exostose; l'irritation subinflammatoire encore existante et le fait que l'exostose se développait encore, montrèrent que la maladie en était à la période de formation du dépôt. L'exostose était très douleureuse au toucher, longue de 5 pouces environ et très saillante; la marche était très pénible. On recommanda à la malade des bains aussi frais que possible, et on fit appliquer, de 4 en 4 jours, des ventouses scarifiées au pourtour de la tumeur. Malgré ce traitement la douleur augmenta. Les bains furent réduits et l'on appliqua pendant toute la journée des fomentations froides d'eau thermale; le traitement interne fut poussé à six verres qui provoquaient plusieurs évacuations alvines dans la journée. Bientôt l'amélioration se fit sentir; et la malade quitta l'établissement au bout de 36 jours. L'exostose était résorbée, à peine encore perceptible, les sensations douleureuses avaient complètement disparu, et la marche n'était plus entravée d'aucune manière.

Le comte P. de M... de forte stature et à thorax très développé, autrefois disposé aux hémorrhoïdes, avait pris part aux fatigues de la guerre de Russie. Il avait eu, il y a plusieurs années, quelques légers accès de goutte sous forme de podagra qui finirent par se jeter sur la poitrine et sur la jambe droite: la respiration fut entravée et le malade fut pris d'une toux continue avec expectoration claire: des exostoses se formèrent à la jambe, exostoses qui devinrent de temps en temps douleureuses et rendirent la marche du malade très pénible. Il chercha du soulagement sous le climat doux de l'Italie, et en suivant un régime approprié, après avoir déjà recherché, mais en vain, sa guérison dans les bains de la Bohême. La cure interne, des bains modérés tant pour la durée que pour la température, et la douche ascendante qui produisit une évacuation abondante de mucosités tenaces, finirent par amener vers le 21e jour une légère réaction thermale. Après cette réaction, le malade fut si considérablement soulagé, qu'il fit, pendant une interruption de plusieurs jours dans l'emploi thermal, une excursion dans les Alpes et en gravit les montagnes à pied. A son retour on employa, à côté de la cure interne et des bains, quelques bains de vapeurs, et durant 14 jours des douches sur la jambe malade. Une lettre, arrivée du Nord, m'informa au bout de quelques mois que la guérison était parfaite, ou comme s'exprime le malade: C'est une cure radicale complètement réussie.

Chez une fille actuellement âgée de 24 ans, la goutte s'était développée à l'âge de la puberté et au moment des phénomènes préliminaires de la menstruation. Le développement sexuel fut complètement entravé, tandis que la goutte acquit une grande intensité et produisit des dépôts abondants, surtout dans les mains et dans l'articulation des coudes: les mains devinrent tout à fait raides, dures, froides, comme pétrifiées, les doigts étaient courbés de côté et en dehors, et insensibles, les coudes étaient anchylosés. Tout le corps était fortement amaigri.

Usage thermal: bains du matin poussés jusqu'à une heure, de temps en temps, pendant le bain, affusions chaudes prises au robinet et continuées jusqu'à échauffement des extrémités supérieures atteintes; eau thermale en boisson le matin pour obtenir quelques selles liquides : après la réaction thermale, douches descendantes fortes sur les extrémités supérieures, plus douces sur le bassin et les parties génitales. Pendant la cinquième semaine il se présenta des traces de menstruation, un peu de sensibilité aux doigts et un peu de motilité ; ce dernier effet se montra surtout aux articulations du coude. Après ce temps la malade quitta Baden soulagée.

L'année suivante elle revint à nos thermes. La menstruation s'était présentée de temps en temps, mais très irrégulièrement et très faiblement; les autres caractères de la puberté s'étaient aussi plus développés. La malade fit une seconde cure d'après le même plan et acquit toute liberté de mouvement des doigts; les mouvements des coudes étaient revenus à leur état normal dans l'intervalle. Les règles se présentèrent pendant la cure et durèrent plusieurs jours. La malade n'est plus revenue, que je sache, suivre de traitement ultérieur.

Mademoiselle K. G. du canton d'Appenzell, non mariée, âgée de 26 ans, d'une constitution faible et cachectique souffrait, depuis longtemps d'arthrite, à la suite de laquelle toutes les articulations digitales s'étaient anchylosées. Le dépôt arthritique s'était répandu dans les gaines tendineuses; les mains paraissaient pétrifiées, elles étaient froides et dures au toucher, les doigts raidis étaient tout à fait insensibles et, pour ainsi dire, complètement immobiles et livides ; la substance musculaire des extrémités supérieures s'atrophiait et était dure, l'articulation du coude était aussi anchylosée.

La malade prolongea peu à peu ses bains du matin d'une heure à trois, et ceux du soir d'une demi-heure à deux heures de durée: à côté de ce traitement la malade prenait encore plusieurs maniluves dans le courant de la journée, plus tard on prescrivit quelques douches au robinet et huit bains de vapeur de 20 minutes de durée.

Pendant la troisième semaine la réaction thermale se présenta et les urines devinrent sédimenteuses ; en même temps les doigts reprirent un peu de chaleur, ils ne présentaient plus le froid glacial d'autrefois et n'étaient plus sans aucune élasticité. Le retour de la calorification normale, la souplesse des phalanges et des muscles revenue presque à l'état normal, et enfin la mobilité qui s'était rétablie, firent, qu'au bout de quatre semaines, la malade considérablement soulagée, put retourner dans sa patrie.

Une robuste fille de campagne, ayant dépassé la trentaine et habitant le canton de Lucerne, où le cidre est d'usage habituel chez le campagnard, bien réglée, était atteinte d'une immobilité complète des grandes articulations : ces articulations, quoique indolores, étaient fortement tuméfiées, mais sans phénomènes inflammatoires. La malade, après avoir employé des traitements variés, mais sans succès, eut recours à nos thermes. La maladie qui, dans son décours prolongé, se manifestait sous forme de dépôts goutteux, s'était présentée depuis plusieurs années en accès désordonnés, sans avoir été jamais accompagnée de fièvre et sans symptômes inflammatoires prononcés du côté des articulations atteintes. A diverses reprises des excrétions jaunâtres dans les urines se présentèrent comme uniques phénomènes critiques, sans produire de diminution remarquable des tuméfactions articulaires. La durée et la constance de la maladie, les dépôts solides et indolores et l'apparence pe force de la malade nous engagèrent à employer une cure thermale intensive au moyen de l'usage de bains régulièrement augmentés sous le rapport de la durée et de la température, c. a. d. à obtenir le développement de l'éruption thermale qui en effet se présenta le 21° jour accompagnée de mouvements fébriles. Les articulations devinrent légèrement douloureuses, la sécrétion urinaire augmentée évacua une grande abondance d'un sédiment jaunâtre (urate de chaux). La durée du bain (Bain du matin de 3 heures, Bain du soir de 2½ heures, à 28° et 29° R.) ne fut point réduite à l'époque de la menstruation. La desquammation commença le 28° jour. La durée des bains ainsi que leur température furent diminuées; les accidents fébriles, la sensibilité exagérée et le gonflement des articulations diminuèrent et les articulations devinrent plus mobiles: la malade put de nouveau s'asseoir et se servir de ses bras pour manger; elle retourna au bout de six semaines dans son pays avec une amélioration sensible de son affection.

On ne put appliquer les bains de vapeurs au début du traitement, parce que la malade ne pouvait s'asseoir, et dans la suite il fallut y renoncer aussi pour ne point troubler le décours de l'éruption thermale: c'est pour les mêmes causes que l'on ne fit point usage de la douche.

L'année suivante, la malade revint faire un second traitement, mais de courte durée, et plutôt par précaution, car dans l'intervalle la guérison avait fait peu à peu de si grands progrès que la malade pouvait de nouveau se livrer aux travaux de la campagne. Les articulations sont revenues à leur état normal.

Un haut fonctionnaire français, d'environ soixante ans, souffrait depuis des années et surtout en hiver, d'accès violents et répétés de goutte, durant souvent plusieurs semaines: la plupart de ces accès se présentaient sous forme de podagra, cependant les autres articulations furent aussi atteintes. Des dépôts tophacés très développés se montrèrent aux doigts ainsi que des concrétions calcaires blanchâtres sous la peau, la colonne vertébrale devint raide et tous ces symptômes se maintinrent constants pendant plusieurs années, de façon que le malade ne pouvait se mouvoir que très péniblement à l'aide de deux cannes et dans une position fortement courbée. Des cures employées fréquemment dans diverses stations balnéaires n'eurent pas de résultats bien favorables, car les accès revinrent toujours avec grande violence. Il eut recours alors à nos thermes où il employa outre le traitement interne, les bains entiers et des douches sur le dos. Le 21e jour il eut un accès de podagra douloureux avec forte fièvre; cependant le gonflement et la rougeur étaient moins forts que d'habitude. Cet accès nécessita l'interruption de la cure pendant trois jours: en même temps apparut une miliaire goutteuse aux extrémités inférieures. Les bains furent continués encore, avec prudence, pendant 10 jours. Les concrétions tophacées se ramollirent pendant la cure, la colonne vertébrale acquit aussi un peu plus de mobilité, de sorte que le malade put prendre une attitude plus droite et se mouvoir avec une plus grande facilité. Quelques jours avant l'accès de podagra et plusieurs jours après, les urines avaient excrété des sédiments abondants et il s'était présenté en même temps des urines visqueuses. Dans le courant de l'hiver suivant le malade n'eut qu'un accès très léger de podagra; les concrétions tophacées avaient continuellement diminué, et la mobilité de la colonne vertébrale était devenue plus facile encore. La seconde cure ne fut troublée par aucun accès et le malade quitta nos bains satisfait à tous les points de vue.

Un riche négociant, d'environ soixante ans, qui dans sa jeunesse avait usé de la vie de toutes les façons possibles, fut enfin pris de tremblement des membres et de podagra: ce dernier se répéta en accès de plus en plus fréquents et devint un hôte très peu agréable pour cet homme jovial et à intelligence active et jeune. Il chercha à se débarrasser de cette charge dans nos bains. Au septième jour de sa cure il eut un accès de podagra, qui disparut trois jours après, par l'apparition d'une miliaire goutteuse douloureuse et accompagnée d'éréthisme. La miliaire se desquamma aussi au bout de trois jours et le malade se sentit fortement soulagé. Le malade ne fut point atteint d'accès de podagra pendant l'automne et l'hiver suivant, et pendant plusieurs années il revint à nos thermes pour provoquer l'éruption de la miliaire goutteuse aux extrémités inférieures, ce qui lui servit chaque fois de préservatif contre les accès de podagra de l'année suivante.

Maladies du système de la veine porte.

(Affections hémorrhoïdales et maladies qui en sont la conséquence.)

Les hémorrhoïdes sont produites par un trouble particulier du système veineux surtout de celui du bas ventre; elles se développent ordinairement à la suite d'une prédisposition héréditaire. Les symptômes essentiels qui accompagnent son apparition, sont des congestions de sang veineux à l'abdomen et par suite des altérations dans les organes disgestifs, et en particulier augmentation de la sécrétion acide; les parois vasculaires des veines s'élargissent, surtout celles du rectum, fréquemment même celles de la veine cave. Des stases locales se produisent, et par ci par là des coagulums dans les veines abdominales, surtout dans celles du rectum. L'excrétion de globules sanguins, qui est probablement en relation avec ce phénomène et leur destruction partielle amènent probablement aussi des altérations dans la composition de la partie fluide du sang. Il est de fait qu'à l'apparition des hémorrhoïdes on peut constater une production plus abondante d'acide urique, d'urates et de phosphates, ainsi qu'une augmentation de la matière colorante du sang.

La vie nerveuse du bas ventre est entraînée dans ces troubles, et se réfléchit en altérations du moral sous forme de mélancolie ou d'hypochondrie plus ou moins caractérisées.

Des dispositions héréditaires, la prédominance du système veineux, la tendance aux congestions, la laxité des tissus des parenchymes, le manque d'air pur et de mouvement, une vie sédentaire, surtout accompagnée d'une activité intellectuelle fatiguante, des émotions morales déprimantes, une nourriture trop substantielle et des vins capiteux, telles sont les causes qui favorisent la naissance et le développement des hémorrhoïdes.

La turgescence veineuse générale ne se montre pas seulement dans les gros troncs, on peut la constater même dans les veines de la peau. Elle apparaît surtout dans celles de la muqueuse et du tissu cellulaire sous-muqueux du gros intestin. Chez les hommes ce sont principalement les veines du rectum qui se gonflent, chez les femmes ce sont celles des organes génitaux et des extrémités inférieures (Varices). Bientôt le malade ressent une pression et de la douleur dans la région lombaire, des tiraillements dans le bassin et vers les cuisses, des besoins d'uriner: chez les femmes des tiraillements dans les ligaments utérins et dans la matrice. Ces derniers phénomènes sont passagers, ils apparaissent et disparaissent. Une nourriture excitante, le printemps et l'été favorisent leur apparition. A la suite de cette turgescence augmentée de la muqueuse du gros intestin, les matières fécales entrainent des mucosités et même des filaments de sang. Ces derniers peuvent être considérés comme une transsudation à travers les parois veineuses dilatées (et amincies?.) Quelquefois des pertes sanguines hémorrhoïdales considérables sont produites par la rupture de petites veines ou même de tumeurs veineuses. Le sang qui s'échappe est décomposé et visqueux.

Les symptômes de la maladie s'amendent pour quelque temps lorsque ces sécrétions que l'on peut considérer, pour ainsi dire, comme des éjections de la stagnation locale et probablement aussi de matières morbides, se sont effectuées.

Dans d'autres circonstances, il se forme des tumeurs hémorrhoïdales, surtout au pourtour de l'anus, soit intérieurement, soit extérieurement, tumeurs qui acquièrent fréquemment une grosseur considérable. Le caillot fibrineux qui y est déposé, est souvent mêlé à des concrétions d'acide urique ou de phosphate calcaire. A côté de ces excrétions locales, il s'en produit de générales par l'urine et par la peau. L'urine montre souvent des sédiments très abondants d'urée et d'acide urique en diverses combinaisons. Les excrétions qui sont presque toujours mélangées de mucus, se montrent sous forme de dépôts latéraux roses dans le vase de nuit, l'urine étant du reste claire au moment de l'émission; ou bien elles forment un dépôt rouge foncé très abondant dans une urine épaisse et muqueuse. La couleur rouge foncée ou même brune de ce dépôt est attribuée à l'excrétion exagérée de la matière colorante de l'urine ou à la dissolution des globules sanguins dans les dilatations veineuses, ce qui paraît admissible à cause des altérations du système de la veine porte.*) Les composés calcaires sont beaucoup moins fréquents que dans la goutte.

La peau des malades atteints d'hémorrhoïdes présente une teinte jaunâtre et quelque fois colorée par places en jaune foncé, par un dépôt abondant de matière colorante biliaire. Les sueurs teignent le linge en jaune, elles ont l'odeur de moisi.

Ces symptômes sont ordinairement désignés sous le nom *d'hémorrhoïdes régulières.*

On donne le nom *d'hémorrhoïdes irrégulières* à la forme de cette maladie qui n'est point accompagnée de flux sanguin, et où la congestion veineuse, au lieu de se faire au gros intestin, est transportée à d'autres organes et principalement au foie. C'est à cette forme qu'appartient aussi la *colique hémorrhoïdale.* Des douleurs violentes et perçantes se dirigent de l'ombilic vers la vessie

---

*) Ces dépôts se distinguent des véritables éjections sanguines par la solubilité de leurs parties cristallines dans l'eau chaude et par l'absence de globules sanguins.

ou vers le sacrum, simulant les douleurs de l'accouchement: elles sont accompagnées de ténesme hémorrhoïdal. Les tumeurs veineuses de l'anus se gonflent rapidement, et le sphincter anal se contracte spasmodiquement. Ces accidents ont des rémissions ; il apparaissent fréquemment après le coït, ou à la suite d'écarts de régime, ou lorsqu'on a pris une trop grande quantité de boissons échauffantes.

Dans certains cas isolés, après une ténesme plus violent, il s'écoule, chez les hommes, des mucosités par l'anus et même par l'urètre, et chez les femmes, des mucosités colorées par le vagin.

Lorsque la congestion hémorrhoïdale se fait au foie, elle peut produire *un gonflement* de cet organe. Les excrétions qui se rencontrent dans ce cas, lorsqu'elles sont expulsées par les selles, se présentent, ou bien sous une forme moins ferme (parce qu'elles proviennent directement du système de la veine porte), souvent en très grande abondance, en masse tenace, floconneuse, gélatineuse, mélangée, de beaucoup de bile, ou bien sous forme de concrétions sablonneuses. Lorsqu'elles ne sont point évacuées, elles peuvent produire l'hypertrophie chronique, l'induration, l'occlusion des conduits veineux ou biliaires et provoquer la formation de calculs biliaires. Ordinairement les personnes atteintes de gonflement hépatiques sont portées à la mélancolie ou à l'hypochondrie. L'expérience a démontrée que le gonflement hépatique peut être, en outre, occasionné encore par des altérations purement morales, comme la frayeur, l'affliction qui agissent par réflexe sur le système abdominal.

Les *hémorrhoïdes vésicales* sont assez fréquentes. Elle n'apparaissent point seulement en compagnie des hémorrhoïdes rectales ou après la suppression de celles-ci, mais elles peuvent, dès le début, prendre cette direction. L'émission de l'urine est accompagnée de douleurs au col de la vessie ; cette douleur, semblable à celle de l'accouchement, peut se diriger du fond du bassin vers le périnée et être accompagnée de ténesme. L'urine ne part, dans les attaques violentes, que goutte à goutte à des intervalles rapprochés ou bien en petite quantité par jets fréquemment interrompus: elle est mélangé, d'un mucus tenace, parfois aussi de sang et prend une odeur ammoniacale. Dans l'intervalle des accès, le sédiment de l'urine a une couleur jaune isabelle ou jaune blanc, rarement blanche, et dépose une grande quantité de mucus et de fragmens d'épithélium (sécrétion de la muqueuse vésicale). Souvent aussi l'urine contient des combinaisons de chaux avec l'acide urique ou phosphorique: ces combinaisons ont la forme de granules (gravelle), et sont probablement produites par des dépôts morbides des reins. Lorsqu'il y a rétention d'urine, la sonde introduite rencontre des obstacles aux environs du col de la vessie, obstacles formés par des tumeurs veineuses. Le coagulum sanguin évacué par la sonde est tenace et fibreux comme celui des tumeurs veineuses de l'anus.

Il peut arriver aussi que la congestion se porte vers le coeur et que le *ventricule droit* en soit dilaté. Des battements de coeur fréquents au milieu du thorax, accompagnés d'autres symptômes hémorrhoïdaux, rendront le patricien attentif à cette forme de la maladie.

De grandes douleurs dans le dos, surtout dans la région sacrée, sont souvent produites par une réplétion trop grande des vaisseaux veineux de la colonne vertébrale, qui exercent par conséquent une pression sur les fibres sensibles des nerfs des enveloppes rachidiennes et des nerfs qui partent de la moëlle.*)

Lorsque la congestion se porte à la *tête*, celle-ci devient lourde et embarrassée; le malade éprouve une pression à l'occiput, des vertiges, la vue est troublée par des étincelles ou des mouches volantes, l'ouïe par des tintements, des bruissements, ou bien elle devient dure. Une congestion prédominante des yeux peut amener la dilatation permanente des veines de la choroïde et l'aveuglement: elle peut encore produire des dépôts dans le cristallin.

Souvent la peau elle-même est atteinte par le mal. Il s'y produit de la transpiration hémorrhoïdale, du prurigo, du lichen hémorrhoïdal à la partie interne des cuisses, au pourtour de l'anus, chez les hommes souvent au scrotum, chez les femmes aux grandes lèvres; quelquefois c'est un eczema ou d'autres affections cutanées qui ont pour origine des troubles dans les organes abdominaux.

Nous avons déjà rendu nos lecteurs attentifs (en parlant de la goutte) au fait que les deux maladies sont en corrélation essentielle entre elles, surtout pendant leur période de développement (pléthore abdominale et acescence des premières voies), et que pendant le décours de l'une ou de l'autre forme, il peut s'exécuter un échange de symptômes et même quelquefois un passage complet d'une maladie à l'autre.

---

*) Luschka.

Quoique notre eau thermale ne puisse point être classée au rang des premières pour traiter la période de début de cette maladie et les symptômes qui l'accompagnent, et qu'il faille lui préférer des eaux salines acidules, ou, lorsqu'il y a laxité générale des tissus, les eaux acidules ferrugineuses, ou bien des sources sulfureuses plus actives, ou même le séjour dans une contrée montagneuse élevée, il n'en est plus moins vrai qu'elle reprend son rang élevé dans ces affections hémorrhoïdales comprises sous le nom d'hémorrhoïdes irrégulières. Elle se montre très efficace chez les individus à constitution apathique et torpide, qui ont des troubles veineux et une atonie déclarée du tube digestif; elle est indiquée lorsqu'il s'est formé des dépôts; dans les cas où il y a eu suppression d'un flux hémerrhoïdal périodique, ou lorsqu'à la place du flux il s'est produit des affections d'organes internes ; dans les congestions veineuses du foie lorsqu'il se forme des dépôts ou un accroissement continu de l'organe; dans les affections chroniques des organes urinaires, surtout dans le catarrhe chronique de la vessie produit par une disposition hémorrhoïdaire, dans toutes ces affections que l'on peut considérer comme des réflexes sur la moëlle. Elle exerce aussi une action très favorable dans les cas où les hémorrhoïdes et la goutte alternent et dans ceux où les symptômes des deux maladies apparaissent simultanément.

Le traitement employé dans ces cas, a pour but de régulariser le cours du sang dans les veines, de rétablir ainsi l'équilibre dans la circulation, et de favoriser l'expulsion des produits morbides. Il n'est point douteux que l'usage interne ou externe des thermes salines sulfureuses contenant de la lithine, et de leurs gaz, n'exerce une action profonde sur les diathéses uriques manifestes. Malgré la congestion veineuse qui occasionne la maladie, les bains frais et courts favorisent la circulation et donnent plus de tonicité au corps, tandis que l'usage interne régularise les fonctions du canal digestif et la sécrétion urinaire. On doit éviter les bains chauds parce qu'ils pourraient activer les congestions; cette remarque s'étend aussi à l'usage de l'eau en boisson, car ce sont plutôt les principes fixes que la thermalité qui sont ici en cause. En général on ne devrait jamais boire l'eau en trop grande quantité. Il faut surtout prendre cette précaution dans les maladies des organes urinaires, car une excrétion trop abondante de sels uriques pourrait provoquer une irritation vésicale.

Notre source rend aussi d'excellents services lorsqu'elle est bue en dehors d'un traitement thermal, dans les affections invétérées et enracinées de la vessie et des reins qui sont d'origine goutteuse ou hémorrhoïdale.

Chez les individus irritables, ou lorsque l'eau thermale n'est point supportée à forte dose, et que cependant on désire obtenir une sécrétion intestinale ou rénale plus abondante, on peut ajouter à l'eau une très petite proportion d'eau amère de Birmenstorf qui se trouve dans notre voisinage, ou l'eau préparée connue ici sous le nom d'eau artificielle de Carlsbad (eau thermale additionnée de bicarbonate de soude par lequel la chaux est éliminée). Ces mélanges rendent d'excellents services.

Les douches externes sur le bas ventre et dans la région lombaire régularisent les fonctions abdominales. La douche ascendante (douche en lavement) est dans ce cas un remède des plus actifs. Elle agit non seulement par irritation mécanique (friction), mais encore en accélérant les mouvements de l'intestin, et comme remède dissolvant et évacuant, surtout lorsque le malade peut retenir une quantité convenable d'eau et la faire résorber. Elle a une importance qu'on ne doit point méconnaître dans les cas où il y s'était déjà présenté un flux hémorrhoïdal périodique qui par suppression rapide ou par une retraite lente, a donné lieu à des affections morbides d'organes internes. Il en est de même lorsqu'il s'est formé une induration des tumeurs hémorrhoïdales, ou bien lorsqu'il existe une inaction considérable de l'extrémité inférieure du canal intestinal et une constipation habituelle. La douche ascendante exerce aussi son influence sur les parties supérieures de l'intestin, et sur tout le système de la veine porte, ainsi que sur les organes qui en dépendent, surtout le *foie*. (Obstruction et engorgement). Dans ces affections même les plus rebelles, elle produit souvent un effet surprenant et transporte même son action bienfaisante aux phénomènes réflexes tels que la mélancolie. L'excrétion abondante par les selles d'une quantité vraiment surprenante de sécrétions biliaires épaisses, foncées ou noires, de mucosités floconneuses ou gélatineuses qui prennent quelquefois l'apparence de tissus fermes et membraneux (Pseudomembranes de la muqueuse intestinale), et enfin l'expulsion de concrétions sablonneuses considérables, sont des phénomènes communs de l'action profonde qu'exercent nos thermes.

Lorsqu'il y a congestion hémorrhoïdales dans le canal vertébral, des ventouses scarifiées appliquées surtout à la région sacrée *) aident souvent puissamment au résultat de la cure.

J'ai vu des nuages du cristallin et même des dépôts plus solides être resorbés au moment de l'apparition de l'exanthême thermal.

Il faut défendre l'usage de nos sources aux personnes irritables disposées à des congestions du cerveau ou du coeur, ou à celle qui ont une pléthore abdominale active ou un état congestif fébrile.

Des cures secondaires différant selon l'individualité et la diversité des maladies, telles que l'usage d'eaux acidules salines ou ferrugineuses ou d'eaux thermales indifférentes, des cures climatériques même, ont fréquemment une influence bienfaisante et que personne ne mettra en doute. On pourrait même dans certains cas employer l'une ou l'autre de ces eaux minérales comme remède adjuvant pendant la cure thermale.

On ne peut assez recommander aux malades en traitement, d'éviter une table somptueuse et surtout une nourriture animale prédominante, l'usage des vins capiteux, de bière jeune, d'aliments acides, de glaces etc. Les fatigues contractées pendant les grandes chaleurs sont aussi très nuisibles, tandis que des promenades faites le matin ou le soir sont incontestablement utiles.

Observations.

Madame de W... de T..., matrone de soixante années, d'une riche culture intellectuelle, souffrait depuis le retour d'âge, de phénomènes hémorrhoïdaux tels que tumeurs hémorrhoïdales, quelquefois flux hémorrhoïdal, gonflement hépathique, peau d'une couleur ictérique et donnant souvent une desquammation furfuracée. Après avoir pris pendant la première semaine des bains, sans ordonnance du médecin, elle fut prise de gastricisme, de constipation,

---

*) On a démontré anatomiquement l'existence d'anastomoses entre les veines de la région sacrée et celles des enveloppes de la moëlle épinière.

de maux de tête violents qui réagirent d'une façon débilitante sur le moral. J'ordonnai à la malade de prendre des bains tièdes de peu de durée, et en même temps des douches ascendantes, l'eau thermale en boisson et un régime approprié. Après la quatrième douche les excrétions alvines devinrent muqueuses, plus tard il y eut des selles copieuses d'un noir bilieux foncé, au fond du vase on trouva une excrétion sablonneuse, abondante et noire. La douleur de tête disparut et le caractère redevint gai. Les évacuations avaient été favorisées par de petites doses d'eau de Püllna ajoutées à l'eau thermale: la malade prenait ce mélange à petites doses et à intervalles rapprochés pendant la matinée. La septième et la huitième douche ascendante évacuèrent une masse de produits membraneux, tenaces, épais et longs de plusieurs pouces, véritables pseudomembranes dont l'expulsion était accompagnée de gastricisme et d'irritation vasculaire. Le caractère se rasséréna, la couleur ictérique de la peau disparut et l'obstruction hépathique se dissipa. La malade suspendit l'usage de la douche ascendante et ne prit plus d'eau thermale: on lui ordonna de prendre une nourriture maigre et visqueuse : les bains furent aussi suspendus pendant trois jours. Cependant comme cure supplémentaire la malade prit encore pendant quelques jours un bain tiède d'une demi-heure, et quitta alors nos bains complètement guérie.

Un négociant de B..., maigre et de petite taille, habitué à une vie sédentaire, fils d'un hémorrhoïdaire, souffrait d'hémorrhoïdes développées, de flux hémorrhoïdal et de cette tendance d'esprit hypochondrique qui accompagne ordinairement la maladie. La troisième douche ascendante donnée le septième jour de la cure thermale, fit naître un flux de sang hémorrhoïdal considérable : les douches suivantes évacuèrent une masse de mucosités tenaces et consistantes. Des bains d'une heure, tièdes, et la cure interne avaient préparé l'action des douches ascendantes et la favorisaient. Lorsqu'il ne partit plus de matières étrangères, les douches ascendantes furent suspendues. Le résultat de la cure fut tout à fait satisfaisant, car pendant plusieurs années, le malade n'eut plus besoin de traitement thermal ; un voyage pédestre annuel est le seul moyen prophylactique par lequel le malade a conservé sa santé depuis 6 ans.

Monsieur le Baron ...., homme grand et puissant, dans les quarante, souffrait depuis très longtemps d'hémorrhoïdes. Ce qu'il y avait de plus incommodant dans son état, c'étaient des sueurs périnéales très abondantes qui s'étendaient à la surface interne des cuisses et qui étaient si copieuses que le malade était fréquemment obligé de changer de pantalon, tellement celui-ci devenait humide. Presque plus incommodantes encore étaient la démangeaison, la cuisson et la sensation de brûlure que produisait une dartre hémorrhoïdale étendue au périnée, au scrotum et aux cuisses. Le malade avait employé des traitements variés et divers, mais sans obtenir de soulagement, des cures thermales et d'eau froides çà et là, et même à Baden : il croyait entre autres pouvoir se débarasser de ses sueurs locales par des bains de vapeurs, mais sans résultat. Une cure à Kissingen n'avait aussi procuré qu'un soulagement de quelques semaines. Enfin le malade revint à Baden, et prit des douches ascendantes internes et des douches externes sur les parties de la peau qui transpiraient. La douche interne évacua une grande quantité de lambeaux de mucus compact, les sueurs et la démangeaison diminuèrent, le malade put trouver du repos pendant la nuit et le caractère se rasséréna. Cette amélioration se soutint pendant toute l'année. Le malade reprit l'année suivante une cure aux douches analogue qui ne produisit plus d'évacuation de mucosités ; les sueurs diminuèrent encore plus, de façon que le malade peut faire des promenades prolongées sans qu'elles se présentent, et qu'il jouit d'une meilleure santé que jamais.

Deux dames de N..., soeurs, souffrant toutes deux de pléthore abdominale et d'un gonflement hépathique considérable, l'une mère, la seconde sans enfants, toutes deux à tissu cutané délicat, courtes de taille, et d'âge peu différent, se soumirent en même temps au traitement thermal. Ce traitement consistait en : cure par la boisson, bains courts et tièdes, et comme moyen adjuvant, des douches légères en pluie sur la région hépathique, qui était très gonflée. Après le septième jour de traitement, les deux soeurs eurent une légère réaction, et à partir de là des évacuations visqueuses. Chez l'une, la sécrétion abondante de matière biliaire qui caractérise la maladie, se présenta le 21e jour, et le gonflement hépatique disparut.

La malade dut cesser le traitement le 28ᵉ jour, et se préparait à retourner chez elle, enchantée du résultat obtenu. Sa soeur devait encore rester en traitement, car dans ce moment même la sécrétion biliaire critique, accompagnée de fièvre, avait débuté. Prise de nostalgie, lorsqu'elle vit partir sa soeur, elle se hâta de la rejoindre, eut encore besoin chez elle des secours prolongés d'un médecin, mais guérit enfin complètement.

Demoiselle P. de G...., n'étant plus réglée depuis longtemps pour cause d'âge, souffrait depuis de longues années d'une induration du foie. Sa constitution corporelle portait l'empreinte d'une tendance à la prédominance veineuse, à laquelle aidait sa vie sédentaire, car elle dessinait et peignait beaucoup. Elle se soumit à la cure thermale qui consistait en un bain d'une heure, en douche ascendante en lavement, et en douche descendante en pluie sur la région hépatique. On ajouta aux eaux de la source une petite quantité d'eau amère de Birmenstorf, car la malade avait une tendance à la constipation que l'eau thermale en boisson semblait encore entretenir. Le 14ᵉ jour la réaction se prononça et la demoiselle fut indisposée pendant plusieurs jours. Le 21ᵉ jour il n'y eut point encore de sécrétion ; le foie devient sensible, le caractère s'altère ; enfin le 28ᵉ jour apparaissent des sécrétions biliaires abondantes accompagnées d'un depôt considérable noir et sablonneux qui se précipitait au fond du vase et qui était tout à fait insoluble dans l'eau : l'urine offrait aussi un dépôt abondant sablonneux et blanc. Le foie est considérablement diminué et n'est plus sensible, la couleur de la peau est plus claire, la peau plus translucide, le caractère rasséréné. Ces sécrétions se faisaient encore au moment de son départ. L'amélioration fut constante, la malade n'ayant plus besoin de séjourner à Baden préféra, pour se donner du mouvement, passer l'été dans les Alpes.

Un homme, jeune encore, adonné à la boisson et par conséquent tremblant, eut une altération psychique: on constata une obstruction du foie, un amaigrissement considérable et une grande faiblesse musculaire. Une cure de trois semaines à nos thermes, et surtout les douches ascendantes qui avaient évacué d'abord une grande masse de mucosités tenaces, blanches et compactes, puis une sécrétion abondante de bile, soulagèrent l'affection du foie et l'affection mentale, et le malade se trouva bien pendant plusieurs mois. Mais, se livrant toujours à sa passion pour la boisson, la mélancolie et la faiblesse musculaire l'attaquèrent de nouveau. Encouragé par la cure de l'année passée, le malade renouvella la cure thermale qui produisit le même effet favorable. Mais l'expérience seule nous apprendra si le malade aura assez de force de caractère pour pouvoir renoncer à sa funeste passion, et surtout à l'eau de vie.

Un rentier d'une intelligence cultivée, fort de corps, devint hypochondriaque à la suite d'un développement d'hémorrhoïdes. Il se servit pendant plusieurs mois des fameuses pilules de Morisson qui le débarassèrent, il est vrai, d'une faiblesse de vue venue entretemps, mais qui transformèrent l'hypochondrie en une mélancolie voisine du désespoir. Il s'était développé une sensibilité anormale de la peau surtout pour le froid. Confiant, le malade se servit de la douche ascendante qui évacua une masse de pseudomembranes blanches entourant des grains de la grosseur d'une lentille, compacts et ressemblant à de la chaux. Ces évacuations durèrent plusieurs jours. Des bains tièdes et une cure interne très modérée furent employés comme adjuvants. Le caractère se rassérène, le ventre tendu d'abord revient à l'état normal, la digestion autrefois troublée et la sensibilité exagérée de la peau sont régularisées, et le malade se sent heureux. Depuis ce temps le malade nous revient chaque année pour quelque temps, et il prend quelques douches ascendantes et quelques bains comme moyen préservatif.

Un anglais, de passé cinquante ans, qui avait longtemps servi aux Indes, est atteint d'hémorrhoïdes vésicales. La maladie était arrivée à un haut degré de gravité et était caractérisée par des épreintes douloureuses pendant la miction, épreintes qui faisaient trembler convulsivement le malade et le couvraient de sueur: l'urine ne s'écoulait par moments, que goutte à goutte, d'autrefois par courtes secousses; elle avait une odeur de pourriture repoussante, était parfois mélangée de sang, parfois d'un rouge foncé dû à des sels uriques. Le malade était confiné dans sa chambre à proximité de son vase, et fut pris d'une mélancolie poussée à un haut degré.

Des bains de siège tièdes, des lavements avec de l'eau thermale et l'usage interne par petites portions dans le courant de la journée amenèrent de l'amélioration. De légères douches en pluie à la partie inférieure du bas ventre amenèrent l'amélioration au point que le malade put de nouveau fréquenter la société. Au bout de quatre semaines il quitta Baden tout heureux. La guérison se maintint en hiver. Pendant un voyage que fit le malade en Angleterre, il fut de nouveau atteint de la même affection, mais à un degré modéré; une seconde cure thermale, basée sur les mêmes principes que la première, amena de nouveau la guérison.

Monsieur F. de A... qui souffrait d'une blennorrhée vésicale d'origine hémorrhoïdale, ne fut point aussi heureux: mais il paraît que dans ce cas il s'était déjà formé des ulcérations dans la vessie. Les bains et la cure interne parurent avoir une influence favorable pendant les premiers jours, mais bientôt ils augmentèrent le mal; le malade quitta Baden et mourut quelques mois après.

Madame R...., du canton de Neuchâtel, déjà âgée, petite et replète, mère de deux fils, bien portante du reste, et vivant dans un milieu très agréable, eut le malheur de perdre un de ses fils. Cet accident fit naître une grande tristesse chez Madame R. Dans un de ses moments douloureux, elle accompagna son mari, pour se distraire, dans un grand atelier de mécanique. Le fils qui lui restait, les accompagnait, et fut saisi là par les engrénages d'une machine et broyé à ses yeux. L'impression mentale que produisit cette catastrophe changea la tristesse de Madame R. en mélancolie à laquelle vinrent s'ajouter tous les symptômes d'une hypochondrie développée et des idées sombres. L'action reflexe sur les organes du bas ventre fut si intense, qu'il en résulta une paresse de toutes les fonctions et, par suite, un gonflement énorme du foie. Cet état dura des années et c'est à cause du gonflement hépathique que la malade vint visiter Baden. Le traitement thermal consistait en usage interne de l'eau, bains tièdes et courts, au bout de plusieurs jours douches ascendantes, et pour activer encore l'action, des douches extérieures, modérées, en pluie, sur la région hépatique. Après le 15e jour, la douche ascendante évacua une grande quantité de mucus membraneux: vers le 20e jour, la réaction thermale se fit sentir, et le 21ᵉ jour la malade rendit une masse biliaire, noire, floconneuse et si copieuse que j'en fus tout étonné. Cette évacuation incompréhensible se renouvella deux fois dans la journée, et il est évident que ces excrétions n'étaient point dues uniquement à la sécrétion hépatique, mais encore à une sécrétion directe et générale du système de la veine porte. Dès que cette évacuation eut lieu, les symptômes de mélancolie et d'hypochondrie se dissipèrent; lorsque je lui fis ma visite, la malade vint vers moi le visage rayonnant en me disant: le voile s'est déchiré. Le même jour, le caractère de la malade se rasséréna, les sensations et les idées ne furent plus troublées, la force musculaire et le désir de se promener revinrent, et l'activité corporelle et psychique est restée, depuis trois ans, dans l'état normal.

L'état d'un malade, au début de la quarantaine, nous est dépeint par le médecin qui le traitait, de la façon suivante: „Le „malade dont nous parlons, a souffert, tout l'hiver, de troubles „dans les fonctions digestives. Ces troubles paraissent avoir pour „cause principale un état pathologique de la muqueuse. Les sym- „tômes essentiels de cette affection si rebelle sont: Ventre balloné „avec indurations en divers endroits, surtout à la région de l'esto- „mac et du côté du foie: selles fréquentes et souvent copieuses „mélées de masses muqueuses: rétention spasmodique d'urine: „tendance à la flatuosité et par conséquent digestion stomacale „pénible. Il ne faut point perdre de vue cependant, qu'il existe un „autre symptôme plus éloigné; je veux parler d'une acreté exan- „thêmateuse qui apparaît parfois sous forme de gutta rosacea à „la figure, parfois sous forme d'éruption généralisée (miliaire sudo- „rale, car je crois que cette éruption est en relation d'origine avec „les symptômes abdominaux cités. Pour ce qui regarde ces der- „niers, ils ont beaucoup diminué depuis le printemps: (c'est l'eau „de chaux longtemps continuée qui a peut-être contribué en partie „à ce résultat); le malade peut-être considéré comme guéri jusqu'à „certain point. Je dis jusqu'à certain point, car il ne peut échap- „per à personne que l'aspect du malade et la tension abdominale „ne dénotent point une guérison radicale. L'idée me vint donc „voir si l'eau thermale de Baden avec ses propriétés fondantes, „son action modificatrice sur les fonctions abdominales, et son effet

„accessoire restaurant et antipsorique, ne serait point propre à achever „une guérison que le traitement usité jusqu'ici n'a amené qu'au „point actuel.“

La cure thermale consista en eau minérale bue jusqu'à la dose de 8 verres (l'eau n'agissant point sur la sécrétion intestinale, on y ajouta de petites proportions d'eau amère, mais seulement aux premiers verres), puis en deux bains d'une heure ; plus tard, dans le courant du traitement, on remplaça le bain du soir par de légères douches en pluie sur l'abdomen. Pendant la cure le malade évacua journellement, par des selles répétées, une grande quantité de bile et de mucosités; l'urine qui, au début, était d'un rouge foncé déposait un sédiment pourpré, cristallin et extraordinairement copieux. Le ventre s'affaissa, la digestion se régularisa, la sécrétion urinaire redevint normale, la couperose de la face diminua considérablement et le caractère, sombre jusqu'alors, se rasséréna. Le malade quitta nos bains, très satisfait, après trois semaines de traitement. L'année suivante il y revint pendant peu de temps; le résultat favorable de la première cure s'est maintenu constant.

Rhumatisme.

L'influence d'un degré de température plus bas que celui où se trouve la peau au moment de l'action, peut produire, soit en général, soit localement, une impression fâcheuse sur le corps: *le refroidissement*. Les premiers symptômes de cette lésion sont, le frisson et une sensation de froid, la pâleur ou la lividité de la peau, la saillie des papilles et enfin la *suppression de la transpiration*. L'influence agit immédiatement sur les nerfs sensibles de la peau, et lorsqu'elle n'est point ramenée de suite à l'état normal par la chaleur naturelle du corps, elle se transporte par action réflexe sur les nerfs vaso-moteurs et occasionne un trouble (stase) dans la circulation locale. L'action réflexe des nerfs cutanés peut se transporter encore sur d'autres parties qui sont en connexion organique ou sympathique avec eux, et apparaît ainsi sous forme d'affection rhumatismale.

La marche du rhumatisme présente des caractères spéciaux, tant au point de vue de son origine qu'à celui de son décours: on ne peut l'expliquer exclusivement par la stase produite simplement par le refroidissement, ni par le réflexe qu'exerceraient les nerfs de la peau sur ceux d'organes éloignés; car ces mêmes causes peuvent donner naissance à d'autres affections d'un caractère tout à fait différent. Des théories diverses basées, les unes sur les lois physiques, les autres sur les données anatomiques ou chimico-physiologiques, ont tenté d'expliquer la nature de son caractère spécial.

D'après certains auteurs, la suppression ou la diminution du développement de l'électricité organique normale, occasionnées par le froid, sont la cause d'une affection névralgique qui peut se transmettre de la périphérie à des parties plus profondes et qui se fixe enfin sous forme de douleur rhumatismale déchirante ou qui peut être transportée d'une façon inconstante à d'autres organes par la conductibilité nerveuse. *)

Il est de fait que le refroidissement fait naître le rhumatisme, que le froid, un courant d'air, une atmosphère froide et humide, les vents, et les écarts de température contribuent principalement à son développement, et qu'enfin l'effet de contact de ses causes sur la peau est d'autant plus prompt et plus nuisible que l'activité sécrétoire de la peau est plus forte au moment de l'influence. L'électricité atmosphérique exerce aussi une influence indéniable sur l'affection rhumatismale. Les influences climatériques qui produisent de rapides changements baromètriques, ou thermomètriques, augmentent les phénomènes morbides de la sphère sensible, se font souvent encore sentir dans les intervalles libres et occasionnent dans ces cas de récidives. Cette influence peut être considérée comme une action réciproque qui correspond au trouble existant dans la manifestation de l'électricité organique normale.

Les effets généraux si favorables que produisent nos thermes, peuvent s'expliquer d'une manière satisfaisante lorsqu'on s'appuie sur ces considérations. En effet, elles régularisent l'activité cutanée, en partie par l'action de la chaleur thermale pendant l'usage des bains et des douches (pour ces dernières il faut encore tenir compte de la friction exercée sur la peau), en partie par l'influence des gaz (surtout en bains de vapeurs gazeux), et leur action caractéristique sur le système nerveux périphérique, et probablement aussi par leur influence électrique.

---

*) L'idée d'un arrêt de développement local de l'électricité reste encore très problématique jusqu'à ce qu'elle soit prouvée par des expériences différentielles.

Une autre théorie attribue l'origine du rhumatisme à une augmentation dans la formation de la fibrine du sang, fibrine qui à la suite d'un refroidissement se formerait sur place et s'y déposerait.*)

Ces deux théories ne s'excluent point mutuellement ; elles peuvent exister simultanément.

Plus la peau est translucide et molle, plus elle est sensible et portée à la transpiration, et plus facilement aussi le rhumatisme se développe. Quelquefois la susceptibilité de la peau à l'encontre du froid existe de naissance (tempérament frileux) : souvent, et même dans la plupart des cas, elle tient à des habitudes de mollesse à l'encontre de la peau, à des vêtements, des habitations ou des lits trop chauds, au manque d'exposition à l'air atmosphérique et à l'habitude de prendre fréquemment des boissons chaudes. Les personnes jeunes et celles qui sont impressionables aux variations atmosphériques et électriques, ont une disposition particulière à contracter la maladie. Il ne paraît point exister pour cette maladie une *disposition héréditaire* comme c'est le cas pour la goutte.

La marche du rhumatisme est inconstante et rapide; il se produit le plus souvent par paroxysmes. Il attaque les tissus fibreux et séreux, principalement les muscles et leur tissu connectif; les articulations, non pas uniquement leur appareil ligamenteux, mais encore la membrane synoviale, les tendons et les gaines tendineuses et nerveuses, les aponévroses et le périoste. Les membranes séreuses internes très étendues peuvent être attaquées de même, comme par exemple la plèvre, le péritoine, les enveloppes du cerveau et de la moëlle etc. Le rhumatisme est caractérisé par une douleur vive déchirante ou piquante. Dans son développement ultérieur il se forme un afflux local de sang (hyperaemie) et une exsudation dans les membranes séreuses. Lorsque le rhumatisme est inflammatoire, les douleurs sont extraordinairement violentes et le mouvement des parties affectées devint presque impossible à cause de la douleur. Quand l'action nuisible du froid a été très forte, et que les individus sont déjà prédisposés, il se produit en même temps que l'affection locale (surtout ci celle-ci est de nature inflammatoire) une *fièvre rhumatismale*. L'urine, rendue ordinairement en petite

---

*) Je ferai remarquer à ce sujet que le sang tiré de places atteintes de rhumatisme au moyen de ventouses contient beaucoup plus de fibrine que le sang retiré de même façon dans des affections différentes.

quantité, laisse déposer de l'acide urique en excès et d'autres composés uriques. Les sueurs quelquefois très abondantes qui accompagnent la fièvre, ont une réaction fortement acide, et il se produit souvent une miliaire, qui dans son éruption n'est point seulement constituée par des petites élévations ordinaires, mais dont les papilles semblent souvent être entourées d'un liquide blanchâtre.

Ce groupe de symptômes caractérise le *rhumatisme aigu, fébrile.* Il attaque volontiers les articulations, surtout les genoux, l'épaule et l'articulation des mains, où il parcourt souvent les phases de l'inflammation locale et exsudative et où il s'étend même parfois aux membranes synoviales. Lors de la naissance d'une *inflammation articulaire aigue*, le pourtour de l'articulation malade présente immédiatement un gonflement oedémateux le plus souvent pâle. Le rhumatisme articulaire change souvent très rapidement de siège et parcourt ainsi plusieurs articulations l'une après l'autre : rarement cependant il attaque les articulations des doigts, des orteils, de la colonne vertébrale qui sont plutôt disposées aux dépôts goutteux.

Le rhumatisme articulaire apparaît fréquemment très rapidement et avec une grande violence.

Les produits de l'inflammation articulaire rhumatismale ne passent pas, comme ceux de la goutte, à la forme de concrétions solides, elle sont le résultat d'une exsudation inflammatoire. Les anchyloses postérieures sont la conséquence de soudures ou de raccourcissements des parties tendineuses de l'articulation.

Il ne peut être question d'un traitement thermal du rhumatisme articulaire fébrile. On ne peut y avoir recours que lorsque la maladie a revêtu le caractère chronique, ou lorsque la fièvre et les symptômes inflammatoires aigus se sont amendés. Les articulations restent alors gonflées, infiltrées et sont plutôt fraîches que chaudes au toucher, les veines de la peau sont distendues, la sensation douloureuse est diminuée même à la pression extérieure, ou bien il ne reste plus que des maladies secondaires, comme faiblesse, raideur plus ou moins grande des articulations, atrophie etc.

Le rhumatisme articulaire peut aussi, dès le début, apparaître sous la forme chronique.

Le *rhumatisme articulaire chronique* apparaît sans fièvre. Il se fixe ordinairement dans des articulations isolées où il peut alors persévérer pendant des mois et des années. Les douleurs déchirantes et piquantes caractéristiques, qui apparaissent par paroxysmes et qui sont influencées sensiblement par les modifications du temps, accompagnent aussi cette forme de la maladie. La partie atteinte ne change pas de forme au début, elle n'est ni rouge, ni gonflée et plutôt fraîche au toucher que chaude. Rarement il se présente de la sueur à ces parties, et lorsqu'on en rencontre, elle est visqueuse et a à peine une réaction acide. Le rhumatisme chronique produit un affaiblissement dans les parties atteintes ; les ligaments et les tendons s'engourdissent et produisent un bruit de frottement et de craquement quand on les meut; les membres se raidissent, ou deviennent plus courts ou enfin se paralysent.

On comprend qu'il y a des transitions entre les formes fébriles et les formes chroniques du rhumatisme articulaire, surtout au moment du passage de la forme aigue à la forme chronique.

Le rhumatisme attaque le plus fréquemment les muscles, aussi bien des muscles isolés que plusieurs à la fois. (*Rhumatisme musculaire*). Les douleurs suivent la direction des muscles et augmentent pendant le mouvement. Il y a souvent des rémissions, mais avec grande tendance aux récidives. — Fréquemment la douleur saute d'une partie musculaire à l'autre, surtout aux muscles voisins et particulièrement aux muscles dorsaux. Aux extrémités ce sont surtout les fléchisseurs qui sont atteints. Lorsque l'affection atteint les muscles cervicaux, ce n'est ordinairement qu'un seul côté qui est attaqué, il produit alors l'inclinaison de la tête (torticolis). Les muscles paraissent tendus au toucher, le moindre mouvement y occasionne une douleur vive et perçante. Les mêmes phénomènes se font remarquer lorsque les muscles lombaires sont atteints (Lumbago, Hexenchuss). L'accès est souvent soudain. Lorsque les muscles intercostaux sont atteints, les mouvements du thorax sont entravés et la respiration devient pénible. Les muscles de la face ne sont, le plus souvent. attaqués que d'un seul côté. Dans les maux de dents de nature rhumatismale, ce sont les membranes des alvéoles qui sont attaquées et l'affection saute souvent d'un endroit à l'autre: le gonflement oedemateux de la joue est un effet du rhumatisme. Dans la plupart des cas le rhumatisme musculaire apparaît sans phénomènes fébriles.

Lorsque le rhumatisme musculaire est aigu, c. à d. lorsqu'il se présente avec fièvre et affection locale, ce qui du reste a lieu très rarement, il est accompagné des mêmes symptômes que nous avons décrits plus haut au paragraphe destiné à la fièvre rhumatismale. Il exclut tout traitement thermal pendant sa période aigue. Il passe, le plus souvent, au bout de peu de temps, à un décours chronique, c. à d. que les symptômes inflammatoires s'affaiblissent peu à peu, mais l'affection locale rhumatismale persiste opiniâtrement, les mouvements restent génés, il y a une sensibilité exagérée et des sensations douloureuses qui reviennent par paroxysmes surtout lorsque les influences atmosphériques les favorisent.

Comme les fibres musculaires, les fibres nerveuses paraissent être entraînées dans le même cycle pathologique et c'est ainsi que l'on peut expliquer ces douleurs violentes, perçantes et caractéristiques qui se montrent avec des rémissions régulières. Il est même vraisemblable que l'affection rhumatismale propre est transportée directement des nerfs périphériques aux nerfs musculaires. L'idée d'attribuer le rhumatisme musculaire à une affection du tissu cellulaire interstitiel avec exsudation (callosité rhumatismale) qui produirait de la douleur par compression, est trop exclusive : cette affection est plutôt un résultat qu'une cause de la maladie.

Le rhumatisme musculaire peut avoir pour conséquence de la faiblesse, de l'atrophie, de la raideur ou de la paralysie et du raccourcissement dans les organes atteints.

Lorsque le rhumatisme se jette principalement sur les nerfs (gaines nerveuses), il donne naissance aux *rhumatalgies*. Ces affections sont ordinairement produites par un refroidissement local, et se font reconnaître par une douleur caractéristique intense et paraissant périodiquement sur le trajet du nerf affecté. C'est à cette catégorie qu'appartient le rhumatisme facial douloureux, qui apparaît comme véritable névralgie, attaquant avec la rapidité de l'éclair un tronc nerveux isolé ou plusieurs à la fois, s'attachant à leur parcours et se réfléchissant souvent directement sur les muscles de la face où il se fixe parfois. Ordinairement ce n'est qu'un côté de la face qui est atteint.

Les accès ont ordinairement un type régulier. Lorsque la paralysie se montre, elle ne s'étend point seulement aux muscles, mais à la peau interne et externe de la joue. *) — J'ai observé

---

*) Nous citerons encore cette maladie plus bas parmi les névralgies.

des cas où, à la suite d'un refroidissement prompt par courant d'air, il se présenta soudain une paralysie des muscles de la face sans aucune sensation douloureuse.

On doit aussi considérer comme rhumatalgie la douleur de hanche, véritable douleur nerveuse ou *sciatique*. La maladie est la conséquence d'une affection rhumatismale inflammatoire de la gaîne du nerf sciatique (Ischias postica) avec épanchement lymphatique qui là suit. Une affection semblable peut attaquer le nerf de la cuisse (Ischias antica). La première forme est la plus fréquente. Les douleurs suivent le trajet des nerfs et s'étendent à leurs ramifications. Pour le nerf sciatique, ces douleurs apparaissent à sa sortie près de l'articulation de la hanche, suivent le côté externe de la cuisse jusqu'au jarret et de là jusqu'à la malléole externe et à la plante du pied: elles peuvent aussi atteindre les muscles vasculaires. Une pression exercée sur le nerf derrière l'articulation de la hanche fait naître une violente douleur. Lorsque c'est le nerf de la cuisse (crural) qui est atteint, la douleur siège au côté interne de la cuisse. Dans ce dernier cas les muscles sont fréquemment raccourcis, ce qui occasionne des douleurs vives dans l'aîne lorsqu'on étend la jambe et empêche même plus tard tout mouvement. Les douleurs deviennent, dans les deux cas, plus violentes par la chaleur du lit, surtout avant minuit. Ces affections ont des rémissions. Pendant le décours de la maladie, la cuisse maigrit et s'affaiblit, elle se paralyse ou se raccourcit. La rhumatalgie est rarement bornée à la jambe seule.

Des symptômes analogues se présentent aussi, quoique rarement, au bras et principalement à son côté interne: c'est la même sensation de douleur sur le trajet du nerf, augmentée par la pression, s'étendant aux ramifications nerveuses et amenant la faiblesse, l'amaigrissement du bras et une paralysie incomplète: Lorsque-les parties voisines de l'articulation de l'épaule participent à la maladie, il peut en résulter une luxation spontanée de la tête de l'os. La maladie se distingue du rhumatisme inflammatoire de l'articulation de l'épaule par l'absence complète de symptômes inflammatoires dans la profondeur de l'articulation. L'articulation du coude est bien plus rarement encore atteinte d'affections de même nature.

La douleur de hanche proprement dite (coxalgie, coxarthrocace, claudication spontanée) peut aussi être, dans quelques cas, de nature rhumatismale ou se présenter comme conséquence de la sciatique : c'est pour ce motif que nous en parlerons ici, d'autant plus qu'un grand nombre de malades viennent chercher secours contre ce mal près de nos thermes, et que le traitement thermal de cette affection est basé sur les mêmes principes qui nous guident dans son emploi contre les symptômes analogues de nature rhumatismale. De la douleur naît dans l'articulation de la hanche, souvent sans qu'il y ait de gonflement ou de symptômes fébriles: souvent il n'y a que de la gêne dans les mouvements. Une pression exercée sur l'os de la hanche ne produit qu'une légère augmentation dans la douleur, indice d'une inflammation lente. Bientôt la douleur se fixe au genou, ce qui détourne souvent l'attention du malade et du médecin du véritable siège de la maladie, l'articulation coxale. Cette douleur est due à la tension des muscles de la cuisse à leur point d'insertion au-dessus du genou, puisque l'articulation coxale commence à se gonfler, que la tête du fémur est poussée en dehors et par dessus le rebord articulaire, qu'ainsi finalement la cuisse est allongée et déplacée de sa position. Le pied se dirige ordinairment du côté externe. La fesse du côté malade est aplatie, flasque, la cuisse et le mollet en particulier sont amaigris. La pression ne fait naître de douleur qu'à la hanche, jamais au genou. Le malade boite pendant toute la durée de la maladie. La déviation est le plus facilement reconnaissable lorsque le malade se couche en décubitus dorsal sur le plancher. Il faut interdire la cure thermale lorsqu'il y a affection inflammatoire de l'articulation coxale, et même quand cette affection manque, il ne faut appliquer le traitement qu'avec la plus grande prudence.

La claudication spontanée peut aussi se présenter après un lumbago. Dans ce cas, le bassin paraît être incliné, c. à d. plus élevé du côté malade; il n'y a point de tuméfaction appréciable dans l'articulation, la percussion du trochanter ne produit point de sensation douloureuse. Il y a de la flaccidité dans les muscles qui entourent l'articulation, et l'on peut, en tirant ou en poussant, allonger ou raccourcir la cuisse sans causer de douleur.

Comme l'origine du rhumatisme peut être attribué à une influence nuisible sur la peau, et comme cette maladie se propage de là à des organes internes qu'elle affecte d'une manière spéciale et où elle produit même parfois des altérations pathologiques dans les tissus, on peut croire qu'on pourra réagir sur elle en provoquant des modifications de la peau en général, ou en agissant sur les affections locales et leur réflexes au moyen de l'action spéciale de nos thermes. Le mode d'emploi de nos eaux soit comme bain, soit comme bain de vapeur, douche etc. varie d'après les symptômes individuels et les indications qui en découlent. Je renvoie à ce sujet aux communications que j'ai faites plus haut sur les différences d'action des thermes d'après les différents degrés de chaleur et d'après la durée, et sur l'action spéciale des bains de vapeurs gazeux qui sont d'une si grande importance pour le traitement du rhumatisme.

Nous avons déjà à plusieurs reprises répété qu'on ne doit *point* employer le traitement thermal lorsqu'il y a des symptômes fébriles, il ne faut point non plus le mettre en usage dans des affections locales à inflammation prédominante: on doit surtout observer ces restrictions dans le rhumatisme articulaire aigu. C'est pourquoi nous ne considérons point non plus les affections rhumatismales inflammatoires des membranes séreuses internes comme la plèvre et le péritoine, car elles sont exclues du traitement thermal.

Lorsque le rhumatisme a attaqué principalement les parties externes comme *la peau et le tissu cellulaire* sous jacent, ce que l'on reconnaît à une peau tendue et sèche, à une perspiration amoindrie ou abolie, à une sensation douloureuse continue et plus étendue, à un gonflement oedémateux et enfin au développement sensible de froid dans le bain de vapeur gazeux, on fait alors usage spécialement des bains de vapeurs gazeux et de bains prolongés et chauds. Les douches en pluie favorisent la résorption des gonflements oedémateux. La cure interne favorise la sécrétion plus abondante d'urine et de celles. La cure doit être continuée jusqu'au moment où la température des parties affectées, c. à d. le développement de froid ait disparu et soit revenu à son état normal quand on est dans le bain de vapeur, et que la sueur qui se présente ne soit plus visqueuse et froide, mais paraisse ruisselante et chaude.

Au moyen de ce traitement la guérison arrive ordinairement et dans certains cas au bout de peu de jours.

C'est surtout dans cette forme que le développement de froid dans le bain de vapeur, augmente jusqu'à produire du frisson, des tremblements et de la chair de poule, et qu'il se présente enfin une sécrétion cutanée froide, visqueuse accompagnée de fourmillements. Nous avons pu observer dans deux cas de cette nature l'apparition d'étincelles électriques.

La plupart des malades rhumatisants qui viennent chercher remède à nos sources, ont des rhumatismes musculaires ou des rhumatalgies. Les deux maladies offrent si peu de différences au point de vue du traitement thermal, qu'il semble presque inutile de les séparer ; quand il y aura des différences essentielle, et nécessaires nous les signalerons spécialement. — Jamais je n'ai observé, dans ces cas, de symptômes fébriles. La fièvre, si elle existait au début, avait déjà disparu avant que le malade ne vint aux thermes : en général elle ne paraît avoir existé que dans un très petit nombre de cas ; par contre, il existe encore fréquemment une hyperémie locale qui s'annonce par un gonflement des parties atteintes, et par une douleur qui se développe par une pression extérieure et qui se fait sentir même pendant les rémissions de l'attaque rhumatismale. Nous avons déjà signalé plus haut les produits du rhumatisme musculaire.

Le traitement thermal varie d'après l'époque du décours de l'affection rhumatismale. Lorsqu'il y a encore des symptômes d'hyperémie, la cure ne doit point être intensive et consister simplement dans l'usage de bains courts et plutôt frais que chauds. La réaction thermale qui se présente entre le 7ᵉ et le 10ᵉ jour éclaire la situation. Lorsque la douleur a fortement augmenté, il ne faut point forcer la cure, il est même nécessaire quelquefois de l'interrompre pendant plusieurs jours. Des ventouses scarifiées produisent souvent d'excellents effets dans ces cas. — Nous avons fréquemment observé des cas de sciatique où il *semblait* que le traitement ne produisait aucune amélioration, où cependant toute douleur disparaissait soudain lorsque la cure était achevée et où le malade était guéri d'une façon complète et durable.

Dans le rhumatisme musculaire chronique les bains entiers et les bains de vapeurs gazeux sont les remèdes thermaux essentiels. Ces derniers doivent être continués jusqu'à ce que le développement du froid se soit perdu pendant leur usage. L'emploi des douches est indiqué contre les souffrances localisées.

Lorsque la sensibilité est très grande (hyperésthésie), on ne doit employer au début que des bains frais de 25 à 26 degrés au plus et restreints à quelques minutes : ou bien on ne les fait prendre que tous les deux à trois jours: jamais ces affections ne supportent un traitement intense au moyen de bains chauds ou de douches fortes. Dans beaucoup de cas des affusions faites avec un arrosoir forment une douche assez puissante. Souvent encore il est nécessaire de couper l'eau des bains avec de l'eau de rivière, pour ne point faire naître une réaction trop intense, ou de limiter la cure à des bains locaux. J'ai vu dans certains cas opiniâtres l'hyperésthésie locale (même de cause traumatique) céder à l'emploi unique de bains de vapeurs locaux suivis d'affusions froides.

On peut laisser agir les thermes d'une façon plus intense lorsqu'il n'y a point d'hyperémie prédominante ou point de sensibilité exagérée, et dans le rhumatisme chronique. Les bains de longue durée, d'une heure et plus, et d'un degré élevé de température, jusqu'à 28° R., des bains doublés même, en ayant toutefois égard à l'individualité, ont une efficacité considérable. C'est dans ces cas aussi que les bains de vapeurs gazeux sont d'une utilité essentielle, surtout tant que l'on ressent le froid local. L'emploi de la douche exige de grandes précautions au début et doit être suspendu dès que la douleur augmente par son usage. Souvent, surtout chez les personnes atteintes de prostration, ou lorsque la réaction ne paraît point, des douches chaudes, appliquées au corps à *l'exclusion des parties affectées*, ont rendu d'excellents effets.

Lorsque dans les affections rhumatismales la sensibilité locale augmente de nouveau, on la combat avantageusement au moyen de ventouses scarifiées appliquées sur la place atteinte ou dans son voisinage: p. ex. sur les lombes dans le lumbago, le long du parcours du nerf dans la sciatique, le long des côtes lorsque les nerfs intercostaux sont atteints etc.

Nous avons déjà dit que dans le rhumatisme articulaire *fébrile* il ne peut être question d'un traitement thermal. Mais lorsque cette maladie paraît passer à l'état chronique, et qu'elle fait pour ainsi dire transition entre les deux états, on peut entreprendre la cure, mais avec une grande prudence. La question du quant et du comment doit évidemment être laissée à l'appréciation du médecin. Dans le rhumatisme articulaire *chronique*, le traitement a surtout pour but de combattre les maladies secondaires, d'activer par exemple la résorption d'exsudats formés, de combattre la faiblesse, la soudure des ligaments articulaires, le rétrécissement des tendons, de combattre la prédisposition rhumatismale et la formation de récidives. Dans ce dernier cas, il est recommandable d'employer les eaux en proportion croissante. Bains prolongés, usage local des douches, cure interne et emploi de bains de vapeurs gazeux; chez les personnes affaiblies ces derniers ne seront employés que localement.

On ne peut attendre une guérison radicale que d'une cure prolongée, de bains chauds et de longue durée (même jusqu'à formation de miliaire thermale). Ceci a surtout lieu pour les maladies secondaires, comme induration, retrécissement musculaire ou tendineux, paralysie etc. Dans ces cas l'usage de la douche intensive ou de la douche écossaisse produisent des résultats extraordinaires. La même chose a lieu dans les maladies qui, suivent le rhumatisme, comme faiblesse, anesthésie, paralysies.

Les affections rhumatismales légères cèdent souvent à l'emploi d'un petit nombre de bains ou de bains de vapeurs gazeux. Dans des cas très intenses et même dans des paralysies rhumatismales, la guérison s'est fréquemment présentée après une cure très courte, mais ces cas sont exceptionnels.

Observations.

Jeanne Meier, âgée de 50 ans, non mariée, souffrait de rhumatisme depuis une époque assez éloignée. Dans les derniers temps la maladie s'était jetée principalement aux extrémités inférieures, plus tard aussi aux extrémités supérieures. Ses devoirs comme servante ne permettaient pas d'appliquer un traitement énergique et par conséquent la marche de la maladie ne fut point entravée. Les extrémités attaquées par l'inflammation rhumatismale, restèrent tuméfiées; c'étaient surtout les ligaments, les parties tendineuses et les membranes des gaines qui restèrent gonflés. La motilité, et principalement la marche, était considérablement entravées et de temps en temps, la douleur rhumatismale apparaissait à un haut degré. Le 18 Juin elle vint chercher du secours auprès de nos thermes. La malade prit au début deux bains d'une demi-heure par jour, et arriva graduellement à un bain d'une heure et demie le matin et d'une heure le soir; en même temps on prescrivit la cure interne en commençant par un verre pour arriver plus tard à cinq. Il se passa 15 jours sans qu'il y eut amélioration appréciable. C'est alors qu'on ordonna les bains de vapeurs. Pendant les deux premiers bains qui avaient une température de 32° R. la malade éprouva une sensation de froid et les extrémités semblaient froides au toucher ; elles étaient humides mais sans sueur ruisselante. La durée des bains de vapeurs suivants fut portée alors jusqu'à une demi-heure. La sensation de froid se perdit, bientôt une sueur abondante, qui ne paraissait froide qu'au début, couvrit les membres ; cependant les extrémités paraissaient encore toujours froides au toucher. Ce développement de froid dans les parties pathologiquement atteintes se perdit peu à peu et avec lui disparurent les douleurs rhumatismales et les tuméfactions. La malade quitta nos thermes le 19 Juillet, après avoir pris huit bains de vapeurs, son état s'était considérablement amélioré.

Marguerite Frankhuser, âgée de 21 ans, célibataire malade de l'hôpital de l'île à Berne, souffrait depuis longtemps de rhumatisme chronique. Dans les derniers temps la maladie s'était jetée sur l'appareil ligamenteux et tendineux de la colonne vertébrale, sans que le traitement médical continué jusqu'ici ait amené une amélioration notable. La malade se rendit à Baden le 17 Juin et prit, tous les jours, un bain matinal d'une heure et un bain d'une demi-heure le soir. Pendant qu'elle prenait les bains on appliqua deux fois par jour la douche au robinet le long de la colonne vertébrale, et cela pendant un quart d'heure: on fit aussi placer, à quatre reprises des ventouses scarifiées sur les parties malades. Une amélioration notable suivit le traitement, les mouvements devinrent plus libres, les sensations douloureuses plus faibles et la malade put redresser son corps et se tenir droite. Pour agir encore plus énergiquement on employa à partir de la quatrième semaine et de deux jours l'un, des bains de vapeur. Lorsque la malade eut pris quatre bains de vapeur et que l'amélioration eut encore progressé, on suspendit et bains de vapeurs et douches, et on réduisit les bains à un bain matinal d'une heure. La malade quitta l'établissement thermal des pauvres après 36 jours de traitement avec une amélioration voisine d'une guérison complète.

S. W....., campagnard, âgé de 28 ans, était atteint depuis longtemps de rhumatisme, d'une induration des muscles de la nuque et des ligaments de la partie supérieure de la colonne vertébrale; de là, rigidité du cou de façon que le malade ne pouvait effectuer aucun mouvement libre du thorax à partir du milieu du dos.

Ordonnances. Deux fois par jour bain à température élevée et arrosage de la nuque avec de l'eau thermale chaude: le bain du matin d'une heure et demie, celui du soir d'une demi-heure de durée ; à partir de la seconde semaine, douche journalière d'un quart d'heure sur la partie malade du cou. Pendant la quatrième semaine, interruption graduelle du bain du soir et diminution de durée du bain du matin jusqu'à réduction d'une demi-heure.

Résultat: peu à peu le mouvement devint plus libre, d'abord dans le sens antéro-postérieur puis latéralement. Le malade quitta les thermes complètement guéri, pendant la sixième semaine de traitement.

Un négociant de B... qui avait fait une excursion à cheval pendant une journée humide et froide, fut atteint en route d'une bourrasque de grésil accompagnée d'un vent violent qui, le corps étant en transpiration, lui lançait cette eau glacée à la face. Une douleur vive se fit sentir sur un des côtés de la face et le lendemain matin ce côté était paralysé, flasque et pendant. Un traitement médical continu (vésicatoires, strychnine, acupuncture, électricité) ne parvint point à procurer de soulagement et le malade vint au mois de Juin visiter nos bains. Des bains tièdes, des douches tièdes sur la moitié malade de la face, plus tard des bains de vapeurs généraux (pendant lesquels se montra aussi ce développement caractéristique de froid) rétablirent le malade au bout de trois semaines. Un beau temps continu pendant toute la durée de la cure et la transpiration continue qu'il faisait naître pendant les nombreuses excursions du malade, ont probablement contribué puissamment à la rapidité du résultat de la cure.

Une affection tout à fait analogue se présenta chez un charpentier de 50 ans, qui, pendant la semaine de Noël, fut surpris par une pluie froide et glacée, le corps étant échauffé par une marche rapide : un des côté de sa face, après des douleurs violentes,

fut paralysé et devint flasque en une heure de temps. On employa
immédiatement des frictions avec de la liqueur ammoniacale caustique, on appliqua des vésicatoires à la nuque et derrière l'oreille
et un traitement médical énergique fut suivi pendant plusieurs
semaines, mais en vain. Le mal persista. Des bains, des bains de
vapeurs, des affusions d'eau thermale chaude guérirent le malade
au bout de dix jours, pendant le moi de Mai.

Un garçon de 5 ans, du pays inférieur, tomba dans une rivière
dans un moment où son corps était en forte transpiration. Il se
développa rapidement une sciatique qui, quoique traitée par des
sangsues, de vésicatoires, des onguents irritants volatils, sembla
s'améliorer quant à des symptômes primitifs le long de la cuisse,
mais qui eut cependant pour conséquence une coxalgie évidente.
C'est dans cet état que le malade vint à Baden. La maladie
était au début de sa seconde période, l'articulation était extraordinairement douloureuse et gonflée et la cuisse malade allongée. Des
bains simples tièdes augmentèrent la douleur, des sangsues et des
ventouses scarifiées n'amenèrent même pas de soulagement. La
morphine en triompha avec une rapidité merveilleuse ; en sorte
que le malade put être soumis à la cure sans qu'il y eut à craindre
d'accidents. On conçoit facilement que l'on ne put appliquer au
début que des bains courts et frais. Plus tard, dès que le gonflement
articulaire diminua, on augmenta la durée du bain et l'on combattit l'inflammation rhumatismale restante par des ventouses scarifiées
répétées : puis on mit en usage les douches en force graduelle. La
cure interne favorisait le traitement. Après cinq semaines les deux
jambes étaient d'égale longueur et le malade put se promener même
à de grandes distances, à l'aide d'une canne. Le malade quitta
Baden convalescent.

Une dame, d'une quarantaine d'années, souffrant depuis de longues
années de rhumatisme, fut prise d'abord de sciatique, puis de lumbago auquel succéda peu à peu une coxalgie. La cuisse était allongée,
la fesse du côté malade affaissée, le bassin semblait relevé de ce
côté. La malade marchait aux béquilles et le mouvement de la
cuisse, surtout la flexion dans l'articulation de la hanche était si

douloureuse que, malgré le soutien que lui offraient ses béquilles, elle ne pouvait monter les escaliers qu'avec de grandes douleurs. Des bains tempérés d'une heure produisirent un effet favorable, les douches occasionnaient de la douleur. Pendant la seconde semaine on appliqua l'acupuncture autour de l'articulation de la hanche: elle produisait un effet instantané et favorable, car la malade put se débarrasser de ses béquilles et marcher sans elles. On employa alors les douches pour fortifier les ligaments articulaires relâchés et elles furent supportées même à grosse colonne. La malade, complètement guérie, quitta Baden après quatre semaines de traitement. Deux ans après je la revis; la guérison avait été durable.

Mademoiselle Cl.. de Schw...., âgée de 17 ans, d'une constitution corporelle délicate, à tendance scrophuleuse, pas encore reglée, souffrait d'une coxalgie aux *deux* articulations de la hanche, ce qui lui donnait une tenue courbée à partir du bassin. Le décubitus dorsal était devenu presque impossible car il faisait naître des douleurs violentes dans les articulations des hanches; il en était de même des mouvements éxécutés à l'aide de béquilles. Des ventouses scarifiées, répétées de trois en trois jours, des bains courts et frais, et l'eau en boisson formèrent le traitement employé les dix premiers jours: à partir de là, on employa des douches légères même au nombre de deux par jour, concurremment aux deux bains journaliers, mais dont on éleva peu à peu la température. L'amélioration augmenta de jour en jour et la malade quitta Baden au bout de la troisième semaine, appuyée encore sur des béquilles, mais dans une attidude redressée. En automne de la même année elle revint à Baden pour un second traitement. L'amélioration a progressé dans l'intervalle. Guidé par les mêmes principes, on emploie quinze jours à la seconde cure, qui conduisit la malade à une guérison complète. Deux années plus tard, la jeune demoiselle, maintenant bien conformée, florissante de santé et de gaieté, revient faire une courte cure thermale pour régulariser autant que possible la menstruation qui s'était établie, mais qui paraissait irrégulièrement.

Un jeune français, de 12 ans, vint à Baden à cause d'une tumeur du genou, formée par un gonflement des ligaments articulaires.

On attribuait l'origine de cette tumeur à des refroidissements et notamment à des marches dans la neige l'hiver précédent lorsque le malade allait à l'école: en effet le malade se plaignait après chacune de ces courses de faiblesse dans les jambes et de douleurs au genou. Le père, la mère, et les autres enfants n'avaient point de dispositions scrofuleuses. L'examen de la jambe malade fit appercevoir en même temps une luxation spontanée du fémur, mais sans irritation inflammatoire. Le traitement consista en bains courts et tempérés, matin et soir, chaque bain d'une demi-heure de durée, en fomentations continues sur l'articulation du genou et en usage interne de l'eau, dont on fit prendre jusqu'à trois verres. Après 15 jours de ce traitement on appliqua des douches sur l'articulation de la hanche, sur la cuisse et sur la région sacrée: on avait défendu complètement de se servir du membre malade pendant les trois premiéres semaines. Une amélioration graduelle se fit sentir, le gonflement du genou diminua, en même temps que l'allongement de la cuisse malade; la fesse aplatie devint de nouveau saillante et l'articulation de la hanche revint à l'état normal. Pour agir d'une manière encore plus intense sur les ligaments relâchés de l'articulation de la hanche on appliqua des ventouses sèches. On ne peut point douter que dans ce cas l'affection inflammatoire-rhumatismale n'ait d'adord attaqué le genou et que l'articulation coxo-fémorale n'ait été prise plus tard sympathiquement par l'affection rhumatismale. Le malade quitta Baden au bout de cinq semaines, en pleine convalescence. Une lettre du père, arrivée 6 mois après, annonce que la guérison est parfaite.

Une femme de la campagne, âgée de 50 ans, de constitution robuste, qui soignait la cave et était par conséquent sujette à des refroidissement fréquents, souffrait de rhumatisme qui s'était fixé principalement aux jambes. Les jambes devinrent enfin oedemateuses et se gonflèrent douloureusement. On n'observa jamais de symptômes fébriles. Les moyens employés consistaient en bains entiers courts et chauds et, à partir du troisième jour, en douches chaudes en pluie sur les jambes. La malade prétend avoir observé le développement d'étincelles pendant l'application de la première douche; cependant on ne put plus les appercevoir après la troisième. La douleur et l'oedême disparurent rapidement. On remplaça alors la douche par les bains de vapeurs gazeux: pendant leur emploi on remarqua un développement de froid et des sueurs visqueuses. Ces deux phénomènes disparurent après quelques bains de vapeurs gazeux et la malade retourna dans son pays à ia fin de la troisième semaine; la motilité était libre et les douleurs avaient disparu. *)

L'observation suivante d'une paralysie rhumatismale nous est communiquée par le Dr. Albert Minnich.

Monsieur F. G. de Faido, Tessin, marchand de fromage, se rendit au mois de Novembre au marché de Lucerne. Saisi par une avalanche, il fut entrainé dans un précipice avec son valet et deux chevaux et n'en fut retiré qu'au bout de six heures. Le sieur G.. ne présentait aucune lésion extérieure, mais les extrémités inférieures étaient paralysées. Après avoir suivi à la maison un traitement de douze semaines qui n'eut aucun résultat, on l'envoya aux bains de Bormio; il y fit une cure de quatre semaines qui ne produisit point non plus de résultat. On transporta G.. à Baden vers la fin de Mai. C'est un homme dans la quarantaine, vigoureux, d'une charpente athlétique; tous les organes sont dans un état normal, la colonne vertébrale n'est douloureuse ni à la pression, ni à la percussion, ni quand on la frotte avec de l'eau chaude, le ventre est paresseux, la vessie se vide volontairement, les extrémités inférieures sont paralysées, cependant la *sensibilité n'est point troublée.*

Au sortir du premier bain de 15 minutes, qui fut pris à 11 ½ du matin, le malade put, sans aide, se rendre à sa chambre qui était à proximité. Je le trouvai, ivre de bonheur et dansant comme un fou; on le fit coucher. A trois heures du soir il était de nouveau paralysé. Le jour suivant, Mr. G. prit de nouveau un bain de 15 minutes le matin: le malade put de nouveau marcher, mais vers 5 heures la paralysie revint. L'intervalle entre le bain et le retour de la paralysie s'allongea d'environ deux heures par jour, jusqu'à ce qu'enfin la paralysie parut complètement dissipée. Après la première semaine de traitement, Mr. G.. se rendit en chemin de fer au marché à fromages de Lucerne, sans être affecté par ce voyage; à son retour Mr. G.. suivit encore un traitement de

---

*) Nous rappelons ici à nos lecteurs l'observation citée p. 47.

quinze jours. L'année suivante, Mr. G.. revint à Baden. Il était complètement guéri, disait-il, et ne revenait que par reconnaissance faire un traitement balnéaire.

Ce cas pathologique est celui que j'ai vu guérir le plus rapidement. La rapidité de la guérison est une preuve de la justesse du diagnostic: Paralysie rhumatismale.

Maladies qui dépendent principalement d'altérations nerveuses.

I. Névralgies.

Les névralgies se présentent sous deux formes différentes ou bien il y a une *augmentation de sensibilité et d'irritabilité* (Hyperaesthésie), ou bien il y a une *diminution* des mêmes fonctions (Anaesthésie). La première forme est principalement une affection des fibres nerveuses sensitives et n'attaque, dans la pluralité des cas, que des rameaux nerveux isolés ; la seconde se montre surtout dans les fibres nerveuses locomotrices (qui président aux mouvements). Les deux formes peuvent exercer une influence plus ou moins marquée, l'une sur l'autre. Les premières sont caractérisées en général par une sensation douloureuse intense ; elles sont rarement continues ; les secondes ont plutôt pour caractère des états paralytiques et une constance prédominante. On peut considérer comme terme intermédiaire entre les deux formes ce que l'on appelle *faiblesse irritable* (reizbare Schwäche); elle apparaît ordinairement sous forme d'état spasmodique dans les organes affectés; elle est accompagnée ou non de douleurs, de mouvements convulsifs, de tremblements ou de faiblesse, surtout dans les muscles.

Les névralgies peuvent se présenter isolément et entraîner dans leur souffrance des organes éloignés avec lesquels elles sont en relation directe ou par action réflexe. Elles se présentent aussi fréquemment comme compagnes d'autres maladies, comme p. ex. le rhumatisme, les affections utérines, l'hystérie, une altération du sang, et aussi après des influences extérieures, des traumatismes etc.; elles sont ordinairement dans ces cas sous forme d'hyperesthésie. Elles apparaissent encore comme effet secondaire dans d'autres lésions pathologiques des centres nerveux, p. ex. dans les maladies du cerveau ou de la moëlle, surtout lorsqu'il y a eu épanchement, après des commotions traumatiques etc.: dans ces cas elles paraissent plus fréquemment sous forme anesthésiques. Il est évident que nous ne considérerons que les formes qui sont propres à être traitées par la cure thermale, en tenant toutefois compte aussi des contr'indications.

Le traitement thermal est modifié selon l'apparence de l'affection. Il ne faut employer ce traitement dans les cas d'hyperesthésie pure que lorsque celle-ci est modérée, ou lorsqu'elle est produite par d'autres maladies susceptibles d'un traitement thermal ou lorsqu'elle persiste après des lésions traumatiques déjà guéries. Dans tous les cas le traitement thermal doit être employé à un degré modéré surtout au point de vue de la température: les bains seront courts et frais, encore sera-t-il quelquefois nécessaire de les mélanger d'eau de rivière.

Des bains chauds et prolongés ont une action absolument nuisible, ainsi que l'usage de la douche en général. On n'a point encore pu découvrir, si les effets si favorables des bains de vapeurs gazeux dans les hyperesthésies en général, sont dus à une action calmante directe des gaz, ou si on doit les attribuer à l'activité plus grande des organes sécréteurs de la peau ou enfin à des effets électriques. Nons renvoyons le lecteur au paragraphe où nous avons décrit les effets généraux des bains de vapeurs gazeux (p. 64 et s.)

Dans l'anesthésie prédominante, surtout lorsqu'il s'agit de phénomènes paralytiques, le traitement thermal sera au contraire employé à force croissante, ainsi que les bains et les douches que l'on administrera chauds. L'application de la cure sera modifiée dans la faiblesse irritable selon que l'un ou l'autre de ces caractères prédominera, en tenant toujours compte de l'effet que produit leur renforcement graduel.

Nous pouvons mentionner de nouveau comme névralgies les affections que nous avons citées plus haut comme rhumatalgies. Nous ferons remarquer à l'égard de la *douleur faciale* que lorsqu'elle apparaît comme hyperesthésie pure et violente et n'est point dépendante d'une diathèse rhumatismale, le traitement thermal est trop excitant en général et qu'il ne faut l'employer qu'avec la plus grande prudence. Nous avons observé un seul cas de cette maladie, chez une ouvrière de la campagne, âgée de 60 ans, qui était tourmentée continuellement depuis plusieurs années par cette violente douleur: elle fut enfin guérie par l'emploi des bains de vapeurs gazeux.

Nous voulons cependant rendre nos lecteurs attentifs aux excellents résultats obtenus dans les cas où l'état d'excitabilité n'est point prédominant et où la partie atteinte, quoique soumise à des paroxysmes de douleurs et de spasmes, présente des phénomènes de paralysie, ou lorsque cette dernière paraît permanente. Dans ces derniers cas la cure thermale a toujours produit d'excellents résultats.

Le mal de tête périodique (migraine, tic douloureux) exige les mêmes précautions au sujet de l'emploi des bains thermaux, lorsqu'il n'est point un effet reflexe d'une autre maladie. Nous avons observ plusieurs cas de ce genre, où il y eut guérison après l'usage de plusieurs bains de vapeurs gazeux et d'affusions froides sur la tête: les bains et surtout les douches employées antérieurement avaient produit, au contraire, un effet nuisible.

Les effets de la cure sont très favorables dans les affections des nerfs qui appartiennent à l'appareil locomoteur, soit que ces affections aient été produites par des lésions ou par des efforts ou qu' elles soient l'expression de maladies contre lesquelles la cure thermale réagit avec succès, comme p. ex. le rhumatisme, la goutte etc. Ainsi la sciatique, le lumbago, les affections intercostales et de la colonne vertébrale que nous avons déjà notées sous la rubrique de rhumatalgies sont guéries en dirigeant le traitement d'après les indications fournies par la maladie fondamentale.

L'observation du cas pathologique suivant n'est pas sans offrir quelque intérêt: Mad. B.., américaine, âgée de 25 ans, grêle et de petite taille, était fille unique d'un père souffrant depuis longtemps de goutte (et qui devenu veuf assez tôt, entrainait sa fille à partager les plaisirs des diners en société). Après quelques années d'un mariage sans progéniture elle vint à Paris. Habituée à une vie de jouissances, elle la continua dans cette ville; elle aimait surtout passionement la danse à laquelle elle se livra presque journellement d'une façon excentrique, et lorsqu'elle était fatiguée et que ses jambes s'affaiblissaient graduellement et devenaient raides, elles cherchait à se donner des forces au moyen de vins capiteux etc. et surexcita enfin, de cette manière, son esprit qui naturellement était déjà très vif. Les forces intellectuelles commencèrent à s'affaiblir, la mémoire surtout, l'énergie musculaire des extrémités diminua, et les extrémités maigrirent. Enfin les jambes furent atteintes de douleurs, surtout vers le soir: on combattit cette affection par des opiacés longtemps continués. Il ne fut point possible de savoir si d'autres remèdes avaient été employés, car le médecin qui traitait autrefois la malade, s'était retiré et celui qu'elle avait consulté depuis, l'avait engagé à une cure thermale. L'observation du médecin portait que la malade souffrait de rhumatismes et de névralgie et qu'il n'y avait point de dépôt appréciable dans les urines. A son arrivée les douleurs étaient violentes et continues dans ses jambes amaigries: elles augmentaient cependant vers le soir et dans la nuit; elles se montraient dans les deux jambes et le plus léger contact à la peau faisait naître les douleurs les plus violentes: la peau était sèche, jamais couverte de sueur, point rouge; il n'y avait point de fièvre, mais une insomnie permanente. Les muscles étaient contractiles, mais le moindre mouvement était accompagné de douleurs atroces: impossibilité d'appuyer les pieds à terre; on produisit même des douleurs violentes en posant les pieds sur la plante dans le lit. Appétit capricieux, désir d'aliments à saveur forte, tendance à la constipation, urine claire comme de l'eau.

Ordonnance: Demi-bain tiède, mélangé de moitié d'eau de rivière et de 5 minutes de durée. Pendant le bain et même quelques heures après les douleurs semblèrent légèrement diminuées. Le second et le troisième bain qui furent pris après une journée d'intervalle chaque fois, produisirent les mêmes améliorations qui se maintinrent aussi pendant la nuit. On diminua la proportion d'eau de rivière et l'on prolongea, peu à peu, la durée du bain jusqu'à 12 minutes. Après le septième bain un dépôt abondant, blanc et senblable à de la craie apparut sur la peau des jambes et des pieds: on ne put détacher cette exsudation à cause de l'augmentation de douleurs que produisait le toucher, elle fut facilement enlevée dans le bain. Cette sécrétion se renouvella pendant trois jours après les bains, mais chaque fois en moindre quantité. Une amélioration notable apparut en même temps que l'excrétion, la douleur diminua graduellement et n'augmentait plus que par la pression; l'insomnie disparut aussi graduellement; on put poser la plante des pieds sur le lit, et les mouvements musculaires se faisaient aussi sans éveiller de douleurs. La malade passait quelques heures du jour hors de son lit et bientôt aussi elle put s'exposer, assise, à l'air libre. Les bains, toujours tièdes, furent prolongés jusqu'à 15 et 20 minutes et supprimés seulement tous les 3 ou 4 jours, pendant et quelques jours après l'époque menstruelle. Après la quatrième semaine la malade put faire quelques essais de marche au moyen d'un aide. L'activité intellectuelle se rétablit à vue d'oeil. La malade montra du dégout pour le vin et du désir pour les aliments les plus simples: les fonctions digestives s'étaient régularisées, il en était de même de celles de la peau en général et localement. Les muscles avaient plus de tonicité et la malade pararaissait en général plus forte. J'ai préféré, continuer le mode de traitement employé au début puisqu'il produisait des résultats satisfaisants, plutôt que d'en choisir un autre plus énergique. La malade se sentait tout à fait reconfortée, délivrée de ses douleurs et pouvait marcher sans douleurs: au début elle eut encore recours à des béquilles à cause de la faiblesse des jambes. La malade quitta Baden, après deux mois de séjour, en pleine convalescence et bientôt après elle retourna en Amérique complètement guérie.

L'excrétion crayeuse coexistant avec une predisposition héréditaire était probablement de nature goutteuse, et pouvait, comme telle, et, unie aux causes occasionnelles existantes, avoir contribué pour sa part à la production de cette violente et persistante névralgie.

Dans un cas semblable de névralgie de la jambe, et en particulier du nerf péronier, où l'on ne put découvrir ni cause extérieure ni action réflexe de quelque mal général des bains de vapeurs locaux suivis d'affusions froides amenèrent en peu de temps la guérison: ni les bains généraux ni les bains locaux n'avaient procuré de soulagement.

Nous pûmes aussi observer, à différentes reprises, des névralgies du nerf tibial produites par des causes rhumatismales ou occasionnées par des luxations du pied, des foulures, des fractures s'amender considérablement sous l'influence de bains tièdes et en particulier de bains locaux courts, journellement répétés. L'essai des douches les plus faibles augmentait les douleurs.

Nous observâmes à plusieurs reprises les mêmes phénomènes à l'avant bras. Une surexitation musculaire, (produite p. ex. par la fatigue occasionnée en jouant trop longtemps du piano) paraissait être la seule cause de ces névralgies. Ces cas étaient des plus tenaces, probablement parce que les malades ne s'abstenaient pas complètement des actions qui avaient produit le mal.

Parmi les malades névralgiques qui viennent réclamer du secours à nos thermes, ceux où le siège de la maladie existe aux *nerfs dorsaux* (névralgie spinale, irritation spinale) sont incontestablement les plus nombreux. Nous ne voulons point parler ici de ces affections qui sont le résultat de l'action réflexe d'une autre maladie, comme de l'hystérie, des maladies utérines, de la chlorose etc. ni de celles où la névralgie est de nature rhumatismale, mais des cas où le mal est indépendant d'une cause générale et apparaît sous forme de névralgie essentielle. L'affection est continue et porte le caractère de faiblesse irritable. Elle peut aussi atteindre les nerfs des muscles du dos et les nerfs intercostaux. Le symptôme essentiel est une douleur que l'on fait naître par une légère pression sur des points circonscrits de la colonne vertébrale, à côté des apophyses épineuses, et qui atteint souvent une grande intensité. Les symptômes accessoires varient selon la région affectée. Lorsque la région cervicale et dorsale sont plus particulièrement affectées, le malade éprouve de la pression à la nuque, de la difficulté à soutenir la tête, une céphalalgie extérieure analogue au tic, de l'enrouement, de la difficulté à avaler, de la fatigue et souvent de la douleur aux bras. Lorsque c'est la partie dorsale qui est principalement attaquée, le décubitus dorsal est fatiguant, désagréable et même douloureux ; il en est de même de l'attitude assise, tranquille et droite et de la station. Le malade ressent de la pression à la poitrine, de la difficulté de respirer : ce dernier symptôme est probablement du à la difficulté des mouvements des muscles intercostaux, car, même pendant l'inspiration la plus profonde, il est impossible de constater une affection véritable du poumon, souvent aussi, il y a des palpitations de coeur qui apparaissent par paroxysmes et sans qu'il y ait une lésion organique du coeur. Quand la région lombaire est atteinte, le malade éprouve en cet endroit une sensation de malaise indescriptible, comparable à la sensation que ferait naître un cercle serré autour du corps et qui partant du dos irait aboutir à la région de l'estomac. Les muscles abdominaux sont contractés, tirés en dedans et le malade n'a point de solidité dans sa marche : la station devient souvent impossible ; j'ai vu des malades s'affaisser subitement à la suite d'un effort de |ce genre. Lorsque l'affection locale se fixe plus particulièrement à la région sacrée, la possibilité de marcher devient presque nulle, la marche est incertaine et chancelante; il y a aussi tendance à la constipation.

Une pression extérieure, même légère, à côté des apophyses épineuses de la partie affectée, ou une friction latérale, réveillent immédiatement ces douleurs ou les exaspèrent. La douleur peut aussi s'étendre à toutes les parties qui sont en relation quelconque avec les nerfs malades et même à des parties du corps très éloignées, comme p. ex. aux muscles des extrémités, aux ligaments de la matrice et provoquer dans ce dernier cas un déplacement utérin passager. Lorsque le mal est tant soit peu intense, il en résulte une courbure appréciable de la colonne vertébrale à la place affectée avec action réflexe sur une autre courbure située ordinairement plus haut, mais qui n'est point douloureuse. Lorsque le mal siège des deux côtés la courbure est antérieure ou postérieure, lorsque le mal est unilatéral la courbure se fait de côté. Cette courbure est le résultat d'un trouble fonctionnel produit par une affection spasmodique de quelques muscles isolés, ou, par un relâchement musculaire lorsque l'irritation a cessé. La maladie se présente principalement chez le sexe féminin, rarement chez les hommes, fréquemment après l'âge de trente ans et chez les personnes mariées.

Dans beaucoup de ces cas il se présenta des symptômes d'irritation, qui se firent remarquer localement par une sensation de pulsation et de battement, surtout pendant le décubitus dorsal, par une douleur continue et sourde dans la profondeur, douleur qui entravait la liberté des mouvements de la colonne vertébrale et qui était souvent même accompagnée d'un léger éréthisme vasculaire.

Le traitement thermal est le même dans ces cas que pour les névralgies. Les bains frais rendent les meilleurs services, la douleur locale est considérablement amendée par leur usage. Lorsque la sensibilité paraît très développée, on mêle de l'eau de rivière à l'eau minérale des bains. Les malades atteints d'affections semblables quitteront le bain avant qu'il ne les fatigue. Dans ces cas aussi les bains de vapeurs diminuent la sensibilité et l'on remarque un développement plus faible de température à la place atteinte pendant que le malade prend un bain de vapeur gazeux. Lorsque la sensibilité diminue, on peut employer des douches légères, d'abord faites au moyen d'un arrosoir de jardin et lorsque celles-ci sont supportées on passe à de véritables douches légères et à des douches circulaires modérées ; mais il ne faut les employer que tièdes et seulement pendant un petite nombre de minutes. Les douches chaudes ne sont favorables que lorsqu'un état paralytique des muscles paraît prédominer. Lorsqu'il se présente une irritation locale, on obtient des résultats très favorables de ventouses scarifiées appliquées aussi serrées que possible près de la colonne vertébrale sur les endroits affectés.

Généralement, les résultats de la cure sont des plus favorables.

Nous avons déjà signalé plus haut les différences qui existent entre les névralgies spinales essentielles et les symptômes très semblables qui sont produits par l'hystérie. La différence essentielle consiste dans la persistance de l'affection qui est restreinte localement à des nerfs déterminés, tandis que dans l'hystérie l'affection apparente est passagère et alterne avec les phénomènes les plus opposés qui se présentent tantôt comme douleurs, tantôt comme spasmes cloniques ou états paralytiques traversant toutes les régions nerveuses, altérant même les fonctions circulatoires etc. et se présentent, en un mot, par l'alternance des symptômes, comme une affection à formes multiples et protéiques. Nous faisons cette remarque parce que nos thermes si bienfaisantes dans les cas de névralgies spinales vraies, n'exercent point la même action dans l'hystérie, justement à cause de la variabilité des symptômes morbides et parce que souvent la plus légère action exercée sur le système nerveux ou circulatoire peut provoquer une réaction tout à fait opposée à celles qu'on désire produire. Le traitement doit être appliqué d'après les indications fournies par l'affection fondamentale, lorsque les phénomènes sont produits par des influences réflexes d'autres maladies, comme p. ex. d'affections utérines ou lorsque le mal est d'origine rhumatismale.

Observations.

Mademoiselle D.... qui avait résidée longtemps en Pologne et voyagé avec une malade qui exigeait des soins très fatiguants, souffrait depuis plusieurs mois d'oppression de poitrine, de palpitations de coeur et de mal dans le dos. Le médecin qui la traitait, attribuait ces affections au genre de vie agité, aux fatigues et à un logement humide que la malade avait occupé pendant plusieurs années : il ajoute que, des frictions faites le long de la colonne vertébrale avec de la pommade au tartre stibié et de l'extrait d'aconit, et l'usage interne de zinc, d'asa foetida et de digitale, avaient produit quelqu'amélioration. „Cependant, dit-il, pour obtenir un „résultat durable et certain il me semble nécessaire de faire subir „un traitement thermal à la malade et je préfère, comme de juste, „un traitement fait à Baden, à tout autre. Cette cure thermale fut commencée par la malade le 10 Juin. Les nerfs partant de la moëlle épinière, surtout ceux du côté gauche et de la région dorsale étaient très sensibles à la pression ; la difficulté de respirer et les palpitations augmentaient parfois jusqu'à produire des accidents d'asphyxie (la malade devenait livide) ; les mouvements du tronc étaient libres, cependant le décubitus dorsal augmentait les palpitations et l'oppression et faisait naître des songes effroyables ; la sensibilité générale était excitée, la malade amaigrie, la digestion pénible. Des bains frais et courts, d'une demi-heure seulement, des ventouses scarifiées répétés le long de la colonne vertébrale et finalement des douches en pluie modérées et fraîches enlevèrent le mal au bout de quatre semaines. La malade sembla revivre de nouveau et se remit aussi au point de vue des forces corporelles et de l'embonpoint. La malade fit l'année suivante une courte visite à nos bains, plutôt par reconnaissance que par nécessité, car l'amélioration était restée stable.

Madame B... mère de plusieurs enfants, très occupée dans une maison de commerce, souffrait depuis quelque temps de maux de tête violents, unilatéraux ; de temps en temps la déglutition devenait difficile et la voix était voilée ; il y avait en outre de l'oppression thoracique, des palpitations de coeur et des tiraillements douloureux vers l'épaule et dans le bras. La sensibilité générale était exagérée et se réfléchissait sur le caractère. On prit ces maux pour des maux imaginaires et l'on envoya à nos bains plutôt pour lui procurer du repos que pour traiter la maladie. L'examen de la malade fit reconnaître une très grande sensibilité des nerfs de la nuque et de la région dorsale supérieure : tous les symptômes s'aggravaient instantanément par le toucher et par de légères pressions selon le point que l'on touchait ; le côté gauche était le plus fortement affecté. La colonne vertébrale présentait une forte déviation à gauche à la nuque et à la partie dorsale supérieure et une déviation réflexe à droite à la région lombaire : cette dernière n'éprouvait aucune sensation douloureuse à la pression.

On appliqua d'abord à différentes reprises des ventouses scarifiées à la nuque et au dos le long de la colonne vertébrale, des bains courts à 26° R. et des douches légères et courtes. Ces dernières furent augmentées graduellement en force et en durée, sans cependant les pousser jusqu'à provoquer des sensations douloureuses ; vers la fin du traitement, pendant la troisième semaine, on employa même des affusions locales au griffon. Les symptômes pathologiques se dissipèrent peu à peu, la courbure de la colonne vertébrale diminua de moitié revenant à la normale et la malade quitta le bain, dans la quatrième semaine, considérablement soulagée.

Une dame, grande et fortement constituée en apparence, sans enfants, autrefois habituée à faire de longues courses, sentit peu à peu sa respiration et ses digestions devenir difficiles, une indisposition indescriptible dans le bas ventre, de la tendance à la constipation ; elle se fatiguait rapidement par la marche ; la position assise devenait pénible et faisait naître, ainsi que le décubitus dorsal, des douleurs dans les lombres, elle ressentait des tiraillements dans les extrémités inférieures, une surexcitation gènérale de la sensibilité avec phénomènes réflexes déprimants sur le caractère. Les mouvements de la colonne vertébrale étaient libres et indolores: mais la moindre pression latérale exercée surtout à la région lombaire inférieure était très pénible et augmentait les phénomènes morbides. Le traitement fut commencé par des applications de ventouses scarifiées à côté de la colonne vertébrale et par des bains frais et courts. Il y eut amélioration. Les premières douches en pluie, quoique modérées, produisirent des convulsions et des tiraillements dans les extrémités: ces phénomènes disparurent cependant à la troisième application. La douche sur le dos et les extrémités fut peu à peu prolongée et sa force graduellement augmentée, enfin on appliqua les douches au griffon (Strudelbäder) sur les extrémités inférieures. L'amélioration se fit très rapidement, car au bout de 15 jours, la malade qui auparavant était à peine capable de quitter sa chambre, put entreprendre des excursions assez longues: la sensibilité des nerfs dorsaux disparut complètement et la malade quitta Baden après avoir récupéré sa santé au bout de quatre semaines de traitement.

L'observation de la maladie suivante a été redigée par le père du malade qui est médecin.

Monsieur O.. de N..., géomètre, âgé de 22 ans, d'un tempérament bilioso-sanguin, de forte constitution, n'ayant jamais été gravement malade à l'exception d'une fièvre cérébrale (en 1833) qui dura six semaines, fut pris en 1840, lorsqu'il exerçait sa profession sur les montagnes, d'une affection nervoso-rhumatismale. Cette affection disparut au bout de quelques jours de repos, mais elle fut le point de départ d'une série d'autres ébranlements morbides. Les travaux de cabinet pendant l'hiver de 1840 à 1841 fatiguèrent beaucoup le jeune homme; il put cependant reprendre ses travaux depuis la fin de Juillet jusqu'au milieu du mois d'Octobre. La fatigue éprouvée pendant ce temps exigea de nouveau un repos prolongé. Au mois de Janvier 1842, le malade fut atteint d'une fièvre gastrique avec symptômes adynamiques. Dans le courant de Mars et d'Avril la maladie se transforma et il se développa des symptômes de rhumatisme nerveux, qui furent guéris vers la fin de Juin. Les travaux pénibles entrepris de nouveau ou l'influence malsaine des marais aux environs de Landeron où le malade travaillait en ce moment, influèrent sur le malade et bientôt il ne put plus s'occuper de ces travaux, il pouvait à peine faire une demi-lieue de marche par jour. La maladie augmenta de plus en plus jusqu'au mois de Novembre et un traitement scrupuleux en arrêta la marche sans parvenir à modérer les souffrances. Au printemps de 1843 les phénomènes morbides augmentèrent, des douleurs violentes et toujours croissantes se firent sentir le long du dos, la marche devint très difficile et même impossible sans des aides soutenant les bras; les maux d'estomac augmentèrent et la sensibilité de la colonne vertébrale, surtout entre les omoplates, devint une véritable douleur étendue sur tout le thorax et sur le sternum; l'urine n'était émise qu'avec difficulté et présentait un sédiment briqueté; les doigts furent courbés en dedans et la tête ainsi que les pieds se gonflèrent et devinrent très douloureux; l'appétit avait

disparu et depuis des mois il existait de l'insomnie et des douleurs
à l'estomac. Une pression à côté de la colonne vertébrale augmentait la douleur des parties qui correspondaient aux nerfs. C'est
dans cet état que le malade, accompagné de son père, arriva le
14 Juin à nos thermes pour y chercher du secours.

On prescrivit au malade un régime sévère et le décubitus dorsal horizontal pendant la moitié de la journée au moins. Le malade prit, le premier soir, un bain tiède de 10 minutes à cause de
la fatigue du voyage qui avait été très pénible ; ce bain fut très
bien supporté contre toute attente. La nuit suivante se passa assez
bien, cependant le malade s'était réveillé fréquemment.

Le 15 le malade prit un bain de 18 minutes à $+18^0$ R., puis
il se coucha horizontalement au lit. Douleur au dos, extrémités
froides; cependant les douleurs s'amendent bientôt. Bain du soir
de 25 minutes. Pendant le bain les douleurs paraissent avoir disparu, elle reparaissent au bout d'une heure, surtout à l'estomac
et aux lombes, mais ne durent point longtemps. Pendant la nuit
du 15 au 16 le malade fut tranquille. Bain du matin de 35
minutes: on appliqua, pendant le bain, huit ventouses scarifiées le
long du dos, elles saignèrent fortement et produisirent des tiraille-
mens dans le dos et des douleurs lancinantes au foie : ces douleurs
s'amendèrent cependant bientôt de sorte que le malade en était
presque débarassé vers le soir, et qu'elles disparurent complètement
dans le bain du soir qui dura 25 minutes.

La nuit du 16 au 17 fut la meilleure que le malade eut passé
pendant toute la durée de sa maladie. Bain matinal de 33 minutes :
les douleurs entre les épaules ont presque disparu et la marche
est, pour la première fois, libre et légère. Le malade fait une
promenade de trois quarts d'heure, qui fut suivie de douleurs dans
les muscles thoraciques et de ténesme. Bain du soir de 32 minutes.

Nuit du 17 au 18 très bonne, sommeil non interrompu. L'urine
est lachée pour la première fois sans douleur, en grande abondance
et sans sédiment. Bain matinal de 31 minutes, repos au lit, promenade à marche toujours plus libre, défécation libre. Le 19 et le 20
se passèrent de même. L'appétit augmente. Le temps est à la pluie
et le dos est devenu plus sensible, c'est pourquoi l'on applique, le
21, des ventouses scarifiées le long de la colonne vertébrale; celles
de la région lombaire saignèrent beaucoup et occasionnèrent des

douleurs à l'épigastre qui disparurent cependant au bain du soir. Les douleurs occasionnées par la pression sur la colonne vertébrale disparaissent enfin complètement, la marche se régularise parfaitement ainsi que l'émission des urines et des, selles, l'esprit s'éclaircit, les forces corporelles augmentent rapidement et le malade quitte les thermes de Baden le 26 Juin complètement guéri. La guérison s'est maintenue.

Monsieur K..., négociant, âgé de 25 ans, fut empoisonné par de l'arsénic; un traitement médical parvint à détourner les conséquences graves de l'affection; la troisième nuit le malade fut pris d'un violent rhumatisme qui affecta de douleurs violentes les muscles de l'omoplate, de l'épaule et une petite portion de la partie supérieure du bras droit. Ces douleurs empêchèrent le malade, pendant quatre jours, de se mettre au lit, car l'attitude debout ou assise et la marche semblaient les diminuer. Le malade nous dit: „Trois personnes me frottaient alternativement avec une pommade volatile qui écorcha la peau et y fit naître une éruption, rien ne me soulagea, je ne pouvais porter de la flanelle parce qu'elle me donnait chaud et que la chaleur augmentait les douleurs: enfin après huit jours les douleurs s'amendèrent très sensiblement. Je fus obligé de suivre, pendant longtemps encore, un régime très sévère et je me sentis enfin tout à fait remis et sans la moindre douleur à l'estomac. J'entrepris alors un voyage d'affaires, pendant lequel et *jour pour jour un an après* l'accident, je fus pris, sans prodrômes et par un très beau temps, (au mois de Mars) à trois heures de l'après-midi, de douleurs si violentes et si soudaines, que je n'étais plus capable de tenir mon fouet. Au bout de huit jours ces douleurs disparurent de nouveau. L'année suivante elles réaparurent au mois de Février et plus tard en automne, mais moins violentes: enfin la quatrième année elle revinrent dans toute leur violence primitive et aux places attaquées précédemment. Sauf ces douleurs je n'ai observé aucune altération dans les fonctions, si ce n'est une tendance très grande à transpirer, ce qui n'avait pas lieu autrefois. J'eus aussi depuis plusieurs inflammatoins de gorge et ma voix était souvent éteinte; de légers excès de table ou de vins rendent les membres et la langue lourds et pesants." L'extérieur du malade est un peu décharné, les mouvements de tout le côté droit sont plus pesants, le côté droit est plus amaigri et plus sensible à une pression un peu forte, que le côté gauche, surtout le long de la colonne vertébrale. Les rhumatismes étaient devenus plus continus dans les derniers temps, et pendant leur apparition la faiblesse musculaire devenait si forte que le malade semblait se trouver dans un état presque subparalytique. Une cure thermale de quatre semaines qui produisit un véritable thermalisme après les 7 premiers jours, plus tard des douches et quelques bains de vapeurs, remirent le malade assez bien, en sorte que, la faiblesse musculaire exceptée, le rhumatisme n'apparut point l'année suivante. Une seconde cure thermale et surtout les douches firent disparaître aussi la faiblesse et depuis ce temps, malgré les nombreux voyages d'affaires, Monsieur K. jouit d'une santé qui n'a été troublée sous aucun rapport.

Barbe M. de H., fille de la campagne, âgée de 38 ans, menant une vie ordinairement sédentaire, disposé à l'hystérie, souffre depuis trois trimestres d'une aphonie complète. Non seulement la malade ne peut émettre de sons, mais elle ne peut point même articuler les consonnes gutturales et linguales. Autrefois déjà la malade avait présenté des symptômes semblables auxquels s'étaient mélés d'autres phénomènes hystériques et elle avait trouvé du soulagement à nos thermes. La malade ne supportait en aucun façon les bains de vapeurs; ils produisaient de l'orthopnée. Des bains courts et tièdes, des douches sur la nuque et le bas ventre amendèrent, au bout de trois semaines, le mal en ce sens que la malade pouvait de nouveau, quoiqu'avec peine, articuler les consonnes: vers la quatrième semaine la malade put prononcer, quoiqu'avec difficulté, des voyelles isolées, puis des mots isolés et enfin, pendant la sixième semaine, de courtes phrases. Soudain la malade fut prise d'Ischurie et au même moment disparut la faculté de parler: ce paroxysme ne dura cependant que trois jours et la malade put quitter l'établissement, après 46 jours de traitement, avec les apparences d'une guérison radicale.

Mademoiselle Sl. de M., âgée de 24 ans, brune, à corps petit et grêle, mais d'une santé du reste florissante, souffrait depuis plusieurs années d'une migraine revenant périodiquement et durant souvent plusieurs jours, même des semaines entières. Des traitements médicaux divers furent appliqués pendant tout ce temps, mais ils ne produisirent aucun résultat favorable. La malade vint enfin à nos thermes suivre un traitement de trois semaines. Après le septième jour la réaction thermale se présenta et en même temps un paroxysme qui dura plusieurs jours. Pendant un accès de douleur violente la malade prit un bain de vapeurs suivi immédiatement d'affusions froides sur la tête et la douleur disparut instantanément sans laisser de traces. On fit prendre à la malade trois autres bains de vapeurs suivis de même d'affusions froides et la malade vit disparaître complètement sa maladie. D'après des nouvelles reçues un an après, la guérison s'était maintenu complète.

Souvent des malades souffrant de *faiblesse irritable* viennent chercher secours à nos thermes; ce sont principalement des femmes. L'irritabilité se fait reconnaître sous forme d'une susceptibilité nerveuse générale et extraordinaire, et d'une sensibilité extraordinaire à l'égard d'impressions légères physiques ou morales. Il existe une faiblesse générale caractéristique et particulièrement du système musculaire. Ordinairement un amaigrissement continu se produit, sans qu'il y ait pour cela des troubles véritables dans la digestion. Les fonctions des organes sécrétoires restent normales; la menstruation est quelquefois plus faible. Les fonctions des sens ne sont point altérées; la voix est ordinairement faible et descend quelquefois presque à l'aphonie. Dans quelques cas on peut remarquer des pulsations abdominales locales immédiatement au dessus du nombril: on peut les constater soit par la palpation, soit par l'auscultation et elles ont un rhythme semblable à celui des battements du coeur et du pouls. Cet état est continu et c'est ce qui le distingue de l'hystérie, ainsi que le manque d'aggravation par paroxysmes: il ne présente point non plus de tiraillements musculaires, d'hallucinations, d'idiosyncrasies et en général de ces phénomènes variables qui caractérisent l'hystérie. La forme du corps se distingue par la délicatesse de sa structure, la lâcheté des tissus et la transparence de la peau. L'affection est ordinairement produite par des maladies longues et épuisantes, des fièvres typhoïdes etc., ou par des influences psychiques déprimantes, ou par l'exagération des fonctions sexuelles. Dans la plupart des cas on peut constater une disposition héréditaire à contracter des maladies nerveuses.

Le but du traitement thermal est de combattre l'état de faiblesse sans augmenter l'irritabilité nerveuse. L'attention, dans ces cas, doit être principalement dirigée sur la température thermale, car une chaleur trop forte augmente l'irritabilité, une température trop faible produit au contraire une astriction cutanée, accompagnée d'une action réflexe perturbatrice. Les moyens les plus propres à atteindre le but sont des bains entiers courts et tièdes (agréables), des douches en pluie légères et tièdes ou des douches circulaires. Les bains de vapeurs gazeux doivent être évités, par contre, le séjour peu prolongé dans les corridors et dans les cabinets de bains peut agir favorablement : la chaleur et la proportion de gaz, tempérés par l'accession d'air atmosphérique, produisent ordinairement une impression agréable et bienfaisante. L'usage interne de l'eau thermale doit être borné à de petites doses dans le courant de la journée ; on la remplacera par une eau ferrugineuse acidule lorsque la maladie est la conséquence d'un état anémique. Un régime fortifiant mais modéré favorise la cure. Comme cure complémentaire on pourra recommander les eaux ferrugineuses alcalines et le séjour dans des montagnes d'une altitude moyenne.

Observations.

Une dame de Lyon, âgée de 25 ans, à corps bien développé, quoique grêle, vint à nos bains pour se faire traiter d'une affection bien caractérisée de ce genre et dont elle souffrait depuis deux ans. Pendant mes visites régulières qui se faisaient chaque matin vers dix heures, je rencontrai toujours la malade dans l'état décrit plus haut avec une pulsation abdominale très forte et en harmonie rhythmique avec les pulsations cardiaque et artérielle, pulsation qui partait d'un gonflement limité et profond, située sur le parcours de l'artère aorte en sorte que je crus pendant quelques jours avoir affaire à un anévrisme. Le cinquième jour je visitai la malade dans l'après-midi et je la trouvai libre, la pulsation et le gonflement avaient disparu. L'observation démontra alors que les paroxysmes duraient de 8 heures du matin à midi et disparaissaient ensuite. Des bains thermaux ordinaires tièdes et des douches en pluie sur l'abdomen et la région sacrée dissipèrent complètement la pulsation abdominale, au bout de 15 jours.

La comtesse de B.., française, de constitution délicate et grêle, âgée de 25 ans, mariée depuis six ans, sans enfants, vivant dans des conditions très heureuses, d'un tempérament vif, à peau transparente, à cils très longs, à regard mélancolique et languissant perdait depuis trois ans, peu à peu, ses forces physiques. Bientôt survinrent de la faiblesse musculaire, de la dyspnée, de la faiblesse pulmonaire, des irritations qui faisaient naître la toux et de la difficulté à parler ; le timbre de la voix, la force visuelle des yeux et les formes arrondies de son corps diminuèrent et en même temps l'enjouement du caractère et la sérénité de l'esprit ainsi que les forces intellectuelles en général. Le sommeil ne délassait plus, une prostration générale envahissait la malade et la marche était devenue impossible, il fallait porter la malade partout. Le pouls était petit, filiforme, la peau transparente, blanche ; point de transpiration ; défécation paresseuse, urines claires, appétit disparu et flueurs blanches bénignes entre les périodes menstruelles de plus en plus éloignées. La malade passait les mois d'hiver dans une des contrées les plus renommées de la France et le plus fréquentée par les malades, surtout par les phthisiques, aux côtes maritimes du sud-ouest; cependant un des médecins les plus habiles de Genève qui la traitait depuis deux ans en été, l'envoya à Baden, en lui recommandant de prendre un bain tous les jours. Deux bains, d'une demi-heure chacun, la mirent dans un tel état d'excitation que son mari, craignant pour sa vie, vint demander mon secours. Je prescrivis quelques jours de repos et des remèdes calmants légers, puis on recommança le traitement thermal: l'eau thermale des bains fut d'abord mélangée de moitié d'eau de rivière et le bain ne dura que 7 minutes ; malgré cette modération au début, le bain sembla encore produire de l'excitation. Au bout de peu de jours les bains furent supportés, on diminua la quantité d'eau de rivière et l'on prolongea la durée des bains jusqu'à 20 minutes. A partir du septième jour la malade s'exposa à l'influence des gaz dans l'antichambre des bains de vapeurs, d'abord pendant un quart d'heure et peu à peu pendant une heure. Lorsque l'on redoutait un effet trop actif, on faisait une interruption d'un jour. La malade se remit rapidement et put après un séjour de trois semaines faire à pied des promenades très courtes à l'air libre et fréquenter de nouveau la société. De légères douches en pluie sur tout le corps favorisèrent la cure, de sorte que la malade si épuisée d'abord fut bientôt convalescente et fortifiée de façon à pouvoir même gravir les montagnes et qu'elle quitta avec reconnaissance Baden au bout de 7 semaines. L'année suivante, son mari m'annonça qu'elle était devenue mère d'un garçon bien portant et que depuis la cure thermale à Baden elle jouissait d'une santé parfaite.

II. Paralysies.

Ce n'est point dans un ouvrage balnéologique que l'on peut décrire les phénomènes physiologiques qui sont la cause primitive de la paralysie et qui ont été découverts par l'anatomie pathologique moderne. Nous nous bornerons donc à consacrer notre attention spéciale aux phénomènes pathologiques qui ont leur importance au point de vue du traitement thermal.

Les maladies nerveuses qui ont pour cause une *diminution de l'irritabilité* ont ordinairement pour résultat des paralysies plus ou moins apparentes. La plupart des malades qui viennent chercher secours à nos thermes présentent des affections des nerfs moteurs. Dans la plupart des cas ces affections sont la conséquence de maladies ayant leur siège dans les centres nerveux, soit dans le cerveau ou dans la moëlle. Dans d'autres cas, elles apparaissent comme affections des nerfs périphériques occasionnées par d'autres maladies comme le rhumatisme etc. D'autres paralysies sont produites par des intoxications et particulièrement par le plomb, l'arsénic etc. Enfin elles sont encore quelquefois la conséquence d'influences mécaniques (lésions traumatiques) qui n'agissent point toujours uniquement sur des nerfs périphériques isolées, mais souvent aussi sur le cerveau et la moëlle.

Lorsque les phénomènes paralytiques partent du cerveau, surtout après une attaque d'apoplexie, il est toujours prudent de ne point entreprendre la cure thermale trop tôt, mais d'attendre deux ou trois mois avant de la commencer.

Les phénomènes paralytiques se montrent dans ces cas du côté opposé à l'affection cérébrale sous forme de paralysie unilatérale (Hémiplégie). Lorsque l'attaque d'apoplexie à été intense toute la moitié du corps est atteinte en même temps; ce ne sont point les extrémités seules, mais même la face et la langue. La moitié de la face devient flasque et pendante, la moitié saine de la langue garde seule la faculté de se mouvoir et la partie affectée la suit automatiquement; la parole est bégayée et la prononciation des mots entravée. Les extrémités supérieures ne sont point seulement prises de paralysie, mais il y a encore fréquemment une rigidité spasmodique des muscles, surtout des fléchisseurs. Ce dernier phénomène diminue pendant le bain et cesse souvent complètement pendant le sommeil. Aux extrémités inférieures ce sont les muscles extenseurs qui deviennent rigides et prédominent sur les muscles fléchisseurs détendus; c'est ce qui produit alors la raideur de la jambe et force le malade à la traîner pendant la marche.

L'amélioration débute d'abord par la face et par la langue et se prononce plutôt aux extrémités inférieures qu'aux supérieures.

Certains cas qui se présentent au traitement balnéaire sous la dénomination d'aploplexie légère, doivent être considérés, en général comme paralysie locale de nerfs périphériques isolés; car, le plus souvent, on ne peut constater qu'il y a eu précédemment une affection cérébrale.

On ne peut attendre d'une seule cure thermale ni amélioration très évidente, ni surtout guérison, des paralysies partant du cerveau. Ce n'est que par des cures répétées que l'on peut espérer des résultats marqués. Aussi est-il rationnel de ne point pousser la première cure trop activement et de l'entreprendre au début avec la plus grande prudence, de peur d'entraver la résorption du foyer apoplectique qui pourrait ne pas être achevée et d'un autre côté pour ne point activer trop fortement la circulation générale. On débute par des bains courts et tièdes ($+25$ R.) et l'on passe ensuite à des douches très légères sur les parties paralysées. Lorsque les cas sont déjà anciens et que la paralysie est très prononcée, ou lorsque la cure est répétée, on peut agir plus activement, surtout localement. Il faut éviter la réaction thermale qui pourrait produire une surexcitation et il est aussi prudent, lorsque la cure doit durer plusieurs semaines, d'y faire intervenir de temps en temps de courtes interruptions. On peut considérer comme remèdes adjuvants la friction et le massage, pendant le bain, des parties paralysées. Il est nécessaire de bien aërer le cabinet de bains et ne point négliger d'appliquer des compresses froides sur la tête, pendant le bain, lorsqu'il y a tendance aux congestions. Il est évident aussi qu'une diète régulière et l'entretien de la liberté du ventre sont d'une grande importance ; il faut aussi éviter de fatiguer les parties atteintes. Les essais d'extension, même au moyen d'appareils mécaniques, des muscles contractés, sont souvent d'une très grande utilité.

Les paralysies occasionnées par des *maladies de la moëlle épinière* se présentent sous divers aspects selon la nature et le siège de la maladie.

Les causes qui les produisent généralement, sont : des inflammations chroniques et des exsudats dans le canal vertébral, des altérations de tissus, des lésions traumatiques.

Le phénomène prédominant est une paralysie des deux côtés (Paraplégie). Le mouvement volontaire est plus ou moins entravé quelquefois tout à fait suspendu : la paralysie atteint ordinairement les parties situées au-dessous du point malade de la moëlle. Lorsque le siège occasionnel de la paralysie se trouve à la région sacrée, les phénomènes paralytiques se rencontrent surtout aux extrémités inférieures et aux muscles du bassin : lorsque c'est à la région dorsale, il se joint aux phénomènes cités des symptômes du côté des voies urinaires comme p. ex. une impuissance, plus ou moins déclarée, de retenir les urines, de la faiblesse ou de la paralysie de la vessie qui manque de la force nécessaire pour expulser convenablement les urines ; de la faiblesse dans les muscles contricteur de l'anus ; de la lenteur dans les mouvements de l'intestin etc. Quand la partie dorsale supérieure de la moëlle est attaquée, les bras sont aussi paralysés ainsi que les muscles de la poitrine et du cou, il en résulte de la difficulté dans respiration et dans la déglutition.

Les phénomènes paralytiques ne se bornent pas toujours aux nerfs moteurs, ils peuvent s'étendre aussi aux nerfs de la sensibilité.

Le traitement thermal est en général identique à celui que nous avons décrit plus haut. Il y a cependant cette différence qu'il faut fonder ses plus grandes espérances sur l'emploi des douches appliquées d'une façon plus ou moins intense selon l'individualité du malade et le progrès de la paralysie, ou sur la douche écossaise appliquée non pas seulement sur les extrémités, mais sur le dos et à la plante des pieds. *) Lorsque pendant son emploi il naît des symptômes spasmodiques en certains endroits, il faut la modérer. En général, on peut employer des bains chauds (de 27° à 28° R.) et de presque une heure de durée. Lorsqu'une faiblesse générale n'interdit point l'emploi des bains de vapeurs gazeux, leur usage modéré favorise le traitement thermal, en stimulant les nerfs cutanés ou peut être en agissant sur le développement de l'électricité normale, qui est ordinairement altérée, c'est-à-dire amoindrie dans ces affections. Il est très recommandable d'employer des frictions pendant les bains et le massage après ; on peut aussi conseiller l'emploi prudent d'un courant électrique sur la partie principalement affectée et le long de la colonne vertébrale, mais il ne faut l'appliquer ni trop souvent ni trop fort et seulement pendant quelques minutes. Dans quelques cas j'ai vu d'excellents effets produits par l'acupuncture: j'ai vu, dans des cas très intenses, succéder à l'emploi de ce moyen un soulagement rapide et même une prompte guérison, lorsque la cause de la maladie était de nature traumatique.

La paralysie rhumatismale n'attaque ordinairement que des parties musculaires isolées. Nous avons communiqué plus haut, au chapître des rhumatismes, et des rhumatalgies tout ce qu'il est nécessaire de savoir quant au traitement thermal de cette affection, surtout au point de vue de l'usage si bienfaisant des bains de vapeurs gazeux.

Lorsque les nerfs de la face sont paralysés, que cette affection soit produite par une névralgie faciale ou par un refroidissement, auquel cas elle se présente fréquemment avec la rapidité de la foudre, la paralysie ne se borne généralement pas aux nerfs moteurs des muscles, mais elle se propage aux nerfs sensibles de la peau extérieure et intérieure. Les bains de vapeurs gazeux produisent souvent dans ces cas une amélioration des plus rapides. Nous avons cité de ces cas dans le chapître destiné aux rhumatismes.

Nous voyons souvent recourir à nos thermes des personnes prises de paralysies à la suite d'intoxications, surtout par le plomb

---

*) Nous renvoyons le lecteur à la description des phénomènes qui se présentent pendant l'emploi de la douche écossaise (p. 49).

ou par l'arsénic; à côté des phénomènes généraux, la paralysie se prononce surtout dans les muscles des extrémités supérieures, dans l'intoxication par le plomb ; dans l'intoxication arsénicale ce sont plutôt les muscles des extrémités inférieures qui sont atteints. L'usage interne de l'eau thermale, même en quantité considérable et de bains thermaux chauds et prolongés amènent souvent un résultat surprenant et prompt.

Il y a des cas où il apparaît des paralysies de muscles isolés ou même de tous les muscles d'une extrémité, à la suite de contusions. A cette occasion nous rappellerons plusieurs observations, où des articulations dont le pourtour avait été fortement contusionné, se sont luxées spontanément (hanche, épaule) après des semaines ou des mois, sans aucun phénomène inflammatoire et sans douleur, rien qu'à la suite de l'affaiblissement occasionné par la contusion. L'usage de douches secondées par des bains et la position du membre malade dans son attitude normale surtout après le bain et la douche, ramenèrent la tonicité des muscles amaigris et relâchés à son état normal et guérirent enfin la luxation spontanée ainsi que les phénomènes de la paralysie locale.

Il vient aussi chez nous un grand nombre de malades atteints d'atrophie de la moëlle (Phthisie dorsale). Cette maladie peut être une conséquence affections qui entrainent après elles des paralysies, surtout celle du nerf spinal: elle peut aussi paraître comme maladie spéciale et essentielle, Etisie.

Nous nous contentons de même ici de signaler simplement les phénomènes symptômatiques qui se présentent comme manifestations de l'affection de la moëlle épinière: état de faiblesse, phénomènes de paralysies attaquant peu à peu les nerfs moteurs et sensibles, frissons légers et fugaces dans les régions lombaires et sacrées, souvent aussi douleur obtuse dans cette dernière, sensation de ligature entre la poitrine et l'abdomen, faiblesse et tremblements aux extrémités inférieures surtout pendant la marche, les muscles extenseurs dominent les fléchisseurs. La marche devient incertaine, les pieds s'écartent et il semble que le malade les projette, surtout dans la descente; elle devient enfin impossible sans le secours d'autrui. Selon les fibres nerveuses atteintes, la paralysie attaque plus ou moins, soit la motilité, soit la sensibilité, ou les deux fonctions à la fois; souvent ont peut pincer ou piquer le malade aux pieds ou aux cuisses sans qu'il en éprouve la sensation: d'autres fois la sensation persiste, mais la volonté ne parvient pas à se faire obéir par les muscles moteurs et la marche est complètement abolie. Bientôt apparaissent des symptômes de paralysie vésicale. Il se produit des pertes séminales par la plus légère excitation sexuelle qu'elle soit physique ou mentale, et même pendant le sommeil. Le caractère devient hypochondriaque, l'appétit se perd, les fonctions intestinales sont irrégulières ; des spasmes, des congestions hémorrhoïdales, une peau froide, sèche et pâle, une figure vieillissante, la résorption du tissu cellulaire et enfin une fièvre lente accompagnent la maladie. Dans certains cas rares les extrémités supérieures sont aussi atteintes.

Le traitement thermal se composera, selon l'individualité du malade et la période de la maladie, de bains frais : toutefois le malade ne doit jamais y ressentir de frissons ni y séjourner jusqu'à la fatigue, mais il doit quitter le bain avec un sentiment de bien-être. C'est de l'emploi des douches qu'il faut attendre les meilleurs résultats: on les emploie soit en pluie sur tout le corps, soit en colonne sur le dos et les extrémités inférieures. Les affections déjà avancées exigent l'emploi de douches écossaises et même d'affusions chaudes sur les extrémités inférieures. Il faut éviter, en tout cas, la surexcitation.

La plupart des cas se présentent chez des hommes à la fleur de l'âge. Le plus souvent c'est l'excès des juissances sexuelles et en particulier l'onanisme qui sont les causes de la maladie. Dans ces derniers cas on n'obtient ordinairement que des résultats peu satisfaisants de la cure thermale, ce qui tient probablement à la persévérence de la cause qui produit la maladie. Chez les femmes, outre les excès sexuels, des couches nombreuses et trop rapprochées, ainsi qu'une sécrétion trop abondante de lait peuvent donner lieu à l'affection, surtout chez des personnes déjà faibles naturellement.

Parmi les maladies dont le caractère fondamental est une faiblaisse nerveuse, accompagnée souvent de phénomènes paralytiques momentanés, il faut ranger *le spasme des écrivains*. Dans cette affection les doigts sont souvent pris de faiblesse subite lorsqu'elles veulent conduire la plume et la laissent ainsi échapper; et cependant ces mêmes organes, ainsi que la main, ne manquent pas de leur force habituelle pour exécuter d'autres travaux, et leur sensibilité n'est nullement lésée. Lorsque la maladie est à son début, des bains locaux et des douches légères promenées sur la nuque, sur le bras et la main amènent sóuvent de l'améliòration et même la guérison : mais lorsque la maladie est très développée, ou dure depuis longtemps, elle résiste à tout traitement thermal. *)

On obtient des résultats plus favorables de l'emploi de la cure thermale dans le *tremblement des membres*. Lorsque cette affection est la conséquence d'une faiblesse générale ou un réflexe d'autres névralgies déjà citées, la cure thermale sera dirigée d'après les indications fournies par la maladie fondamentale.

Il n'est point nécessaire de faire remarquer qu'une atrophie plus ou moins caractérisée termine ces affections : cette atrophie n'exclut point un traitement thermal énergique. Mais lorsque l'atrophie ou la faiblesse sont produites par un âge avancé, il ne faut entreprendre que des cures très courtes de peu de jours et n'employer que des bains très courts et d'une température modérée et agréable, pour relever, pour ainsi dire, les forces vitales tombées. C'est dans cette intention qu'au printemps et en automne beaucoup de vieillards viennent à nos sources. Mais si l'on voulait raviver la flamme presque éteinte de la vie en y versant trop brusquement, un aliment trop abondant, on risquerait de l'éteindre en un clin d'oeil.

Observations.

Monsieur ***, marié depuis plusieurs années, sans enfants, obligé par ses fonctions de mener une vie sédentaire, d'une constitution délicate, et âgé de trente et quelques années, souffre depuis deux ans des symptômes d'une phthisie dorsale qui allait en augmentant malgré les soins médicaux donnés (on n'avait cependant pas employé la cautérisation, ni de remèdes irritants externes, comme vésicatoires etc.) — Au bout de deux ans il eut recours à nos bains. Lors de son arrivée les extrémités inférieures étaient presque paralysées tant pour la mobilité que pour la sensibilité, elles étaient maigres et flasques etc., la sensibilité était émoussée et

---

*) On peut écrire en se servant de toute la main et cependant un temps assez long, lorsqu'on enveloppe le porte-plume avec une pelote qui s'adopte bien dans la paume de la main.

obtuse; la digestion extraordinairement paresseuse, l'urine ne s'échappait que par un jet faible ; il y avait de l'oppression à la poitrine, le décubitus dorsal était fatiguant et même douloureux et les phénomènes que présente la maladie, au point de vue sexuel, étaient très marqués.

Des bains courts et frais, puis des douches fraîches sur le dos, prolongées peu à peu, enfin l'application de ventouses sèches le long du dos et des nerfs sciatiques, amenèrent au bout de 15 jours une amélioration dans les fonctions de la poitrine et du bas ventre: l'amélioration était moins marquée pour les extrémités inférieures. J'employai l'acupuncture le long de la colonne vertébrale et plus tard aussi le long du côté externe de la cuisse. Le malade se remit assez bien, au bout de quatre semaines, pour pouvoir, appuyé sur une canne, marcher sûrement et sans se fatiguer à une demielieue de distance. L'année suivante il répéta la cure, c. à d. les bains et les douches qui amenèrent la guérison.

Monsieur ***, homme très fort de quarante ans, horloger, se mit en une forte transpiration, en courant porter secours dans un incendie. Une pluie accompagnée d'un vent violent et froid, et contre laquelle il avait cherché un refuge sous un arbre, lui occasionna un fort refroidissement.. A partir de cet instant le malade ne put retourner à la maison que courbé et avec une faiblesse musculaire telle que les jambes lui refusaient presque leur service. Des remèdes diaphorétiques, des vésicatoires, des moxas etc. ne réussirent pas à entraver la maladie, et le malade fut bientôt paralysé aux extrémités inférieures, en même temps que la digestion et la respiration étaient fortement entravées. Pendant cet intervalle il se forma une très grande tumeur lymphatique que l'on fut obligé de percer et qui sécréta plus tard une lymphe purulente et affaiblit encore davantage le malade. Il se forma aussi une forte déviation de la colonne vertébrale (bosse) et le malade vint visiter nos thermes. Les bains et les douches amenèrent au bout de 5 semaines, ce malade si gravement atteint depuis des années, à pouvoir marcher au moyen de béquilles. L'été suivant le malade revint suivre un nouveau traitement thermal ; l'état de sa maladie était sensiblement amélioré dans l'intervalle; l'abcès est guéri. Après une seconde cure de quatre semaines le malade put se débarasser de ses béquilles. Simplement appuyé sur une canne, il peut faire des excursions et il peut même marcher sans canne sur un·plancher uni. La déviation vertébrale est elle-même considérablement amoindrie.

Monsieur ***, autrefois officier au service de la Russie et plus tard au service de Naples, d'une constitution robuste jadis et de santé florissrnte, fut atteint d'une faiblesse graduelle, d'amaigrissement et enfin de paralysie des extrémités inférieures. L'application répétée de moxas etc. entrava la marche de la maladie, mais n'amena aucune amélioration. A son arrivée à Baden les extrémités inférieures étaient complètement paralysées, immobiles et insensibles: le malade ne sentait ni les piquures d'épingle ni les pincements aux deux jambes. Deux bains d'une heure par jour, des affusions chaudes sur les extrémités inférieures et l'urtication amenèrent le malade, au bout de trois semaines, à pouvoir marcher avec l'aide d'une personne qui le soutenait. La sensibilité se régularisa aussi mais d'une façon singulière ; si p. ex. on pinçait le malade au pied, il percevait d'abord la sensation au haut de la cuisse, plus l'amélioration augmentait et plus aussi la distance entre la sensation éprouvée et la place lésée diminuait, jusqu'à ce qu'enfin la sensation devint tout à fait normale. Malheureusement le malade, qui depuis de longs mois n'avait quitté ni le lit ni la chambre, s'exposa en vêtement de nuit très léger et pendant une journée pluvieuse à un courant d'air en pleine campagne, contracta une pneumonie bilieuse, dont l'issue mortelle fut, en partie, occasionnée par l'affection de la moëlle ; car lorsque les symptômes de l'inflammation du poumon furent dissipés il se présenta une colliquation pulmonaire et enfin de la gangrène aux orteils et aux doigts.

Madame B...., mère de plusieurs enfants, était atteinte depuis plusieurs années de paralysie complète des extrémités inférieures et des muscles de la région lombaire de manière à ne plus même pouvoir s'asseoir sans qu'on lui soutint le dos. La paralysie avait été occasionnée par une phthisie dorsale (Tabes dorsalis). Madame B. vint enfin à nos bains chercher du soulagement à ses maux. On ne put découvrir de cause spéciale à sa maladie; cependant un de ses fils est atteint de scrofules des os qu'il n'à pu hériter du père, car celui-ci jouit d'une santé parfaite. La malade fit un traitement de cinq semaines, bains et usage interne de l'eau, et pendant ce temps elle se remit assez bien pour pouvoir marcher avec l'aide d'une servante qui la soutenait. L'amélioration augmenta encore un peu après la cure. L'année suivante la malade revint à Baden et une nouvelle cure la mit en état de marcher librement, au moyen d'une canne, sur un sol uni. Des anses en fer qu'on a maintenant scellé dans les murs de son habitation lui permettent de se soutenir et de parcouvrir ainsi sa demeure.

Conrad de l'Au, âgé de 32 ans, non marié, tisserand, fut blessé, il y a 42 semaines, en passant devant une maison que l'on abattait, par une poutre qui, en tombant, atteignit la région lombaire particulièrement du côté gauche. Le malade tomba, paralysé immédiatement des extrémités inférieures, ces parties avaient aussi perdu toute sensibilité au toucher. Pendant quinze jours il fallut sonder le malade et l'introduction de la sonde ne produisait aucune sensation sur lui: les selles étaient retardées et il fallait, pour ainsi dire, retirer les matières fécales par des moyens mécaniques, car les lavements ne pénétraient point et s'écoulaient immédiatement et les purgatifs étaient rendus par des vomissements. Le traitement médical entrepris parvint cependant à régulariser les fonctions intestinales en sorte que la défécation redevint normale, tandis que l'urine s'écoulait toujours involontairement. A l'arrivée du malade, après 36 semaines passées au lit, l'émission des urines était encore involontaire, les extrémités tout à fait insensibles, froides et totalement paralysées. Un cure thermale de 42 jours (bains tièdes et douches sur la région sacrée et les jambes) rendit le malade capable de marcher, même à de grandes distances au moyen de béquilles; l'urine peut être retenue pendant deux à trois heures et émise volontairement; les selles sont tout à fait régulalisées. Cet état se maintint jusqu'à la seconde année: le malade revint encore entreprendre un second traitement. Cette seconde cure et surtout l'emploi des douches tombantes froides alternant avec des douches chaudes sur la région sacrée, remit complètement le malade en sorte qu'il entreprit à pied le voyage de retour dans sa patrie.

K. R. du canton de St. Gall, âgé de 50 ans, souffrait depuis longtemps de goutte; depuis six mois ses extrémités inférieures sont paralysées, en sorte qu'il lui est impossible de marcher. Le 4 Août il commença le traitement thermal.

Ordonnance. Chaque jour deux bains; celui du matin d'une demie-heure d'abord, puis étendu à une heure et demie, le bain du soir prolongé jusqu'à une heure de durée. Pendant la seconde semaine une douche d'un quart d'heure, plus tard deux douches par jour sur les extrémités inférieures et sur la région sacrée.

L'amélioration se fait sentir peu à peu et le malade peut, à partir de la troisième semaine, marcher avec des béquilles et après la quatrième semaine le malade quitte l'établissement pouvant marcher librement.

J. W... de H., canton de Zurich, âgé de 34 ans, ouvrier de fabrique, de constitution faible et délicate, souffrait depuis environ six mois d'une paralysie du côté droit occasionnée par une attaque d'apoplexie. Malgré des soins variés l'hémiplégie resta stationnaire et le malade finit par avoir recours à nos thermes. On commença la cure par des bains courts et aussi frais que possible et par des frictions exercées sur le côté atteint. Il était nécessaire de prendre en considération les fonctions intestinales, car chez les malades de cette catégorie le début de la cure amène souvent de la constipation et les congestions qui en sont la conséquence se transforment fréquemment en récidives qui sont à redouter. C'est à cause de ce danger que l'on recommanda de boire l'eau thermale tout à fait rafraîchie et à très petite dose, le matin à jeun. A partir du sixième jour on employa la douche de deux en deux jours, dont la durée d'abord de cinq minutes fut portée à dix minutes plus tard.

Le résultat fut très favorable. Après 15 jours les mouvements devinrent plus libres et le malade, qui avait besoin d'une béquille et d'un aide qui le soutenait, put marcher seul, appuyé simplement sur une canne. Cependant il était encore obligé, en marchant, de poser d'abord le pied malade ou de le traîner après soi, pour laisser le poids du corps reposer plus longtemps sur la partie saine. Dès que le mouvement plus libre fut survenu, le malade put appliquer la douche plus sûrement et plus largement: il était assez bien rétabli la troisième semaine pour pouvoir espérer une guérison rapide et certaine. On recommanda avec instance au malade de prendre des bains frais et de n'user des douches qu'avec prudence et modération. Malheureusement le malade ne tint pas compte de ces conseils; il prit les bains trop chauds et trop longtemps et, tout à coup, le côté jusque là *sain* fut paralysé par une nouvelle attaque d'apoplexie. Le malade n'avait pour soutien dans ses mouvements que le côté précédemment paralysé, qui à peu près guéri, offrait un appui à peu près assuré. On renvoya le malade dans ses pénates en partie pour soulager le côté guéri, en partie pour que le malade put se soumettre à un traitement différent et nécessaire, puisque le traitement thermal n'était certainement point applicable avant quelque temps. Encouragé par le résultat favorable obtenu par la première cure thermale, le malade revint au mois d'Août de la même année pour se soumettre à un nouveau traitement, qui eut alors pour résultat une guérison complète

---

G. K.... de W., âgé de 51 ans, tonnelier, autrefois soldat au service de la France, s'habitua peu à peu à prendre des doses considérables d'opium, dont il s'était servi jadis avec succès comme remède palliatif d'une céphalagie (probablement conséquence d'un Delirium tremens). Il s'apperçut bientôt que ses forces vitales diminuaient considérablement et qu'à côté de cette affection générale, il se présentait encore une paralysie incomplète des extrémités. Le malade commença le traitement thermal le 13 Juin. L'usage de l'opium fut immédiatement interdit et l'on prescrivit un bain journalier du matin d'une demie-heure à prolonger peu à peu jusqu'à une heure et demie; tous les jours on donna une douche et l'on prescrivit au malade de boire trois à quatre verres d'eau thermale à sa température élevée; la troisième semaine on administra, tous les deux jours, un bain de vapeur pour stimuler la périphérie; la nourriture du malade consistait principalement en viandes et il n'eut pour boisson que trois huitièmes d'un maass de vin du pays, partagés en trois portions. Le malade quitta avec reconnaissance l'établissement des pauvres le 5 Juillet: il était tout à fait guéri et renonça désormais complètement à l'usage de l'opium.

Un campagnard, fortement constitué, autrefois plein de santé, âgé de cinquante ans passés, eut une attaque d'apoplexie qui produisit une hémiplégie et agit aussi sur les facultés intellectuelles : la parole était complètement abolie. Le médecin qui traitait le malade à la maison, parvint, après quelques semaines de traitement, à faire disparaître l'hémiplégie des extrémités, de sorte qu'il ne restait plus qu'un état de faiblesse, surtout dans le bras ; mais la faculté de parler était encore refoulée à l'arrière-plan, et le malade n'était capable que d'émettre des sons isolés, et cherchait à se faire comprendre par le langage des signes. Des bains généraux frais, des ventouses scarifiées répétées à la nuque, et la cure en boisson pour entretenir la liberté du ventre, tels furent les remèdes employés pendant la première semaine ; ils produisirent un résultat bienfaisant quant à la faiblesse, mais quant au langage il n'y eut point de changement. Pendant longtemps on fit des douches fraîches sur la nuque et le crâne pendant que le corps du malade se trouvait dans un demi-bain chaud. Le résultat fut surprenant; la faculté de parler revint peu à peu et je pourrais dire dans un ordre grammatical précis pour la succession des mots: le malade put en effet prononcer d'abord les verbes, puis les adverbes, plus tard les pronoms personnels, plus tard encore les noms communs (substantifs) et finalement, mais avec beaucoup de difficulté, les noms propres.

Nous avons communiqué plus haut (p. 127 et 128) des cas de paralysie rhumatismales.

Monsieur M...., homme de 50 ans passés, de constitution lymphatique, toujours bien portant, mais dont les facultés intellectuelles avaient été fatiguées depuis de longues années par ses fonctions d'homme d'état, eut une attaque d'apoplexie avec paralysie des extrémités du côté droit. La moitié de la figure et la langue étaient aussi atteintes. A son arrivée à Baden, la paralysie des extrémités inférieures était complète, la sensibilité était considérablement émoussée, les muscles fléchisseurs du bras et de la main étaient dans un état de contracture presque invincible, la parole entravée, balbutiante, la moitié de la face pendante, les mouvements du coeur réguliers, l'émission des urines et des selles retardée, le moral très affaissé et la faiblesse de la mémoire très évidente. Traitement prescrit: Bains courts et frais dans un cabinet aëré, fomentations fraîches et humides sur le crâne pendant les bains, douches tièdes sur le dos et les extrémités. La durée de la cure fut de trois semaines. Le résultat fut: légère amélioration du côté paralysé de la face; à la fin de la cure la contracture musculaire du bras, qui s'était améliorée dans les bains, était moins rigide. Au printemps suivant la cure fut reprise; les phénomènes pathologiques étaient restés les mêmes dans l'intervalle, qu'après la première cure. Ordonnance: Bains tièdes le matin, douches en jet, descendantes, dont on augmente peu à peu la durée et la température et qui sont administrées le soir; par mesure de précaution compresses froides sur la tête. L'amélioration devient évidente; le malade acquiert peu à peu la force de marcher seul et sans aide, cependant il traine encore la jambe; la motilité de l'avant-bras et des doigts est plus libre, les phénomènes paralytiques de la moitié de la figure ainsi que l'émission de la parole se sont améliorés. La troisième année la cure est renouvelée avec succès; le malade peut de nouveau écrire couramment avec la main droite. Il revint encore l'année suivante faire un court traitement thermal, et est guéri actuellement, sauf une marche un peu entravée, mais qui ne l'empêche pas de faire d'assez lointaines excursions, et une légère difficulté dans la prononciation des labiales.

Engorgements chroniques et indurations des glandes.

Un grand nombre de personnes atteintes d'engorgements chroniques et d'indurations des glandes, se rendent à nos bains, pour y subir un traitement thermal. Ces affections se rencontrent le plus fréquemment aux glandes cervicales ou à la glande mammaire des femmes. *L'engorgement chronique des glandes cervicales* se présente le plus souvent chez des individus jeunes et appartenant à la classe pauvre: il est ordinairement de nature scrofuleuse ou tuberculeuse. Les glandes engorgées sont mobiles dans un tissu cellulaire lâche: elles sont de diverse grandeur et se trouvent sous l'oreille, vers la nuque, sous le menton ou dans la région claviculaire, isolées ou réunies en groupes.

On ne peut leur appliquer le traitement thermal que lorsqu'il y a absence de phénomènes inflammatoires marqués et lorsque le malade n'éprouve point de sensation douloureuse par la pression. Ceci supposé, nous voyons que la résorption de ces engorgements est activée par des bains, par des fomentations et par l'eau en boisson: dans ce dernier cas on ajoute, à l'eau de nos thermes, un peu d'eau de Wildegg. Lorsqu'on veut appliquer la douche, il faut le faire avec une grande prudence, au point de vue de la chaleur, de la durée et de la force: il faut la suspendre dès que la sensibilité paraît augmenter. On ne peut point appliquer la douche lorsqu'il y a déjà ulcération partielle; dans ces cas, des fomentations permanentes sont d'une utilité incontestable, elles favorisent la granulation des plaies, et les bords irréguliers et tuméfiés de la plaie s'applanissent sous leur influence. Il faut aussi porter son attention sur la maladie fondamentale et à cet égard l'addition aux bains de sel marin, d'iodure de potassium ou de soufre est souvent d'une grande utilité. Qu'on n'attende point de résultats bien remarquables pendant la durée de la cure, mais l'effet ultérieur est souvent bien prononcé par suite des changements que les bains ont préparés dans l'organisme. Il est quelquefois nécessaire de répéter la cure. On fait bien aussi de suspendre, pendant plusieurs semaines après la cure thermale, tout traitement *local* par pommades ou par emplâtres etc.

Les engorgements glandulaires et les indurations de la glande mammaire chez la femme, sont de diverse nature.

Elles peuvent être produites par une inflammation précédente, p. ex. après la lactation (dans ce cas l'induration se montre ordinairement dans plusieurs lobules et souvent les conduits galactophores sont encore eux-mêmes sensiblement engorgés). Elles sont quelquefois le résultat de causes externes, de coup, de pression sur la partie: de la douleur et un développement rapide précédent *l'induration* avant que celle-ci ne devienne stationnaire: lorsque cette induration est isolée, elle est ordinairement de forme sphérique, et nichée dans la glande mammaire qui du reste est molle, ou dans le tissu cellulaire. Quelquefois il se présente plusieurs indurations isolées, d'autrefois un conglomérat de petites tumeurs miliaires résidus de l'inflammation antérieure. Ces tumeurs paraissent ordinairement élastiques au toucher. Les glandes lymphatiques sises dans le voisinage s'engorgent quelquefois au début, mais cet engorgement disparaît plus tard lorsque la tumeur est indurée. — C'est l'inquiétude qui amène ordinairement ces malades à nos thermes, et c'est avec plaisir qu'elles voient, ordinairement au bout de peu de temps déjà, diminuer ces tumeurs bénignes.

Le traitement thermal ne produit que des effets douteux dans les abcès profonds (où ordinairement les glandes lymphatiques situées en dehors de la glande mammaire sont aussi devenues malades par extension), dans les tumeurs graisseuses véritables du tissu cellulaire, ou dans les kystes profonds que l'on peut reconnaître à leur élasticité.

Il est bien difficile de juger de la nature véritable des autres formes d'induration de la glande mammaire : le décours de la maladie à partir de son apparition jusqu'à son complet développement, la constitution du malade, les dispositions héréditaires etc. sont des conditions essentielles pour arriver à un diagnostic juste.

Il y a aussi des engorgements de la glande mammaire qui se présentent dès le début sous forme d'induration et qui se développent lentement, insensiblement et sans douleur, de sorte que la malade ne les apperçoit quelquefois que par hazard lorsqu'elles sont devenues assez grandes et qu'elles subsistent déjà depuis longtemps. Lorsqu'elles ne sont point soignées, ou lorsqu'elles le sont sans succès, elles prennent une forme sphérique et acquièrent souvent un volume considérable. Elles apparaissent fréquemment sous forme d'un conglomérat de petits grains reliés entre eux, et semblables à des grains de riz. Elles se développent rarement du côté de l'enveloppe cutanée et lorsque le mamelon était refoulé vers la glande dans certains cas isolés, il n'était jamais adhérent et ce phénomène paraissait être un effet du hazard. J'ai observé un grand nombre de ces tumeurs, elles étaient la plupart du temps isolées, rondes ou oblongues, bien limitées, ne produisant point de saillie remarquable à la surface du sein, de la grandeur d'un oeuf jusqu'à celle d'un poing, et sans que les glandes de l'aisselle fussent altérées. La menstruation n'avait sur elles aucune influence, ou bien cette influence était modérée; elle y faisait naître une sensibilité très légère et un gonflement de la glande, à peine sensible, et se dissipant immédiatement après la menstruation. Parmi les nombreux cas que j'ai eu l'occasion d'observer, la plupart avaient atteint des femmes sans enfants, rarement des personnes non mariées; la plupart de ces malades avaient dépassé quarante ans. Chez aucune de ces malades je n'ai signalé d'aspect cachectique, mais plutôt une tendance à l'obésité; on ne pouvait pas non plus accuser une prédisposition héréditaire. Il était aussi impossible de savoir si quelque influence extérieure inaperçue était devenue la cause occasionnelle du développement de la maladie; cette opinion est probable, car plusieurs cas analogues ont pu être ramenés à une origine semblable.

L'effet de la cure thermale a généralement été favorable et même souvent extraordinairement bienfaisante dans les affections de ce genre. La résorption paraît, au début, se faire à la circonférance de la tumeur, et dans des cas particuliers on pouvait déjà constater au bout de quinze jours, une diminution de plusieurs lignes au moyen de la mensuration, le tissu cellulaire superposé à la tumeur devenait plus lâche et la tumeur plus libre et plus mobile. On peut aussi constater que la résorption s'étend aux tissus profonds, car la tumeur paraît, souvent au bout d'un temps assez court, plus aplatie, et lorsqu'elle formait une induration unique et compacte, elle se divise en parties plus petites (par résorption du tissu connectif condensé) qui a leur tour subissent les effets de la résorption. Les effets de l'action thermale étaient ordinairement prolongés, c. à. d. que la résorption se prolongeait encore pendant longtemps après la cessation du traitement. Le mode de traitement cónsistait à faire boire deux à quatre verres d'eau minérale le matin, et un à deux verres pendant la soirée. Depuis la découverte de l'eau iodurée de Wildegg, on ajoute au premier verre un tiers ou la moitié de cette eau minérale; ce mélange entrave l'action ordinairement purgative de nos eaux; il ne faut point non plus méconnaître l'action stimulante des bains sur le système lymphatique. La durée du bain du matin est réglée, d'après l'individualité du malade, de une heure à une heure et demie. Quant à la douche en colonne on ne peut l'appliquer, pendant la durée du traitement, que très faible, en direction oblique et seulement pendant peu de minutes. On applique pendant la nuit des compresses trempées dans l'eau minérale sur le sein malade; ces compresses sont recouvertes d'ouate et des taffetas ciré pour y maintenir la chaleur et l'humidité. Dès que la glande devient sensible on cesse le traitement local, et lorsque l'addition d'eau iodurée commence à fatiguer l'estomac, il faut interrompre, pendant quelques jours, son administration. Il faut éviter toute pression, même la plus légère, ce que l'on obtient en couvrant, le sein, pendant le jour, d'ouate ou d'une peau de cygne.

J'ai aussi observé des indurations de la glande mammaire qui, au début, ont le même mode de développement lent et presque inaperçu qui caractérise les tumeurs dont nous venons de parler; on ne pouvait point les ramener à une cause traumatique ou extérieure. Les malades étaient presque toutes d'un âge avancé et manquaient en général d'embonpoint. Les tumeurs ordinairement dures, quelquefois isolées, plus rarement multiples, ont ordinairement un bord aigu et sont plutôt applaties que sphériques. Leur surface est inégale, et présente lorsque la maladie est avancée, des saillies noueuses: leur agrandissement a lieu vers les téguments externes; souvent elles s'arrêtent, pendant un temps plus ou moins long, dans leur développement. Quoique un diagnostic absolu soit assez incertain, on les regarde habituellement comme étant de nature squirrheuse.

Dans ces cas nous avons aussi souvent constaté des résultats favorables, puisque l'induration diminuait, devenait moins dure et que ses bords s'applatissaient: dans quelques cas même la tumeur commençait à se diviser en plusieurs portions: dans d'autres cas le développement s'arrêta pendant un temps assez long, ou la réduction, déjà commencée, continua plus tard. Le traitement thermal est le même que celui que nous avons décrit plus haut, toutefois il faut éviter toute application locale de la douche. Il est très prudent de continuer pendant un temps assez long, l'usage de l'eau thermale, même refroidie, car ce sont ici les principes minéralisateurs qui paraissent avoir la plus grande activité. Lorsqu'il y a possibilité, on peut aussi appliquer l'eau minérale sous forme de compresses, continuées pendant quelque temps, d'après la méthode indiquée plus haut.

Mais lorsque l'accroissement de la tumeur se produit d'une façon continue vers la peau et que celle-ci prend un aspect livide et infiltré; que le tissu cellelaire sous-jacent disparaît, que la dégénérescence noueuse augmente et se transforme en ulcération et que les ganglions lymphatiques situés dans le tissu cellulaire de la poitrine et ceux de l'aisselle sont atteints à leur tour, alors il n'est plus douteux que l'on ait sous les yeux un cas de cancer (carcinôme). Ces cas *en tant que cancers,* excluent complètement tout traitement thermal.

L'usage de notre eau minérale soit en bains soit intérieurement, d'après les cas individuels, peut être mise au même niveau que celle des eaux que l'on recommande le plus dans ces cas, car elle contient une forte proportion de brôme, de fluorure de calcium, de lithium et de silicium. Or ce sont surtout ces principes qui sont considérés comme le plus efficaces dans le traitement des affections que nous venons de citer. Il est bon de ne point altérer ou arrêter complètement l'action ultérieure du traitement par l'usage de remèdes différents, surtout par des remèdes externes.

Nous ne pouvons nous empêcher de faire remarquer que, quoique dans la plupart des cas le traitement thermal ait eu des résultats très favorables, il y a cependant des cas où le même effet n'a point été produit, même quand une reduction appréciable de la tumeur s'était manifestée soit pendant le traitement ou quelque temps après. Souvent alors la maladie fait de nouveaux progrès, surtout lorsque la déformation carcinomateuse se fait reconnaître finalement.

Observations.

Madame de ***, qui avait déjà fait précédemment une cure thermale efficace à Baden pour une névralgie, y revint de nouveau. (Nous citons ici verbalement la notice de son médecin habituel.) „J'envoie cette fois-ci la malade à Baden à cause de deux affections "indépendantes l'une de l'autre, qui, je l'espère, subiront une modi-„fication favorable par l'emploi extérieur et interne de l'eau ther-„male. La première de ces affections est une névralgie gastrique „qui s'est manifestée il y a plusieurs années déjà et qui, quoique „souvent ameliorée par divers traitements, a toujours fini par „reparaître. A coté de cette affection il y a une faiblesse nerveuse „générale et par conséquent une disposition naturelle à la tristesse „et à l'inquiétude. Les divers symptômes qui ont exigé il y a „quelques années un traitement à Baden furent affaiblis et amendés, „mais leur retour exige une répétition du traitement.

„D'un autre côté l'apparition de plusieurs tumeurs glanduleuses „dans les seins semble exiger une application prudente de douches. „J'ai eu le bonheur de faire dissiper des tumeurs glanduleuses qui

„s'étaient développées ailleurs, au moyen d'onguents résolutifs, „mais celles qui existent encore sont plus volumineuses et ont „résisté à l'emploi des remèdes résolutifs.

„La malade est aussi souvent atteinte d'excitation bilieuse."

Les deux glandes mammaires étaient dures, noueuses; l'une d'entre elles était de la grosseur du poing et intimement réunie en quelques endroits à la peau, le mamelon était refoulé, mais la masse totale était encore un peu mobile. D'un coté les ganglions de l'aisselle avaient été consécutivement atteints et, quoique peu grossis, ils étaient un peu douloureux. La malade avait un aspect cachectique, grisâtre. Elle était mère de deux enfants déjà grands.

On appliqua des fomentations permanentes d'eau thermale tiède sur les seins indurés, puis on prescrivit l'usage interne de l'eau, des bains entiers, jusqu'à deux heures de durée, et enfin des douches glissant obliquement sur les tumeurs. Les tumeurs commencèrent à se ramollir après quinze jours, la peau qui les recouvrait devint plus libre et mobile, et les glandes de l'aisselle attaquées revinrent à l'état normal. La glande mammaire indurée se fondit à partir du bord, se divisa plus tard en plusieurs portions qui elles mêmes, après un traitement de sept semaines pendant lesquelles on avait fait une interruption de six jours, se réduisirent à un petit noyau de la grandeur d'une fève. L'année suivante la malade revint à la source et le léger résidu de l'année dernière disparut entièrement. — Les phénomènes névralgiques avaient complètement disparu.

Trois ans après une nouvelle tumeur partie de la profondeur de la glande mammaire se développa avec une grande rapidité: une nouvelle cure thermale, mais qui ne dura malheureusement que trois semaines, ramena bientôt l'induration à un état presque normal. La malade employa à la maison des fomentations locales de notre eau thermale et les nouvelles que nous avons reçues depuis, sont très rassurantes.

Un autre malade nous fut envoyée avec l'observation médicale suivante:

„Sa maladie consiste en un squirrhe du sein, qui après avoir „été enlevé par moi, il y a quatre mois, paraît vouloir se reproduire „dans la plaie par des indurations isolées. Depuis plusieurs années

„on remarquait, chez notre malade, qui a quarante ans passés, des
„indurations isolées de la grandeur d'une noix, dans le sein droit.
„La malade jouissait au reste d'une bonne santé et comme la
„menstruation était régulière et qu'il y avait absence complète de
„complications internes et en particulier de maladies utérines, on
„crut que son affection était de nature scrofuleuse, parceque cette
„maladie avait fait des ravages sur plusieurs membres de sa famille,
„Mais l'induration augmentait toujours, une tuméfaction succédait
„à l'autre, la douleur survint, la peau devint bleue, dure, inégale,
„présentait une fluctuation obscure et déjà l'action réflexe de l'affection
„locale menaçait d'attaquer l'organisme par la fièvre, lorsque l'am-
„putation du sein fut entreprise. Le sein pesait plusieurs livres,
„il était formé d'une substance cartilagineuse qui commençait à
„suppurer au centre; on avait enlevé les parcelles les plus minimes
„de substances squirrheuse ou suspecte. Pendant le premier mois
„la guérison de la plaie suivit une marche rassurante, la plaie
„diminuait et se remplissait de granulations de bonne nature, les
„douleurs avaient disparu, sauf quelques piqûres qui se faisaient
„sentir de temps en temps, et une peau cicatricielle de la largeur
„d'un doigt s'était déjà formée autour des bords de la plaie. En
„ce moment s'élevèrent en plusieurs endroits de la plaie des tumeurs
„verruqueuses, dures, indolores au toucher, qui, cauterisées, s'appla-
„tirent momentanément, mais pour reparaître plus grandes en suite.
„En même temps le tissu cicatriciel se corroda, les épaules et le
„bras devinrent douloureux et je résolus d'extirper aussi ces tumeurs.
„Mais bientôt l'une d'entre elles reparut et atteignit la moitié de
„sa grandeur primitive, puis une autre à une autre place et toutes
„les deux subsistent encore maintenant.

„Déjà avant l'extirpation de cette mamelle, le sein gauche pré-
„sentait quelques indurations tout à fait indolores et de même
„structure que celles de la mamelle droite, avant que celles-ci ne
„commencèrent à se développer si rapidement il y a un an.“

L'eau thermale fut employée en fomentations non seulement sur
la plaie, mais encore sur le sein gauche induré; l'on fit prendre
par jour deux bains tièdes d'une heure, et de deux jusqu'à quatre
verres d'eau en boisson.

La plaie qui était ouverte depuis quatre mois se recouvrit peu
à peu d'une peau cicatricielle et même le bourgeon supérieur s'en

était recouvert: la plaie resta dans cet état jusqu'au 21me jour, où la menstruation se montra et où il ne restait plus qu'une petite portion du bourgeon inférieur non recouverte. Alors, subitement au milieu de la nuit, la malade éprouva des douleurs, une liqueur jaune d'ocre et corrosive s'écoula de la place non encore cicatrisée et détruisit en trois jours toute la cicatrice formée: les bourgeons commencèrent de nouveau à s'accroître et la malade dut retourner chez elle. On lui extirpa à la maison les bourgeons malades et la plaie fut cautérisée au fer rouge: la plaie resta de bonne nature, mais ne guérit pas. La malade revint à Baden au printemps suivant, et le même traitement thermal appliqué précédemment, fut de nouveau mis en usage. Le 21° jour la plaie était complètement cicatrisée. L'induration de l'autre sein s'était dissipée dès le premier traitement et la cicatrice du sein amputé se maintient encore maintenant en bon état après plusieurs années.

Madame ..... de Paris, au début de la cinquantaine, depuis longtemps veuve sans enfants, débile et d'un tempérament nerveux, remarqua par hazard une tuméfaction dure dans un de ses seins, sur l'origine de laquelle elle ne put donner aucun renseignement. Pendant longtemps on employa l'iodure de potassium, l'iodure de plomb, le zinc etc., mais sans succès, et les médecins conseillèrent enfin à la malade de ne plus tarder à se faire opérer. Sur le conseil d'un clinicien distingué qui avait observé à diverses reprises les effets favorables de nos eaux, elle se rendit à Baden. L'induration plus grosse qu'un oeuf de poule, ronde et bosselée, était située au fond du sein amaigri: son bord interne était très rapproché du mamelon qui était refoulé. La tumeur était mobile en tout sens et manquait d'élasticité; sa surface paraissait inégale aux places où on pouvait la toucher; la malade, qui n'était plus réglée, était amaigrie quoique les fonctions digestives fussent régulieres; pouls faible, petit, malgré des palpitations cardiaques précipitées; le ventricule droit semblait un peu dilaté sans qu'il y eut toutefois de bruit anormal. Point d'autre affection des glandes. Ordonnance: Bain tiède d'une demi-heure tous les jours; au bout de quelques jours, douche en pluie oblique allant peu à peu jusqu'à 10 minutes de durée, compresses mouillées, chaudes, sur le sein malade; deux verres d'eau le matin et un verre le soir. Au bout

de quinze jours on put constater une légère diminution de volume
de l'induration et au bout de quatre semaines le pourtour s'était
retréci de plusieurs lignes. Retournée chez elle la malade continua
quelque temps l'usage interne de l'eau et appliqua encore, pendant
la nuit, des fomentations sur le sein. L'année suivante la malade
revint se soumettre à une nouvelle cure. La diminution de l'induration avait continué et la tumeur était réduite d'un tiers, la malade paraissait plus forte. Cure et résultat comme ceux de l'année
dernière. Lorsque la malade revint pour la troisième fois, la tumeur n'était plus que de la grosseur d'un oeuf de pigeon; il y avait
encore un noyau petit, mou, logé dans un tissu cellulaire mou et
élastique. Au début de la cure on avait ajouté aux premiers verres
une petite proportion d'eau de Wildegg, mais on fut obligé de
renoncer à ce mélange, au bout de peu de jours, parce qu'il produisait des troubles dans la digestion. Bains courts, de deux en
deux jours, ou alternance avec des douches locales. La quatrième
année on ne peut plus retrouver l'induration, mais une espèce de
tissu aplati, mou, vide au centre, de la grandeur d'une pièce d'un
franc et qui peut être considéré comme étant le tissu connectif de
la glande fondue. Il ne s'est point montré de récidive. Je n'ai pas
revu la malade depuis deux ans, mais on m'a annoncé que la
maladie du coeur a fait des progrès. — Elle est morte 13 ans
après, d'un catarrhe chronique de la poitrine et d'une faiblesse
générale occasionnés en partie par la commotion suite d'une chûte
et par l'affection du coeur.

Une dame, dans les quarante, bien portante sous tous les rapports,
à corps fortement constitué et enclin à l'obésité, eut, en faisant
un mouvement brusque, un coup sur un des seins, coup qui produisit une légère sensation douloureuse, mais bientôt disparue;
c'est pourquoi on négligea tout traitement. La malade n'aperçut
qu'au bout de quelques mois et par hazard une tumeur qui s'était
développée dans la profondeur, à la place frappée, mais sans occasionner de douleur. Alors on eut recours pendant longtemps à des
traitements qui n'eurent aucun résultat; la tumeur se développait
toujours davantage. Au bout de deux ans, pendant lesquels la
santé générale de la malade n'avait point souffert, elle vint se
présenter à nos thermes. La tumeur était de la grosseur d'un poing,

mobile, élastique et paraissait granuleuse au toucher, à bords diffus, le tissu cellulaire adjacent était mou et mobile et le mamelon n'avait point contracté d'adhérence avec la tumeur. Ordonnance: Eau en boisson, bains, douches locales légères. La tumeur se ramollit peu à peu, ses dimensions diminuèrent, l'aspect granuleux devint moins évident. Après un séjour de quatre semaines la malade retourna, consolée, dans sa patrie et vit avec joie, sans faire de traitement ultérieur, disparaître sa tumeur. L'année suivante elle éprouva par hazard un nouveau choc à la même place et les mêmes phénomènes se reproduisirent: des cataplasmes de cigüe, des frictions mercurielles, des remèdes iodés furent employés en vain. Le même traitement thermal suffit pour ramener de nouveau une santé parfaite.

Chez Madame de L...., il s'était produit rapidement une induration noueuse du sein. Cette dame a passé soixante ans, elle est petite et maigre, à teint pâle et jouissait autrefois d'une bonne santé; elle avait toujours eu des couches sans accidents. Il n'y avait point de maladies glandulaires dans sa famille. La tumeur du sein se développa rapidement dans le segment inférieur de la mamelle surtout du côté du sternum: elle est de la grosseur d'un petit poing, mobile, noueuse, le bord en est aigu, sauf vers le sternum, la surface légèrement rugueuse, le mamelon et son pourtour sont mobiles et libres. Il n'y a point de douleurs, même lorsqu'on exerce une forte pression. On remarque quelques petites glandes engorgées du côté de l'aisselle, la glande axillaire de ce côté semblait aussi un peu plus grande que celle du côté opposé. Le traitement employé jusqu'ici n'eut aucun résultat contre le rapide développement de la maladie. La malade apprit les résultats heureux obtenus par la cure thermale dans des affections de ce genre, et vint chez nous sans observation écrite de son médecin. Le traitement employé fut identique à celui que nous avons décrit plus haut; on ajouta seulement aux premiers verres d'eau une légère proportion d'eau de Wildegg. Le résultat fut favorable, car après quatre semaines de traitement la tumeur avait diminué de plusieurs lignes, elle était plus élastique et semblait vouloir se diviser en deux lobes. Retournée à la maison, la malade continua jusqu'en hiver l'usage de l'eau thermale avec addition d'eau de Wildegg et en même temps, les compresses mouillées d'eau thermale. Elle vit encore pendant quelque temps la tumeur diminuer graduellement. L'année suivante elle revint faire un nouveau traitement. L'induration n'avait point augmenté vers la périphérie des bords, mais elle s'était développée vers la peau extérieure qui paraissait amincie et livide par places et était adhérente à deux mamelons superficiels de la tumeur. L'engorgement des petites glandes, situées au-dessus du sein, avait disparu. Comme il n'y avait plus de résultat heureux à prévoir et que la maladie pouvait arriver rapidement à l'état de cancer ulcéré, la malade demanda à être opérée. Elle se prépara à l'opération pendant quelques jours par l'usage interne de l'eau, par quelques bains courts et par une diète appropriée. On parvint facilement à extirper la tumeur et la peau malade, car il existait un tissu connectif lâche et nullement adhèrent entre elle et le muscle pectoral, qui lui-même était sain. L'hémorrhagie fut peu abondante. Les bords de la plaie qui avait quatre pouces de longueur, furent réunis par des sutures et du diachylum. Quelques heures après l'opération il y eut une légère hémorrhagie à l'angle supérieur de la plaie, hémorrhagie qui ne put être arrêtée par la compression, mais qui s'arrêta quand on passa une aiguille et qu'on fit une suture au point où elle s'était déclarée. La tumeur dépouillée de ces adhérences, était aplatie à sa base et se présentait sous forme d'une masse cancéreuse lardacée et compacte. La plaie guérit au bout de trois semaines. Arrivée chez elle la malade continua encore pendant quelque temps l'usage interne de l'eau thermale et les fomentations locales. Elle revint une troisième fois subir un traitement. La cicatrice était ferme et saine, la peau et le tissu cellulaire ne montraient aucune dégénérescence, il n'y avait point non plus de glandes engorgées au voisinage. Cependant en un point situé vers le sternum et près de l'endroit ou s'était faite l'hémorrhagie secondaire, le tissu cellulaire paraissait un peu condensé quoique la peau qui le recouvrait eut l'apparence normale. La maladie y ressentait aussi de temps en temps des douleurs lancinantes mais fugaces. On ne peut plus méconnaître qu'il se forme là une dégénérescence cancéreuse lente. On se borne au traitement interne, à des fomentations locales et à des bains courts et distancés. D'après des avis reçus ultérieurement les progrès de la maladie sont lents. Il résulte de cette observation que les résultats de la cure sont: résorption du tissu cellulaire hypertrophié, et des glandes lymphatiques atteintes sympathiquement; mais surtout, ralentissement dans la marche de la maladie cancéreuse qui autrefois se développait rapidement et qui reste localisée.

Madame ...., sans enfants, avancée dans les quarante, de constitution lymphatique, fut opérée à Paris d'une tumeur très grande du sein: elle vint une année après à nos thermes. Je ne pus rien apprendre sur la nature particulière de la tumeur, si ce n'est qu'elle s'était développée très rapidement à de grandes dimensions sans cause connue et que les médecins l'avaient prise pour une tumeur cancéreuse. L'inflammation adhésive avait duré pendant plusieurs semaines avec une suppuration abondante malgré les sutures exactement appliquées au bord de la plaie. L'état actuel nous fit voir une cicatrice de plus de 6 pouces de long et de 2 à 3 lignes de largeur, qui se dirigeait obliquement par dessus le milieu de la mamelle droite et qui était guérie sauf en quelques endroits. Le tissu cellulaire, situé à la partie supérieure à la cicatrice est fortement développé et présente un aspect dense et granuleux: cette structure est identique, selon la malade, à celle que présentait la tumeur au toucher. Cette partie conservée a déjà considérablement grandi, au dire de la malade, dans les derniers mois. A en juger par cette communication, la tumeur extirpée paraît avoir été une hypertrophie graisseuse. Depuis l'opération il s'est développé une dartre sèche (Herpes squammosus) qui envahit principalement la partie située au-dessous de la cicatrice jusqu'à la région de l'estomac et s'étend sur les côtés ainsi que sur la cicatrice même et sur le mamelon. Elle consiste en conglomérats squammeux de la grandeur d'un grain de millet ou plus grands, d'un jaune foncé, saillants; lorsqu'on les détache mécaniquement, on voit qu'ils sont situés sur un fonds rouge et saignant facilement. Là où ces conglomérats se trouvent sur la cicatrice, ils l'empêchent de guérir et mouillent les bandages d'une sanie jaunâtre ou même sanguinolante qui suinte de dessous les squammes. L'aggrandissement continu du lobe supérieur, la cicatrice qui ne parvient pas à guérison complète et la crainte de la malade de voir une maladie semblable se développer dans le sein gauche, telles sont les causes qui ont engagé Mad..... à se rendre à nos sources. La cure se borne à l'usage interne de l'eau thermale avec addition d'un peu d'eau de Wildegg et en compresses mouillées sur la cicatrice et les parties voisines. Au bout de quelque temps la dartre ne se forma plus, la cicatrice se retrécit sauf quelques points isolés et petits où il se formait encore quelques squammules que l'on pouvait facilement enlever. Le lobe supérieur qui s'était agrandi visiblement dans les derniers temps, devint plus mou et diminua d'étendue, probablement par suite d'une résorption commençante du tissu cellulaire graisseux hypertrophié, et sans que la malade ne maigrit en général. L'année suivante, au retour de la malade, on constata que la dartre avait disparu, sauf en quelques endroits isolés et de peu d'étendue: elle n'existait plus sur la cicatrice qui était ferme et retrécie. Le tissu graisseux du lobe, autrefois si développé, était considérablement réduit, et, dans le sein gauche on ne pouvait plus remarquer aucune trace de dégénérescence. On appliqua, pendant trois semaines, le même mode de médication. La malade revint depuis plusieurs années à nos thermes, plutôt par mesure de précaution que par nécessité. La cicatrice resta fermée et il ne se présenta plus d'hypertrophie du tissu cellulaire graisseux dans le sein autrefois malade, ni dans l'autre.

Des personnes atteintes de tumeurs ou d'induration de l'utérus ainsi que d'affections des glandes muqueuses du vagin, viennent souvent chercher secours à nos bains.

Quant aux tumeurs de l'utérus il ne peut être question pour elles d'un traitement thermal que lorsqu'il s'agit d'une hypertrophie. Dans certains cas très développés j'ai observé une résorption complète après des cures répétés; dans plusieurs autres j'ai vu la diminution s'opérer déjà pendant le traitement et la maladie s'arrêter plus tard dans son développement ultérieur. Malheureusement il nous manque les détails désirés sur la marche consécutive de la maladie dans un grand nombre de cas.

J'ai aussi observé, comme pour les hypertrophies utérines, un cas d'hypertrophie de l'ovaire gauche complètement résorbé: l'ovaire était assez volumineux, la personne malade était une française de 30 ans qui depuis a accouché à diverses reprises.

La médicamentation consiste en bains, en usage interne de l'eau, et principalement en douches extérieures (douches en pluie prolongées) quelquefois aussi en douches utérines. Chez les personnes robustes on employait aussi parfois l'eau de Wildegg, pour renforcer l'effet de la cure interne. Lorsqu'il y avait hémorrhagie inter-currente, on suspendait les bains et l'on employait des douches externes et des douches vaginales froides. Les résultats obtenus par nos sources montrent qu'elles peuvent être mises au même niveau que d'autres sources fondantes et résorbantes qui sont recom-mandées dans ces formes de maladie.

Le même résultat se produit *dans les tuméfactions et les indu-rations de la région vaginale.* L'emploi local de l'eau thermale, soit au moyen d'injections légères (Clysopompe), soit en facilitant l'accès de l'eau dans le vagin par des moyens quelconques pendant le bain, peut être considéré comme la médicaticon essentielle, en y ajoutant la cure modificatrice par boisson.

On range dans la catégorie des maladies qui ont besoin du même traitement thermal, les diverses affections des *glandes muqueuses du vagin,* hypertrophie, prurit, ramollissement de la muqueuse et infiltration du tissu cellulaire sous-muqueux et les ulcérations de nature non syphilitique. Souvent la guérison se fit très rapidement, même dans les cas où la cautérisation répétée, qui est maintenant devenue de mode en France, n'avait produit aucun résultat; il en était de même dans des cas de granulations.

J'ai vu des résultats très heureux se produire chez des hommes qui souffraient de gonflement de la prostate ou de l'épidyme, par l'usage de bainstièdes ou de douches locales (Sitzdouchen.)

La cure thermale est directement nuisible dans les tumeurs carcinomateuses de l'estomac.

Observations.

Une dame souffrait d'un polype utérin, qui s'était fait jour à travers la cavité du col utérin qu'elle avait fortement élargi. Ce polype avait un large base et avait donné lieu à tous les phéno-mènes qui accompagnent d'ordinaire cette maladie, tels que : écoule-ment d'un liquide sanieux et abondant: sensibilité maladive exa-gérée etc. Il s'était déjà représenté trois fois et avait été enlevé en dernier lieu par un des meilleurs opérateurs de France. Les

phénomènes concommittants et produits par le polype, persistèrent ;
le col de la matrice était ouvert, dur, gonflé, granuleux ; la matrice
affaissée était très sensible et une leucorrhée fatiguante et fréquemment mélangée de sang persistait continuellement. Une cure thermale
entreprise à nos sources et consistant principalement en douches
ascendantes utérines, en bains généraux et en un décubitus dorsal
prolongé dans le lit, surtout après la douche utérine, parvint à
enrayer les phénomènes concommittants. Le polype qui ordinairement n'avait besoin que de quelques mois pour se représenter, n'a
point paru encore actuellement un an et demi après la cure.

Une française très irritable, mère de plusieurs enfants, avait une
chûte de la matrice ; la portion vaginale était endurcie, fortement
gonflée et couverte d'excroissances assez considérables. La malade
éprouvait des coliques menstruelles très fortes, et était en proie
à des attaques hystériques et convulsives: dans les intervalles elle
avait une leucorrhée fétide et son moral était très affecté. Depuis
longtemps déjà on lui faisait subir un traitement général et local:
on l'avait entre autres cautérisée à différentes reprises, même au
moyen du fer rouge, mais sans résultat, et le port d'un pessaire
était devenu une nécessité. Une double cure en une seule saison,
mais avec un intervalle de repos, guérit complètement la malade.
La matrice se releva peu à peu, le col de la matrice reprit sa
structure et sa forme régulières, les excroissances et l'induration
disparurent ; on ôta le pessaire même pendant le voyage et, après
plusieurs mois, on nous annonça que la dame n'avait pas eu une
seule mauvaise journée. Il n'est plus question ni de pessaire ni
d'aucun autre remède employés contre cette ancienne maladie, car
de cette ancienne maladie il n'existe plus de traces, et avec elle a
disparu en même temps la sensibilité exagérée dont la malade était
atteinte.

Une dame délicate, élancée, mère de plusieurs enfants, souffrait
depuis longtemps déjà d'un gonflement de l'ovaire gauche facile
à constater et à délimiter ; il était rond et sensible à la pression
et avait soulevé la matrice de ce côté. Des sangsues, des frictions
et tout un appareil de médicaments fut employé en vain, le gonflement augmentait toujours. On employa pendant quatre semaines

la douche en pluie, surtout au pourtour de la partie affectée, et des bains généraux tièdes : au bout de ce temps la tumeur avait été réduite de plus des deux tiers et la sensibilité avait disparu.

Madame G....., âgée de 28 ans, pâle et de constitution délicate, vint le 12 Mai entreprendre une cure thermale. D'après la communication de son médecin, elle était atteinte de cancer utérin ; on ne put constater aucun trace de syphilis. Le vagin, surtout sa partie postérieure, était très gonflé, tuméfié, dur et douloureux au toucher, le col de la matrice était inégal et présentait des renflements en choufleur ramollis. Il y avait un écoulement de sanie fétide, épaisse et d'un brun foncé et les douleurs lancinantes fugaces qui caractérisent la maladie.

La malade prit deux fois par jour, jusqu'au 14 Juin, un bain d'une heure à une heure et demie. On lui recommanda de maintenir le vagin ouvert pendant la durée du bain afin de faciliter l'accès de l'eau et de lui procurer un contact direct avec les organes malades. C'est pour éviter toute excitation directe de la partie malade et pour observer les effets d'une médication thermale simple, dans des cas de ce genre, que l'on ne fit point d'injections. Après le huitième jour l'écoulement était blanc et avait perdu sa fétidité, les douleurs lancinantes n'étaient plus si intenses : au bout de quinze jours on put constater facilement une rétrogradation du mal et le toucher devenait déjà moins sensible. L'apparence extérieure de la malade s'améliora aussi visiblement. Le 14 Juillet la malade quitta l'établissement poussée par un désir invincible de revoir sa famille. L'examen des parties fit voir que la dégénérescence granuleuse était réduite de plus de moitié, que l'orifice utérin était plus mou et retournait à l'état normal, et qu'il était presque insensible au toucher : il ne s'écoulait plus de sanie et la leucorrhée était peu abondante : les douleurs lancinantes avaient disparu.

L'année suivante la malade revint aux thermes : l'amélioration de l'année dernière s'était maintenue. On reprit le traitement déjà employé et la malade put voir avec joie l'amélioration continuer. Une troisième cure enleva les restes de la maladie.

Il est difficile de décider si dans ce cas il y avait véritablement dégénérescence scirrheuse ainsi que les symptômes pouvaient le faire supposer au début, ou s'il n'y avait que des granulations se développant outre mesure : dans tous les cas, ni l'examen ni le résultat de la cure ne peuvent autoriser à admettre une dégénérescence polypeuse.

Maladie scrofuleuse.

Cette maladie, dans ses diverses formes, a pour base un vice de proportion dans les parties constituantes des liquides de l'organisme et surtout de ceux du système lymphatique. Tous les organes peuvent en être affectés, mais ce sont surtout les membranes muqueuses, les glandes et les os qui y sont le plus assujettis.

Chez les enfants prédisposés aux scrofules toute la tenue du corps est relâchée, le crâne est proportionnellement développé, anguleux, les yeux sont enfoncés, ce qui donne aux enfants l'apparence d'avoir une intelligence au dessus de leur âge. L'abdomen se gonfle, le foie et la rate surtout, la digestion est irrégulière, les évacuations sont muqueuses, tenaces, vertes ou mélangées d'aliments non digérés, ressemblant à un hâchis, et très fétides. Le corps devient maigre. Les malades sont disposés à des sueurs acides et à des affections catarrhales, souvent il se présente des sudamina, des teignes ou des éruptions à la face, enfin des écoulements d'un liquide corrosif par les narines. Lorsque la maladie continue, des symptômes pathognomoniques se montrent dans le système glandulaire. Les vaisseaux lymphatiques et plus encore les glandes se gonflent, d'abord au cou, à la nuque, puis aux aisselles, aux aînes et finalement on peut les constater aussi au mésentère. Ces glandes sont ordinairement indolores, mais peuvent passer à une suppuration lente et forment alors des ulcérations boursoufflées, tenaces qui pénètrent quelquefois profondément et peuvent occasionner de grandes destructions, des conduits fistuleux et même la carie osseuse. Les glandes conglomérées sont aussi quelquefois atteintes par la maladie, comme la parotide, le pancréas et même le foie : ces glandes se gonflent et s'endurcissent, de là résultent les déjections acides et les phénomènes biliaires. Souvent aussi les paupières et les membranes de l'oeil s'enflamment ; cette inflammation est accompagnée d'une photophobie particulière et de l'excrétion d'un liquide corrosif. Les conséquences de cette inflammation sont la myopie et la formation d'épanchements d'où il peut naître une vue trouble et même l'aveuglement. La membrane muqueuse du poumon est aussi fréquemment prise d'affection catarrhale chronique; chez les jeunes filles il se présente fréquemment des leucorrhées corrosives, à couleur verdâtre, enfin il se présente encore souvent une série d'affections cutanées de nature scrofuleuse comme teignes, furoncles etc.

Lorsque la maladie attaque les os, elle produit la rachitisme (maladie anglaise etc.) Les os se ramollissent, cèdent à la moindre pression et se courbent: les enfants n'apprennent pas à marcher ou n'ont point assez de force pour le faire: les extrémités articulaires grossissent, les os longs paraissent, au contraire, plus minces et les jambes se tordent. Les vertèbres dorsales sont aussi fréquemment attaquées et produisent des déviations de la colonne vertébrale. L'arrêt de développement corporel contraste dans la plupart des cas avec une maturité très précoce de l'intelligence.

Les affections scrofuleuses se présentent aussi à un âge plus avancé, surtout à l'âge de la puberté: elles sont produites par des dispositions héréditaires, ou sont la conséquence des maux de l'enfance ou enfin d'un genre de vie qui vicie les liquides de l'économie. Les symptômes prédominants sont: un nez gonflé avec écoulement chronique d'un liquide souvent corrosif, des lèvres épaisses, une inflammation chronique ou souvent renouvellée des paupières, des glandes cervicales gonflées et souvent des ulcérations.

La maladie est souvent transmise par l'hérédité, soit de parents scrofuleux ou tuberculeux ou atteints de cachexie syphilitique: son développement est favorisé par un air vicié ou une nourriture insuffisante etc. Elle se développe souvent après d'autres maladies, comme la rougeole, la scarlatine etc.; elle se montre par conséquent en ville comme à la campagne, chez les riches comme chez les pauvres.

Dans cette maladie on rencontre des altérations dans la masse des liquides, ainsi l'on rencontre dans l'urine un acide prédominant, non l'acide urique qui est azoté, mais surtout des acides végétaux (acide oxalique) chez lesquels prédominent le carbone et l'oxygène. Il est probable que cette relation dans le mélange et le manque de composés azotés se présentent aussi dans les produits de la maladie, la sueur, la sécrétion muqueuse et celle du pus. Les principes azotés ainsi que le phosphate de chaux disparaissent aussi dans les os; ceux-ci se ramollissent par conséquent et s'atrophient; en tous cas les proportions des principes chimiques de ces organes sont considérablement altérées.

Nos sources alcalines et azotées, contenant de l'iode, du brome, du sel marin, de la lithine etc. peuvent être employées avec avantage, pour modifier la masse des fluides, en favorisant l'absorption des principes qui manquent à l'organisme: outre que toutes les fonctions, et en particulier la circulation, sont fortement stimulées par la chaleur thermale de nos eaux. C'est surtout par la régularisation et l'excitation des fonctions de la nutrition que la guérison peut se produire. Lorsque les organes abdominaux sont ramenés à leurs fonctions régulières, que le mélange des principes chimiques des fluides redevient régulier, l'organisme entier peut rentrer dans son développement normal. Nos thermes répondent parfaitement à ces besoins et prennent place parmi les remèdes les plus efficaces employés contre cette maladie. L'emploi, dans ces cas, consiste à boire des doses plus ou moins considérables de l'eau thermale, selon l'âge et l'individualité du malade; puis en bains, d'une chaleur agréable, dont on prolonge peu à peu la durée, en douches abdominales, pour exciter les fonctions des organes et en lavements donnés à petite dose, pour favoriser l'absorption de l'eau, lorsqu'on juge à propos d'activer la sécrétion du foie. Lorsque les glandes sont particulièrement atteintes on favorisera la cure par l'addition de petites quantités d'eau de Wildegg. Chacun comprend qu'il faut éviter de produire tout phénomène de réaction thermale et que les bains devront être employés courts et à des intervalles convenables, chez les individus faibles. Que la nourriture soit principalement animale, de la viande crue hâchée et du vin rouge par exemple; des mouvements passifs à l'air libre, pendant la durée du traitement, seront aussi d'une grande utilité.

Des fomentations d'eau thermale rendent d'excellents services dans les ulcérations; on fera bien de les continuer encore après la cure principale comme traitement secondaire.

Nous nous contenterons de citer une seule des nombreuses observations que nous possédons sur cette maladie. Nous transcrivons littéralement le récit et l'opinion du médecin qui traitait le petit malade :

„Le petit garçon de Mr. St… de W…r a déjà plus de deux „ans. Je l'envoie à Baden avec l'espérance que les eaux thermales „revivifieront et fortifieront les fonctions assimilatrices afin que la „masse des fluides de l'économie soit améliorée et que la tonicité „puisse renaître dans le système musculaire et osseux. Comme „vous le verrez au premier coup d'oeil, cet enfant est rachitique „et enclin à des obstructions et à la constipation : il a aussi une „disposition marquée à gagner des catarrhes et le coryza. Il n'a „point manqué de soins médicinaux ni hygièniques et je suis fermé- „ment convaincu qu'il serait déjà longtemps dans la tombe, sans „les soins assidus dont il jouissait à la maison. L'enfant était „faible dès sa naissance; sa mère est morte immédiatement après „les couches, par suite d'épuisement et d'une fièvre hectique précé- „dente.“ La tête du petit garçon était très grosse; les fontanelles, qui s'étaient fermées très tard, étaient applaties ; l'abdomen était volumineux, le foie gonflé, la peau présentait une teinte jaune ictérique, les extrémités étaient courbées et amaigries, les condyles gonflés : il ne pouvait marcher et s'affaissait dès qu'il était debout.

On fit prendre au petit malade deux bains de vingt minutes tous les jours; pendant le bain on faisait sur l'abdomen des affu- sions d'eau thermale au moyen d'un arrosoir de jardin élevé d'environ six pieds, après quoi on massait légèrement le ventre : le malade prenait aussi, plusieurs fois par jour, de petites doses d'eau thermale. Bientôt il y eut des évacuations abondantes, bili- aires et muqueuses, l'abdomen s'affaissa, la couleur de la peau s'éclaircit, l'appétit et la digestion revinrent à l'état normal. Le traitement thermal dura quatre semaines et fut répété vers la fin de l'automne, mais pendant un temps très court. Depuis, cet enfant débile est devenu, en grandissant, un homme robuste.

Affections utérines.

(Troubles de la menstruation, flueurs blanches, chûte de la matrice, stérilité.)

Lorsque la *menstruation n'apparaît point* à l'âge de la puberté, cet arrêt est ordinairement accompagné du manque de développement des autres fonctions sexuelles, occasionné soit par une composition viciée des liquides de l'économie, soit par une faiblesse générale. Les causes habituelles de cette affection sont: une éducation trop précoce et pour ainsi dire en serre chaude de l'intelligence aux dépens de l'éducation physique; des habitudes sédentaires prolongées et une mauvaise nourriture. Nous avons observé de ces cas produits par l'apparition rapide de maladies goutteuses avec dépôts abondants dans les articulations (p. 96). La maladie est ordinairement précédée de troubles dans les organes digestifs, dyspepsie p. ex., par de la sensibilité et même par des douleurs dans les articulations, par des palpitations de cœur paraîssant de temps en temps. Dans ces cas l'usage d'une cure thermale est d'une grande importance. Nous passons sous silence d'autres maladies consécutives comme les névralgies etc.; et nous rappelons seulement que le manque de menstruation peut aussi dépendre d'un vice pathologique dans la composition du sang.

Les mêmes causes peuvent produire *la menstruation trop peu abondante,* ou bien ces causes font naître une sensibilité maladive qui se traduit en coliques menstruelles, en douleurs de reins, en difficulté d'uriner, en crampes d'estomac, vomissements, céphalalgie et même en phénomènes convulsifs. La maladie est ordinairement accompagnée de flueurs blanches qui affaiblissent les malades.

Les causes qui produisent la maladie sont: Vie sédentaire, corsets lacés qui occasionnent de la pression sur le dos et l'abdomen, nourriture peu substantielle, manque de cruor, refroidissements du ventre et des pieds en particulier, affections psychiques déprimantes, excitation sexuelle etc.

L'emploi de la cure thermale doit se modifier strictement d'après les individualités. Lorsque la sensibilité est développée, on ne doit employer que des bains courts et frais et des douches fraîches: la douche utérine ascendante produit de la surexcitation. Lorsque les malades sont dans un état de torpidité, on peut employer des demi-bains chauds, des douches chaudes sur la région du bassin, des douches au griffon et même quelquefois, lorsqu'il est possible, des douches utérines ascendantes. Lorsque la cause de la maladie est un état chlorotique ou anémique, les sources ferrugineuses méritent la préférence.

Lorsque la *menstruation est trop abondante* et prolongée, on ne peut employer le traitement thermal que quand cette affection est produite par de la faiblesse utérine telle qu'elle se développe parfois après de nombreux accouchements. Dans ces cas on peut attendre de bons résultats de l'emploi de douches générales fraîches, des douches utérines fraîches et de bains entiers très courts et tièdes. Lorsqu'il y a des hémorragies actives il faut interdire la cure.

Lorsque les *fleurs blanches* sont tenaces et colorées, elles sont ordinairement alliées à d'autres maladies, comme p. ex. à la goutte, ou à des maladies de l'utérus et du vagin; nous avons déjà parlé de ces complications. Cependant la maladie est quelquefois essentielle ou produite par une sensibilité locale violemment excitée.

Nous avons déjà rendu nos lecteurs attentifs à divers affections utérines produites par des altérations de tissu ou par une sensibilité maladive. Nous ajoutons que nos bains sont employés avec succès dans les déviations de la matrice et surtout dans la *chûte de cet organe*, qu'elle soit la conséquence d'un relâchement de ligaments, ou de couches laborieuses, ou qu'elle soit produite par un manque de tonicité des organes sexuels. Dans ces cas on emploie plus particulièrement des douches locales extérieures sur les organes génitaux *(Brause)*, des douches sur le bas ventre et la région sacrée, et souvent aussi, d'après les indications la douche interne, surtout pour la descente de la matrice.

Il est prouvé que toutes ces affections pathologiques peuvent entrainer *la stérilité*. La réputation antique de nos thermes, à ce sujet, est fondée, elle guérit la stérilité en éloignant les causes qui la produisent.

Maladies de la peau.

Nos thermes jouent un rôle secondaire dans le traitement des affections cutanées. Il ne vient chez nous qu'un petit nombre de malades affectés de ces sortes de maladies, car on préfère pour le traitement des sources véritablement sulfureuses ou des sources salines contenant de fortes proportions d'iode. Mais notre eau minérale produit cependant des résultats essentiels et remarquables dans ces sortes d'affections cutanées qui sont en relation de causalité avec des troubles digestifs. Dans ces cas l'eau minérale, en modifiant ces derniers, agit essentiellement sur la guérison des affections cutanées, comme p. ex. les dartres hémorrhoïdales, le prurigo de la vulve et de l'anus, le psoriasis abdominal, la goutte rosée, ainsi que différentes espèces d'eczema, de furoncles chroniques, d'herpes pseudo-syphilitique (qui n'apparaît point seulement au prépuce, mais qui peut se présenter au haut du pharynx et au voile du palais sous forme d'ulcères rongeants). La cure consiste essentiellement, dans ces cas, en cure interne, bains prolongés, quelquefois en douches ascendantes en lavement et en douches externes. Les dartres, surtout sèches, sont combattues avec avantage par des bains prolongés, par la miliaire thermale, par des bains de vapeurs et des douches locales. C'est ainsi que j'ai vu disparaître presque complètement une ichtyose, durant depuis de longues années, dans l'espace de 6 semaines: on avait employé des bains chauds prolongés jusqu'à 4 heures par jour et la cure interne avait été portée graduellement à 15 verres par jour. Un autre cas très développé, du même genre, et qui avait résisté à une foule de traitements, s'améliora considérablement sous l'influence de bains prolongés, de bains de vapeurs gazeux suivis de douches fraîches; la peau reprit ainsi la structure normale de son tissu et la conserva. Nous avons déjà fait remarquer que la miliaire balnéaire entrainait les autres formes de miliaire dans son évolution et qu'elle les amenait ainsi à leur déclin. L'urticaire chronique (ainsi que le pemphigus chronique) exige principalement l'emploi de bains de vapeurs suivis de douches fraîches.

Syphilis (affections pseudo-syphilitiques).

La cure thermale est nuisible dans les affections *syphilitiques* primaires.

Les formes qui se prêtent à un traitement thermal sont celles où la syphilis est entrée pour ainsi dire en combinaison avec des maladies pour lesquelles nos eaux thermales sont favorables, p. ex. la goutte, le rhumatisme. Dans ces cas la maladie combinée, étant combattue, la syphilis apparaît plus nette et plus susceptible d'être guérie par un traitement spécifique simple. C'est à cette catégorie qu'appartiennent particulièrement les formes secondaires. Il ne faut point perdre de vue que dans ces cas le malade cachectique qui a subi une cure thermale, a acquis une nouvelle vigueur. Quelquefois l'affection primitivement syphilitique a perdu son caractère spécifique et a revêtu, pour ainsi dire, la forme et le caractère d'une autre maladie, comme nous le voyons si souvent à la suite de traitements mercuriels prolongés, ou contraires au but, ou à la suite d'écart de régime pendant le traitement. Les ulcères syphilitiques passent alors facilement à des *ulcérations mercurielles*, ou il se produit un mercurialisme intense, même quelquefois une inflammation mercurielle des articulations. L'eau thermale détruit en peu de temps l'influence mercurielle et par là même les ulcères précédemment syphilitiques, mais qui se sont modifiés par la suite. Nous pourrions citer bon nombre de cas où des ulcères de cette forme ayant produit des destructions considérables et durant depuis des années, ont guéri au bout de peu de temps.

Lorsque l'affection syphilitique n'a pas été guérie radicalement par un traitement spécifique et qu'elle existe encore à l'état latent, la cure thermale la fait reparaître de nouveau: la maladie exige alors un nouveau traitement spécifique.

Nous avons déjà signalé plus haut les affections cutanées pseudo-syphilitiques dans l'article destiné aux maladies de la peau.

Nos sources sont, pour ainsi dire, une pierre de touche pour la syphilis et pour le résultat de son traitement. Dans les affections secondaires ou tertiaires un traitement combiné amène souvent les résultats les plus heureux.

Observations.

Mr. B..... de l'Amérique du Nord, grand, maigre, fortement constitué, âgé de 51 ans, qui, sauf une affection syphilitique, n'avait jamais été atteint d'une maladie importante, eut, il y a quelques années et sans cause connue, une *hyperémie* de la peau à la partie antérieure et interne de la cuisse gauche. Cette hyperémie atteignit peu à peu le tissu cellulaire sous cutané. La peau de la partie malade était très épaisse, d'un brun rougeâtre, brillante et couverte de tubérosités nombreuses, dures, rondes qui s'étaient évidemment développées dans le tissu cellulaire sous-jacent. Plusieurs de ces tubérosités étaient ulcérées et formaient des ulcères circulaires plus ou moins grands, qui sécrétaient un pus d'un jaune verdâtre et fétide. Les bords des plaies étaient frangés et la peau était repliée et plissée en divers endroits sur les plaies. Le pourtour de ces plaies s'élargissait toujours du centre à la circonférence. Le malade, très effrayé chercha remède chez divers médecins d'Amérique, se soumit aux cures les plus sévères et malheureusement sans succès. Enfin en 1866 les médecins traitants le poussèrent à se laisser amputer la jambe; c'était, selon eux, le seul moyen de le sauver. Le malade cherche encore une fois du secours, sans avoir recours au remède radical, et va à New-York consulter le célèbre médecin Dr. Ruppaner. Celui-ci revenait d'un voyage balnéaire qu'il avait entrepris en Europe et lui conseilla d'aller à *Baden en Suisse*, lui disant que peut-être là il pourrait guérir, qu'il pouvait d'autant mieux entreprendre ce voyage que l'amputation pouvait toujours être entreprise plus tard.

C'est en Juin 1866 que Mr. B. arriva avec sa famille à Baden. Le diagnostic conclut à une *dégénérescence syphilitico-tuberculeuse de la peau et du tissu cellulaire sous-jacent.*

Traitement: Le malade prit pendant 12 jours tous les matins une bouteille de décoction de Zittmann: il fut maintenu à une diète rigoureuse: le soir il prenait un bain de vapeurs de 20 minutes. Les 12 jours suivants on donna une alimentation substantielle et le malade prenait un bain journalier d'une heure Les 12 derniers jours enfin le malade prenait, le matin, un bain d'une heure et le soir une douche de 10 à 20 minutes. Déjà pendant la durée de la cure aux bains les ulcérations commencèrent à se nettoyer et à guérir; la coloration foncée de la peau hyperémiée devint plus claire et les tuberosités plus petites. Le 21e jour les ulcérations étaient presque toutes guéries et le 24e jour on put appliquer la douche en pluie. L'hypertrophie se fondit visiblement, de façon qu'on put considérer le malade comme guéri et le laisser partir quoique la peau fut encore un peu colorée en rouge brun.

Trois ans plus tard le malade revint à Baden faire un traitement contre des rhumatismes. Nous fumes très curieux de voir la jambe autrefois malade; elle était complètement guérie. La peau de la place atteinte était mince, brillante, d'un blanc-bleuâtre et veinée comme du marbre par de nombreuses trainées cicatricielles qui étaient plus blanches que la peau même, devenu *atrophique.*

(Communication de Dr. Albert Minnich.)

Ulcérations.

Les ulcérations demandent un traitement varié selon la cause qui les produit, p. ex. scrofules, goutte etc. Nous avons vu fréquemment guérir ou du moins s'améliorer en peu de temps de ces ulcères atoniques de grande étendue, à bords calleux, à tissu cellulaire sous cutané infiltré ou induré qui se présentent si fréquemment aux jambes. L'ulcère, qui a un aspect livide, devient bientôt plus propre, l'exsudation, qui était presque aqueuse, passe à l'état de pus de bonne nature et il se forme rapidement une granulation vivace: le tissu cellulaire induré des environs de la plaie devient élastique à partir des bords de la plaie qui se nivelle, et bientôt il se forme une peau saine qui s'étend sur des places où la granulation s'est formée.

Les remèdes principaux dans ces affections sont d'abord, le repos du membre dans une situation horizontale, des compresses d'eau thermale tiède continues et souvent aussi la cure interne. Que les malades se gardent bien de laisser couler sur la plaie de l'eau thermale chaude ou de tenir l'ulcère sous le griffon: ils risqueraient de voir une aggravation rapide de la maladie, une inflammation erysipélateuse du pourtour de la plaie, ou d'autres conséquences encore plus graves.

Lésions externes.

Nos bains sont fréquentés par une foule de personnes qui viennent s'y faire traiter pour des affections *consécutives à des lésions externes*. Ce sont en général des cas où la lésion a frappé les extrémités et a laissé une gêne dans les mouvements, soit par faiblesse, soit à la suite d'amaigrissement ou de douleurs continues, ou bien encore par suite de dépôt morbides laissés par l'inflammation traumatique dans les parties molles ou dans les os. Notre therme est très efficace pour provoquer la résorption des calli, de là son emploi si fréquent dans *l'hypertrophie osseuse*. Nous avons vu des masses calleuses déjà indurées se ramollir jusqu'à devenir mobiles. Nous avons observé un cas où une fracture oblique et chevauchante du fémur avec formation d'un callus considérable qui existait déjà depuis 9 mois, a pu être ramenée à sa direction normale au moyen d'un appareil à extension, rien que par l'emploi des bains et de douches chaudes.

Il ne faut point employer la cure thermale trop tôt après la fracture, si la réunion se fait bien, car le cal déjà endurci serait ramolli.

Le traitement thermal est encore très favorable dans d'autres *gonflements osseux* (exostoses) qui se sont formés à la suite d'une lésion du périoste ou qui sont le produit d'une maladie, p. ex. de la goutte etc. Il en est de même lorsqu'il s'est formé à la suite de traumatisme ou à la suite d'autres affections des dépôts consolidés dans les ligaments, les gaines tendineuses etc., ou qu'il y a des contractures.

On provoque le ramollissement et la résorption ainsi qu'une stimulation convenable par l'emploi de bains, de douches générales et surtout locales, par des affusions chaudes ou même très chaudes et par des fomentations.

Nous avons déjà précédemment parlé de la faiblesse consécutive, de l'atrophie musculaire, des paralysies et des névralgies.

Observations.

Un homme vigoureux eut la jambe et le pied fracassés. Après des soins prolongés pendant plusieurs mois, un praticien habile parvint à conserver ces parties, mais il resta de la raideur dans les parties molles, un défaut de la circulation et de l'endolorissement. Le malade ne pouvait pas s'appuyer sur le pied, ni marcher, même lorsqu'il était soutenu par des béquilles: il éprouvait même des douleurs lorsqu'il laissait pendre la jambe. Des bains, des affusions locales au griffon et des douches rétablirent assez le malade pour qu'il put au bout de trois semaines marcher dans sa chambre au moyen d'une canne: il était cependant obligé de faire avancer d'abord le pied malade. L'amélioration avait reçu son impulsion et, sans autre traitement, le pied revint peu à peu à sa forme normale et le malade acquit, au bout de 6 semaines, la faculté de marcher, par l'action consécutive de la cure.

A la suite d'une section veineuse, une jeune femme, eut un gonflement du bras. Lorsque ce gonflement eut disparu, il se présenta, mais sans douleurs, une contracture des articulations du coude de la main et des doigts; l'extrémité devint insensible et s'amaigrit considérablement. Après des traitements continués pendant longtemps, mais infructueux, la malade entreprit une cure thermale qui consista en bains, affusions chaudes et douches locales. En même temps on tâcha d'obtenir et de maintenir l'extension au moyen d'un bandage approprié. Le résultat fut favorable, car la malade quitta Baden, au bout de quatre semaines, complètement rétablie; toutes les articulations étaient libres, les mouvements étaient subordonnés à la volonté et l'extrémité n'était plus amaigrie.

Un jeune et robuste campagnard s'était luxé le coude droit: à la suite de cette luxation survint une atrophie de la région articulaire et du bras; les mouvements de l'épaule étaient gênés et le bras ne pouvait être levé en l'air. La cure thermale dura du 22 Mai au 27 Juin. Le malade prenait journellement un bain d'une demi-heure et deux douches sur l'épaule et sur le bras: quatre fois pendant la cure on appliqua, sur l'articulation du coude et sur le bras, des ventouses sèches rougissant la peau. Le malade quitta Baden complètement rétabli.

Nous avons rapporté plus haut des observations de paralysies plus générales, frappant profondément des fonctions organiques importants et qui étaient la conséquence de lésions traumatiques. Voir au chapitre des paralysies.

Maladies des voies aëriennes.

Nous avons parlé plus haut de la constitution chimique des gaz de la source (p. 13), de l'action des gaz mélangés aux vapeurs (p. 61) et de l'effet des gaz dans l'inhalation (p. 70): nous rappellons au lecteur ces diverses communications pour éviter des redites.

Les gaz thermaux sont principalement employés sous forme de bains de vapeurs gazeux dans divers cas de *difficulté de la respiration* (dyspnée, asthme) dont la cause n'est point un éréthisme vasculaire des poumons, mais qui sont produits par une sécrétion morbide ou entravée des muqueuses comme dans le *catarrhe chronique des bronches ou du poumon,* dans le *catarrhe chronique de la muqueuse nasale* (rhume de cerveau). Ils sont encore employés dans les cas de difficulté de la respiration occasionnée par des *dépôts,* par des exsudations résultant d'une inflammation précédente, par la goutte, par les hémorrhoïdes ou par des maladies cutanées supprimées. On les emploie encore dans les cas où il existe un état spasmodique des nerfs qui président à la respiration, comme cela à lieu dans *l'asthme spasmodique,* dans la *coqueluche* et dans la *toux spasmodique.* Il faut encore citer ici *l'aphonie nerveuse.*

Le bain de vapeurs gazeux agit dans ces cas 1) par l'effet spécial des gaz qui calme les nerfs respiratoires; ce que l'on peut admettre avec d'autant plus d'assurance que cette action calmante s'exerce aussi, d'une manière très marquée, sur d'autres névralgies, comme nous l'avons fait remarquer si souvent plus haut; 2) le bain de vapeurs gazeux exerce aussi un effet par sa teneur en vapeurs. La chaleur humide est un moyen important même dans d'autres maladies pour calmer les douleurs et les spasmes nerveux, pour activer la circulation entravée dans les vaisseaux, en ramollissant, dilatant et fondant. 3) Comme l'eau contenue dans les vapeurs renferme tous les principes fixes qui se trouvent dans les thermes, il ne faut point non plus oublier de noter l'action de ces principes. La vapeur agit pour ainsi dire comme de l'eau pulvérisée en particules infinement petites et est inspirée sans perte de gaz, tandis que ces derniers sont pour ainsi dire soustraits par la pulvérisation mécanique.

Tous ces moyens agissent directement sur les voies respiratoires par l'inspiration, et dans la plupart des cas susceptibles d'être traités de cette manière, ils portent leur effet sur le siège local de la maladie.

Il y a aussi une influence indirecte qu'il ne faut point perdre de vue, à savoir, l'action calmante exercée sur la peau extérieure et l'action sudorifique. Nous n'osons point décider s'il y a aussi une action électrique modificatrice, quoique cette action ne puisse plus être niée pour l'usage des bains de vapeurs gazeux, dans les rhumatismes notamment.

Le bain de vapeurs gazeux agit quelquefois avec une rapidité remarquable sur les formes spasmodiques de dyspnée: la violence des attaques se perd quelquefois au bout de quelques minutes déjà.

On peut remarquer que l'expansion pulmonaire est plus libre dans le bain de vapeurs, car le thorax s'élève plus qu'habituellement et les inspirations profondes peuvent êtrc exécutées avec plus de facilité.

Nous avons observé une jeune fille de 14 ans qui, après une coqueluche violente, conserva pendant longtemps un spasme pulmonaire et un aspect cyanosé persistant. Elle avait souvent des accès de toux spasmodique, le murmure respiratoire bronchial était presque imperceptible, les bruits du coeur faibles mais réguliers. La malade fut guérie au bout d'un temps très court par l'usage des bains de vapeurs gazeux.

Nous avons vu *l'emphysême* être soulagé par les bains de vapeurs, soit que les vésicules pulmonaires dilatées eussent acquis plus de contractilité, soit que le catarrhe, qui accompagne ordinairement la maladie, eut été modifié.

Lorsque les muqueuses des voies aëriennes sont attaquées principalement, le bain de vapeur agit sur la sécrétion en provoquant et en facilitant l'expectoration. Nous avons aussi observé des améliorations marquées dans les *infiltrations* consécutives et dans *l'hépatisation* chronique du parenchyme pulmonaire.

Nous avons déjà mentionné plus haut que l'abus des bains de vapeurs gazeux peut faire naître une expectoration sanguinolente: nous avons observé des cas isolés où cette expectoration était due à un séjour trop prolongé dans une vapeur trop échauffée et à des inspirations forcées.

Il est évident que c'est au médecin qu'incombe la décision de savoir, s'il faut employer les gaz et la vapeur sous forme de véritables bains, ou si on doit les appliquer sous une forme plus modérée par le séjour dans l'antichambre du bain de vapeurs, ou dans l'athmosphère mélangée des cabinets de bains ou des corridors. Ce dernier mode d'emploi est surtout recommandable pour les individus jeunes qui souffrent de coqueluche, de catarrhes chroniques des voies aëriennes, ou de toux nerveuse: il est aussi utile aux personnes faibles, et un séjour de plusieurs heures par jour dans cette athmosphère suffit à toutes les exigences. Nous donnerons encore d'autres détails sur ce mode de traitement pour des affections différentes. Nous avons signalé plus haut (p. 61) les contr'indications à l'emploi des bains de vapeurs.

Lorsqu'il se présente des cas où il semble nécessaire de modifier en même temps la masse des fluides, ou lorsqu'il semble nécessaire de provoquer des excrétions plus abondantes par les urines ou par les selles, comme p. ex. dans les affections goutteuses et rhumatismales, il faut employer en même temps la cure interne et les divers traitements indiqués pour la guérison de ces maladies. Il faut être généralement attentif à conserver la tonicité de la peau extérieure par l'emploi de bains courts et tempérés.

Dans les cas de coryza (rhume de cerveau) invétérés il faut recommander au malade de renifler de l'eau thermale. Lorsqu'il y a écoulement de matières fétides ou exhalaison d'une mauvaise odeur (ce qui indique presque toujours l'existence d'ulcérations), il est très utile de mélanger de l'eau iodée de Wildegg à nos eaux thermales.

Observations.

Un homme délicat, d'une trentaine d'années, autrefois militaire, souffrait d'un asthme spasmodique, qui menaçait le malade de consomption des forces, par ses paroxysmes répétés depuis des mois, revenant de plus en plus fréquemment et gagnant toujours en intensité.

Tout à coup il fut pris d'un accès d'étouffement avec constriction de la poitrine; le malade ne put proférer une parole, la figure devint bleue et gonflée, les yeux semblèrent sortir de la tête; les vaisseaux du col et de la figure se gonflèrent, les pieds et les mains devinrent froids comme glace, et le malade quitta le lit, anxieux, cherchant à se procurer de l'air. Les émissions sanguines ne procurèrent point de soulagement et les autres moyens thérapeutiques consistant en remèdes irritants volatils ne parvinrent pas à modérer l'accès. Le malade fut porté au bain de vapeurs et dès qu'il y fut entré, les symptômes diminuèrent avec rapidité, de façon que l'accès cessa dans l'espace de deux minutes et que la respiration dans la chambre à vapeurs devint une espèce d'agrément pour le malade. Le malade resta dans l'étuve jusqu'à éruption d'une sueur abondante qui le soulagea totalement.

La nuit suivante il eut un second accès, et il accourut promptement pour se soumettre à l'action de la médication qui l'avait soulagé si promptement et l'accès disparut dans le même espace de temps.

Les bains de vapeurs furent, dès ce moment, employés régulièrement de deux jours l'un, et pour favoriser l'absorption de liquides par la peau, on alternait en donnant tous les deux jours un bain court et tiède. Les accès devinrent rapidement plus légers et se présentèrent plus rarement: de façon que le malade put quitter Baden au bout de trois semaines, sans avoir eu d'accès depuis huit jours, et après avoir fait des excursions assez lointaines, ce qu'il n'avait pu faire depuis longtemps, et même gravi facilement et d'un pas léger des montagnes.

L'année suivante, après que le malade eut été quitte de ses accés pendant plusieurs mois, il se représenta des traces légères de la maladie et le malade s'empressa de revenir combattre par une seconde cure, ces nouveaux symptômes, ce qui réussit parfaitement, car depuis trois ans il reste complètement débarassé de sa dyspnée.

U. Ackermann, tonnelier, âgé de 32 ans, avait depuis des années une affection goutteuse. Depuis plus d'une année il était atteint d'un asthme très intense. Le malade entra le 27 Juillet à l'établissement thermal des pauvres: il prenait le matin un bain d'une heure et le soir un bain d'une demi-heure, à 28° R. Deux fois par jour il inspirait, pendant une demi-heure, les gaz à 29° jusqu'à 32° R. et prit enfin quatre véritables bains de vapeurs portés à une température de 32½° R. — Le 12 Août il quitta l'établissement.

L'affection arthritique s'était considérablement améliorée et la dyspnée avait complètement disparu.

J. D. de Th., âgé de 24 ans, souffrant d'un asthme arthritique très violent, se soumit à un traitement thermal, qui consista en bains chauds, cure interne, inspiration des gaz dans les antichambres des bains de vapeurs et enfin en quatre bains de vapeurs véritables. De temps en temps on appliqua des ventouses sèches et rubéfiantes sur le thorax, comme moyen dérivatif et pour agir en même temps comme stimulant les poumons. Le traitement dura du 11 Juin au 10 Août, et le malade fut heureux de voir son état amélioré considérablement.

Nous avons signalé des cures analogues dans les acticles traitant de la goutte et des hémorrhoïdes.

Inhalation des gaz.

a) Inhalation de l'air des bains. (Inhalation humide).

Nous renvoyons le lecteur aux communications faites plus haut p. 67.

Les diverses variations dans la composition de l'athmosphère sont maintenant de plus en plus employées comme remède essentiels dans le traitement des maladies chroniques des voies respiratoires, sous le nom de *cures aëriennes*.

Une athmosphère chaude agit en détendant la fibre musculaire et les tissus mous, et modère l'irritabilité trop vive. Les malades qui souffrent de spasmes et les phthisiques se trouvent soulagés sous son influence. La marche des tubercules semble se modérer et même rester stationnaire en été. Nous observons journellement les résultats considérables obtenu par le séjour dans les climats doux du midi, comparativement à ceux obtenus dans les climats du nord, surtout pendant la saison froide. Une atmosphère humide combinée à la chaleur agit de la même façon; elle diminue aussi l'irritabilité surtout celle des membranes muqueuses.

Une athmosphère pauvre en oxygène et riche en azote modère la tendance trop énergique à l'oxydation et modifie l'irritabilité des organes respiratoires. C'est sous ce rapport surtout que l'air maritime des côtes méridionales et le séjour dans les étables, sont si favorables aux pthisiques.

Nous avons déjà fait remarquer plus haut que l'air atmosphérique des corridors et des voûtes balnéaires était modifié par son mélange avec les gaz des sources et avec la vapeur s'échappant des thermes. Nous pouvons régler ces modifications d'après les nécessités, ce qui est d'une grande utilité au point de vue des diverses indications pathologiques et individuelles.

Les principes essentiels mélangés à l'athmosphère et qui agissent principalement dans l'inhalation, sont: d'abord, et en plus grande abondance, l'azote, l'acide carbonique, une petite proportion d'hydrogène sulfuré, une vapeur chaude, mais non brûlante qui contient

13*

à l'état de suspension, une petite proportion des substances fixes de l'eau thermale.

Il n'est point douteux qu'une athmosphère ainsi modifiée, ne puisse exercer une action calmante et modificatrice sur les maladies des organes respiratoires qui ont pour cause une surexitation nerveuse ou un orgasme vasculaire local mais non aigu, et que le séjour prolongé dans cette athmosphère ne produise un résultat considérable. Nous signalons en particulier : 1) les dyspnées, qui ne sont point occasionnées par une cause organique, mais qui sont de nature spasmodique et parmi lesquelles nous rangeons la coqueluche. 2) Celles qui sont produites par des altérations de tissus suite d'inflammations précédentes, comme p. ex. les exsudations dans le parenchyme ou le développement de tubercules ou enfin des anomalies dans les fonctions sécrétoires de la muqueuse des voies aëriennes. On parvient déjà à enrayer les phénomènes inflammatoires qui reviennent si fréquemment dans la tuberculisation et à empêcher ainsi le développement de nouveaux tubercules, rien qu'en empêchant l'accès d'une athmosphère irritante par le froid, la sécheresse et une trop grande proportion d'oxigène. On peut juger du bien être qu'éprouvent, même au bout d'un temps très court, les malades dans l'athmosphère thermale tempérée qui les entoure par leur exclamations: „Je me trouve bien ici; je respire facilement „ici;“ et les assertions ne sont point exceptionnelles, mais se renouvellent dans la majeure partie des cas. On sait qu'un épanchement de sang dans le parenchyme pulmonaire, ou même, comme l'ont prouvé les recherches modernes, qu'un coagulum sanguin (trombus) amené de loin par la circulation et déposé dans le parenchyme pulmonaire, peut donner lieu à la formation d'ulcérations pulmonaires: l'inhalation pourrait dans ces cas trouver un emploi convenable comme calmant l'irritation et comme provoquant l'expulsion en favorisant l'expectoration.

Comme ces maladies destructives ont pour compagnons constants un défaut de reproduction des tissus, de l'amaigrissement et une faiblesse croissante, l'influence des gaz thermaux et surtout de l'azote qui y domine, produit un bienfait incalculable. L'expérience a en effet prouvé que la force de reproduction est augmentée par cette influence et que les malades atteints de phthisies inguérissables obtenaient une prolongation de vie par la force qu'ils acquerraient et par l'augmentation de leur poids constatable par la balance (reproduction de la masse perdue). Nous avons vu des cas où des colliquations par la peau et par les selles étaient arrêtées par l'emploi d'inhalations sans que l'on usât d'aucun autre remède. Je n'ose pas prétendre, quoique le fait soit très probable, que les phénomènes de cette reproduction de la totalité de la masse animale soient dus à l'admission directe de l'azote dans le sang par l'intermédiaire de la respiration.

L'usage interne modéré de l'eau thermale ne doit point être rejeté dans les phthisies, surtout dans la forme tuberculeuse. Il est évident que nous ne parlons point ici des cas où il y a des foyers purulents considérables. En tout cas l'eau ne doit point être bue à un haut degré de température, pour ne point augmenter l'excitation qui pourrait par hazard exister. La proportion de chaux contenue dans nos eaux thermales mérite ici de fixer toute notre attention, car on sait, par expérience, que presque toutes les eaux minérales préconisées dans la tuberculose, contiennent généralement du carbonate de chaux et du chlorure de calcium, et que le chlorure de calcium et l'eau de chaux ordinaire des pharmacies comptent parmi les remèdes les plus actifs de cette maladie.

On peut aussi se procurer facilement ici du lait de vache ou de chèvre fraîchement trait, que l'on peut mélanger à l'eau ou boire pur comme traitement lacté.

Nous faisons encore remarquer expressément que les cures par inhalation peuvent être entreprises dans la saison froide et même en hiver, commodément et sans aucun désavantage, car la température des corridors est élevée par la chaleur des thermes et s'oppose aux influences nuisibles tout en permettant de se livrer à des exercices corporels. Presque dans tous les hôtels balnéaires on trouve des chambres qui sont en communication avec les corridors échauffés. En outre la situation de nos hôtels dans le bassin de la vallée est très protégée et le climat de Baden est très doux à cause de la protection qu'offre l'espèce de muraille naturelle qui l'entoure. Pour un grand nombre de malades Baden est plus rapproché que les côtes maritimes méridionales, on évite ainsi les inconvénients d'un passage par les Alpes et les fatigues d'un voyage prolongé; on jouit de l'avantage des usages et des commodités de la patrie enfin la cure, fondée sur les principes émis plus haut, présente un grand nombre d'avantages que l'on rechercherait peut-être envain ailleurs.

Observations.

Une dame, agée de 35 ans, mère de trois enfants, attaquée autrefois d'une toux hémorrhagique provenant de congestions veineuses et plus tard de symptômes hémorrhoïdaires, subit au printemps de 1834 l'influence d'une épidémie de pneumonie qui règnait dans la contrée. L'inflammation fut combattue aussi énergiquement que possible, mais il se forma une hépatisation pulmonaire (Infiltration du parenchyme) accompagnée d'une toux fatiguante et tenace. La maladie passa à l'état colliquatif, en résistant à tous les remèdes. Il en résulta de l'aphonie, de l'épuisement au bout de quelques phrases ou de quelques pas; même à l'état de repos la respiration était génée et nécessitait des efforts soulevant fortement les épaules, l'expectoration devenait mucoso-purulente, il y avait des selles colliquatives, des sueurs abondantes alternant avec une chaleur sèche et brûlante, l'amaigrissement devenait général etc. et l'on prévoyait que la mort ne se ferait point attendre longtemps. La malade fondant son espoir sur les cures favorables déjà obtenues, résolut d'entreprendre un traitement par inhalation. On choisit pour cela une voûte balnéaire, située assez haut et où se rassemblaient les gaz de plusieurs bains; le thermomètre marquait 24° R. dans cette athmosphère chaude et humide en même temps. Dès l'entrée la malade éprouva un soulagement de la respiration. La malade séjourna pendant une demi-heure dans cette athmosphère, assise et légèrement vêtue, sans éprouver le moindre épuisement. Il y eut une légère transpiration. Le jour suivant elle séjourna une heure dans la chambre aux gaz, puis chaque jour une demie-heure de plus, jusqu'à ce qu'enfin elle y passât quatre heures de la journée. Dès le quatrième jour la respiration était devenue beaucoup plus facile, le cinquième jour elle put monter un escalier et l'amélioration marcha si rapidement que les colliquations avaient déjà disparu le quinzième jour. La malade fit quelques petites excursions dès la troisième semaine; la force du corps augmenta, la régénération des tissus se fit avec une rapidité pour ainsi dire visible et la malade quitta nos sources au bout de cinq semaines, convalescente et reprenant chez elle les travaux de ménage. Le printemps suivant elle éprouva de nouveau une irritation qui la forçait à tousser et de la difficulté à respirer. Elle employa de nouveau l'inhalation pendant une semaine et cette récidive menaçante disparut. Elle devint depuis mère d'une fille bien portante, et est elle-même bien portante sauf l'affection hémorrhoïdale, qui se présente quelquefois sous forme de congestions surtout vers le coeur et la tête, avec constipations et selles sanguinolentes etc. et une respiration génée pendant une marche ascendante par suite d'adhésion pulmonaire. Une pneumonie intercurrente et très violente dont la malade fut affectée, n'eut cependant point de suites fâcheuses.

Épilogue. La malade mourut 27 ans plus tard de pneumorrhagie, après avoir été atteinte de phthisie ulcéreuse pendant les cinq dernières années.

J. H. de K...., marié, chasseur et forestier, agé de 39 ans, grand et élancé, à thorax retréci, fut atteint il y a environ six mois d'une violente pneumonie, qui produisit une faiblesse générale, un amaigrissement considérable, une dyspnée qui empêchait presque le malade de faire des marches ascendantes. La poitrine était affaiblie, la voix enrouée et insonore; l'excitation à la toux était presque continuelle surtout pendant la marche et quand le malade se couchait dans une attitude un peu élevée, le pouls était rapide, il y avait en outre des palpitations de coeur et de l'oedème aux malléoles. L'auscultation ne fait entendre, dans toute l'étendue du thorax, qu'un murmure respiratoire faible et à peine perceptible; la poitrine ne se dilate point pendant la respiration et la percussion ne produit aucune résonnance. Evidemment il y avait là une hépatisation pulmonaire très considérable, résidu d'une pneumonie plastique. Le 5 Juillet le malade commença le traitement par inhalations: au début il ne respira les gaz que très peu concentrés et pendant un temps très court. La durée de l'inhalation fut prolongée journellemeut et finalement le malade entrait dans l'antichambre des bains de vapeurs pour s'y soumettre à l'influence des gaz. De temps en temps on faisait une dérivation sur la peau du thorax au moyen de ventouses sèches. Bientôt le malade se remit sensiblement, l'irritation qui produisait la toux se calma, les fonctions pulmonaires se régularisèrent, les palpitations de coeur et l'oedème disparurent et le malade reprit visiblement par régénération de tissus. Pendant la quatrième semaine il fut pris de dyssenterie bilieuse, qui, très tenace, revêtit un caractère nerveux. Je fus assez heureux pour guérir aussi le malade de cette nouvelle affection et il put quitter l'établissement thermal, au bout de 59 jours, considérablement soulagé quant à l'affection pulmonaire. J'ai revu cet homme quatre ans plus tard; il jouissait d'une santé parfaite.

Une jeune fille de quatre ans, lymphatique et ayant eu une croissance rapide, enfant d'une mère délicate et d'un père qui souffrait de goutte anomale, fut atteinte, à la suite d'une coqueluche, d'une toux nerveuse se repétant fréquemment, durant quelquefois des mois entiers et qui était vainement combattue chaque fois qu'elle revenait. Le père de la jeune fille est médecin et résolut d'avoir recours à la cure par inhalation pour laquelle on choisit une voûte balnéaire ordinaire. Peu à peu on arriva à laisser la malade pendant une heure le matin et une heure le soir sous la voûte balnéaire; le traitement dura quatre semaines et fut terminé vers l'automne. Dès le quatrième jour il y eut de l'amélioration; au bout de 15 jours déjà la toux disparut et ne reparut pas plus tard.

L'observation suivante, concernant un de mes malades, n'est peut être pas sans intérêt: la voici telle que me l'a communiquée le père qui est médecin:

Ch. R. était un enfant d'une santé florissante dès la naissance; à cinq ans le petit garçon fut atteint de typhus et guérit sans éprouver d'accidents consécutifs. Lorsqu'il eut sept ans, il devint très impressionable aux variations athmosphériques; il eut souvent des accidents de nature catarrhale et rhumatismale, qui cependant, disparaissaient en été. Cependant l'automne de la huitième année amena de nouveau des accidents divers, d'abord une affection gastrique, plus tard de la toux avec douleurs pectorales et phénomènes spasmodiques du côté du coeur; le malade fut obligé de garder le lit ou la chambre pendant presque tout l'hiver. Amaigri, presque à l'état de squelette, le malade était dans l'impossibilité de faire le moindre effort à cause d'une toux permanente et d'un manque complet d'appétit. Le printemps et l'été ramenèrent de nouveau une santé parfaite, de telle façon que le malade put faire, avec ses parents, un voyage en Suisse; des marches d'une journée entière, assez astreignantes, faites en partie à pied, en partie à cheval, ne le fatiguaient nullement. L'automne et surtout l'hiver vinrent encore tout changer. La maladie recommença par des vomissements qui durèrent toute une journée; à partir de ce moment, et jusqu'au printemps, tout appétit disparut: une toux continuelle privait le malade de repos le jour comme la nuit: souvent il était pris, surtout pendant la nuit, de spasmes cardiaques et pulmonaires qui le réveillaient et l'obligeaient de pousser des cris d'angoisse; il eut des palpitations cardiaques, violentes et précipitées: une respiration très fatiguante et rapide alternait par moments avec des inspirations prolongées et des expirations très courtes pendant lesquelles le choc du coeur devenait presque imperceptible, soit au toucher, soit à l'auscultation. Les battements du coeur restaient irréguliers pendant un temps assez long, après ces attaques. Vers le printemps cet état s'améliora peu à peu; la digestion devint plus régulière et le lait d'ânesse fut le premier aliment, qui comme l'année précédente, fut supporté facilement. Une cure thermale à Baden, et surtout les bains de vapeurs, où le malade, âgé maintenant de 9 ans, séjournait pendant trente minutes, amenèrent une guérison si complète que depuis ce temps il n'a plus souffert pendant une heure seulement. Il vécut ensuite pendant trois années sur un plateau élevé du Schwarzwald, et jouit, maintenant qu'il a 18 ans, d'une santé parfaite, il est très robuste et fort et n'a plus de traces d'affection pulmonaire ou cardiaque.

Une dame de constitution délicate, âgée de 27 ans, souffrait depuis assez longtemps d'une phthisie laryngée développée avec tous ses symptômes. Connaissant la gravité de son mal, elle était devenue mélancolique. Elle se soumit pendant quatre semaines à l'inhalation des gaz thermaux dans les voûtes balnéaires, et pendant tout ce temps on lui interdit sévèrement de parler. Le résultat de la cure fut une amélioration très sensible.

Bronchite chronique et Laryngite granuleuse.

M. C., italien, peintre, âgé de 31 ans, descendant d'une famille saine et bien portante, souffrait depuis trois trimestres d'une affection de poitrine, conséquence d'une chûte du haut d'un escalier. Il avait de la toux et de la dyspnée: la toux était sèche, continue et presque sans expectoration, la parole était enrouée. Le poumon présente des deux côtés vers la base, de la submatité, du râle crépitant et le murmure respiratoire est presque effacé. L'examen laryngoscopique firent voir la muqueuse aryténoïdienne rougie et les cordes vocales gonflées. Tous les jours, pendant trois semaines, le malade faisait des inspirations de vapeurs gazeuses une heure et demie le matin et autant le soir, dans la chambre à vapeurs ouverte: il ne prenait point de bains. Le râle crépitant augmenta bientôt, l'expectoration devint plus abondante et plus fréquente et les accès de toux diminuèrent. Pendant les trois semaines suivantes on supprima les inspirations des gaz humides, mais on fit inspirer au malade les gaz sulfurés secs et comprimés et on lui fit prendre trois verres d'eau thermale chaude.

Le résultat était déjà très remarquable au bout de 12 jours: la toux était complètement supprimée, l'expectoration devenait plus rare; la dyspnée cessa, la voix devint libre et les sons reprirent un éclat métallique. Mr. C. quitta Baden le 27 Décembre, après une cure *hyvernale* de six semaines; il était complètement guéri.

(Observation du Dr. Albert Minnich).

Mr. G., de Paris, vieillard de 65 ans, atteint depuis longtemps d'emphysème, était pris chaque année d'un catarrhe pulmonaire, accompagné de violents efforts de toux, de dyspnée et d'expectoration. Le malade était obligé de garder le lit ou la chambre depuis le mois de Novembre jusqu'à la fin d'Avril. Il vint à Baden après une consultation écrite: il n'y prit point de bains, mais fit un traitement interne à dose modérée et respira l'air des bains dans les corridors (c'est-à-dire à une température modérée), matin et soir, pendant deux heures, sans quitter sa chambre le reste du temps. Le résultat fut si favorable, qu'au bout de quinze jours le malade put se rendre à un café voisin et que pendant tout l'hiver il y alla pour jouer au billard et y restait de longues heures sans que l'athmosphère chargée de fumée de tabac l'incommodât le moins du monde. Pendant le printemps et l'été suivant il séjourna à Paris et revint en automne à Baden craignant d'être obligé de passer l'hiver au lit. Il cessa la cure pendant le troisième hiver, et passa son temps, à Paris, mais au lit et dans sa chambre, car l'affection pulmonaire avait reparu. Il mourut au commencement du printemps par suite d'une pneumonie.

(Communication du Dr. Albert Minnich).

b) Inhalation des gaz thermaux purs.
(Inhalation sèche.)

Nous avons déjà parlé de *l'inhalation des gaz thermaux purs* à la page 74. Pour éviter des redites nous renvoyons le lecteur au passage cité.

Observations.

Madame d'A.... de Rome, blonde, et d'une constitution grêle, agée d'environ 40 ans, accompagnait à nos bains sa fille agée de 16 ans. Le médecin de la famille avait interdit à la mère l'usage de bains chauds parce que, selon son avis, elle devait, de préférence, prendre des bains de mer à cause de ses accidents nerveux. Elle souffrait depuis des années d'une sécheresse de la gorge et du pharynx qui empêchait tout repos pendant la nuit, parce que la malade était obligée de prendre près de vingt fois en une nuit de petites quantités de liquide pour se procurer un peu de soulagement. L'examen de la gorge fit voir que la muqueuse de la partie postérieure de l'oesophage était rouge, qu'il y avait une granulation abondante et que la paroi postérieure de l'oesophage présentait un ramollissement folliculaire: il n'y avait point d'altération de la voix, point de toux, point de difficulté dans la déglutition, cependant les aliments épicés et le vin faisaient naître une sensation de brulûre, en sorte que la malade était réduite à prendre des aliments légers. Elle résolut enfin de faire des inhalations aux sources où les gaz se développent librement; elle suivit 12 jours ce traitement pendant une demie-heure, sans faire un autre usage de nos eaux. Le résultat fut rapide, les granulations et la rougeur de la muqueuse diminuèrent rapidement, les ramollissements se nivelèrent et, vers la fin d'un traitement si court, le sommeil n'était plus interrompu que deux ou trois fois par le dessèchement de la gorge. L'année suivante la malade revint à Baden avec sa fille; l'amélioration était restée constante et Madame d'A. ne fit plus que de temps en temps des inhalations.

Pharyngite catarrhale folliculaire.

Madame de Ch.... de Nancy, dame robuste de 39 ans, ayant éprouvé peu de maladies, se refroidit en hiver pendant une excursion traineau. Elle se plaignait d'éprouver une douleur piquante au gosier, de la sécheresse et de mouvements de déglutition à vide. Au bout de quelque temps sa voix se voila, et devint rauque; elle toussait fréquemment sans expectorer, mais de temps en temps l'expectoration était parsemée de filaments sanguinolents. La malade pouvait améliorer un peu ces symptômes, pour quelque temps, par des boissons chaudes. Le traitement médical ne produisit point de résultat et le médecin de la famille l'envoya pour cette raison à Baden à la mi-Mai. En examinant le pharynx on trouva la muqueuse très rouge et épaissie, quelques follicules étaient recouverts de petites vésicules, d'autres avaient déjà passé à l'état d'ulcération et étaient caractérisées par des points puriformes de la grandeur d'une lentille et d'un jaune sale. L'examen du larynx était impossible à cause de la trop grande irritabilité de la paroi postérieure du pharynx. Traitement: Bains de peu de durée, séjour dans les couloirs des bains, boire journellement 3 à 4 verres d'eau thermale, et faire une inhalation de 20 minutes à la source. Dès les premiers jours il y eut de l'amélioration, de façon que la malade ne fut plus obligée de boire de l'eau pendant la nuit. Les follicules suppurés se nettoyèrent; la voix, à mesure que l'inflammation se dissipait, devenait plus claire, et je suis persuadé qu'un séjour de 8 jours de plus eut amené une guérison complète — mais le préjugé des 21 jours de traitement poussa la malade à rentrer chez elle.

(Communication du Dr. Albert Minnich.)

Laryngite chronique.

Monsieur B....., banquier à Trieste, agé de 47 ans, vint à Baden au mois d'Août, après avoir été successivement, pendant trois ans, à Ems, Bormio et Kreuznach, sans avoir éprouvé de soulagement. Le malade avait eu un refroidissement il y a 4 ans, pendant un voyage entrepris en hiver; il éprouva d'abord une douleur au gosier, devint en suite enroué et puis complètement aphone. L'affection ne s'était point améliorée jusqu'à son arrivée à Baden. Monsieur B. était bien conformé, grand et élancé, la couleur de la face était pâle et d'un gris-cendré, la muqueuse palpébrale était infiltrée. Les organes thoraciques étaient à l'état normal. Le malade se plaint de manque d'appétit, d'enrouement, d'une sensation de châtouillement et de pression au gosier, et de dyspnée, surtout pendant la nuit, accompagnée d'une toux continue qui l'épuisait. Par ces motifs son moral est très affecté. L'examen laryncoscopique fait voir que la muqueuse est sâle, colorée en rouge et en bleu: le tissu sous-muqueux était tellement recouvert que les ventricules de Morgagni échappaient à la vision et que les cordes vocales étaient complètement masquées pendant la phonation. On ne put découvrir ni granulations ni ulcérations. L'excrétion était visqueuse et tenace. Il n'y avait donc point de doute que nous avions à faire à une laryngite chronique très invétérée. Ordonnance: Trois verres d'eau à boire par jour; nourriture substantielle; point d'aliments froids; bain de 30 minutes le matin, pris jusqu'au menton et à la nuque; le soir, inhalation à la source, en commençant par 5 minutes jusqu'à une durée de 15 minutes; un milligramme $^{1}/_{8}$ de morphine le soir. Au bout de huit jours il y eut une amélioration sensible et le malade quitta Baden le 20e jour, sa voix n'étant presque plus voilée. L'appétit était bon et la toux fatiguante qui avait tourmenté le malade, avait complètement disparu. Deux mois après nous reçûmes une lettre qui nous annonçait une guérison complète de la maladie.

(Observation communiquée par le Dr. Albert Minnich.)

Des effets consécutifs de la cure thermale.

Dans le cours de notre exposition des maladies contre lesquelles la cure thermale est employée avec succès, nous avons, à différentes reprises, appelé l'attention sur la gravité des altérations de certains organes, et nous avons montré que ces maladies ne pouvaient être combattues qu'en modifiant complètement l'activité des organes attaqués. Or, les personnes étrangères à la médecine peuvent elles-mêmes comprendre que l'on ne peut obtenir un tel résultat, dans la majorité des cas, dans le courant d'une cure thermale. Cependant cette modification est provoquée par une cure thermale appropriée, l'activité médicatrice de la nature est stimulée et celle-ci cherche, pour ainsi dire, par elle-même, après la fin de la cure thermale, à mener à bonne fin la guérison commencée. Cette continuation du procédé de guérison commencée par les bains est ce qui constitue les *effets consécutifs*. Souvent la cure thermale ne fait que réveiller cette force médicatrice de la nature qui est souvent latente ou trop faible, souvent aussi l'effet direct de la cure thermale nous rapproche du but de la guérison; la maladie et l'individualité du malade sont causes de cette différence d'action. Souvent même, l'eau minérale semble, au début, produire des effets nuisibles et cependant les effets consécutifs sont favorables, comme nous l'avons constaté fréquemment chez des individus très sensibles. Dans ces cas la vie nerveuse pervertie semble réagir contre l'influence puissante que les thermes exercent sur les organes en antagonisme, et semble vouloir maintenir la dissonance (si je puis m'exprimer ainsi) jusqu'à ce qu'enfin une réaction puissante, locale ou générale, vienne remettre l'harmonie entre les fonctions sensitives et irritables et les ramener à l'état normal. D'autres fois la force médicatrice, longtemps paresseuse, est réveillée par l'influence des thermes et du changement dans les conditions d'existence; alors, en manifestant son réveil, elle bouillonne quelquefois et produit presque de la surexcitation, jusqu'à ce qu'enfin, par son existence même, elle ramène de la régularité entre l'action et la réaction, et qu'alors les effets consécutifs paraissent plus favorables que ceux de la cure thermale elle-même; semblable, pour ainsi dire, à un ouragan qui s'élève à l'horizon et déchire, par des ébranlements violents et des tourbillons, les vapeurs épaisses et étouffantes qui couvrent la terre et nous ramène ainsi finalement un air pur et bien-faisant comme don de son activité. L'expérience nous fournit les observations suivantes: 1) Les effets de la cure sont d'autant plus favorables qu'une amélioration plus ou moins dessinée s'est déjà fait reconnaître pendant la durée de la cure. 2) Une aggra-vation *apparente* de la maladie, lorsqu'elle est produite par une réaction trop vive n'empêche point le résultat favorable (je ne parle point d'aggravation *réelle*, car dans ce cas, il faut immédiate-ment cesser tout traitemeut thermal). 3) Mais lorsque, pendant la cure, même poussée énergiquement, il ne se manifeste aucune réaction, il ne faut point espérer non plus d'effet consécutif: la cure thermale est restée indifférente et le restera.

Puisque les effets consécutifs sont liés si étroitement à la cure même, il ne faut point en troubler les manifestations en entre-prenant, immédiatement après le traitement thermal, un traitement différent: car si le premier peut agir sur les effets du second en les modifiant ou en les paralysant, le second traitement peut agir réciproquement sur le premier et le modifier profondément. Laissons la force médicatrice de la nature se développer librement et ne la troublons pas en voulant l'aider. Je déconseille, par conviction, tout traitement consécutif, et je déconseille plus énergiquement en-core ceux qui auraient une action différente, surtout par exemple un nouveau traitement balnéaire différent entrepris immédiatement après le premier.

Il y a cependant *un traitement* à observer même après le traite-ment thermal. On ne peut assez le recommander, c'est celui que l'on néglige généralement, et c'est cependant lui, qui le plus souvent, détermine les effets favorables de la cure, je veux parler d'un *traitement hygiènique* continué pendant plusieurs semaines après le traitement thermal, et que l'on devrait prolonger plus ou moins longtemps d'après les résultats acquis. Je crois qn'on peut prouver scientifiquement et par l'expérience, la règle suivante, à savoir; tant que les effets consécutifs de la cure thermale se développent, on doit observer aussi rigoureusement le régime nécessaire, tant corporel que psychique, qu'on l'a observé pendant la cure. Ici je ferai encore observer que la réaction qui se manifeste pendant le traitement thermal, se présente très aussi fréquemment après la cure et à la même époque: elle est caractérisée par un gastricisme plus ou moins développé, et il faut fréquemment la combattre par un léger laxatif.

Il est évident que rien n'est plus dangereux que de retourner à ses anciennes et nuisibles habitudes, immédiatement après avoir achevé la cure thermale. Le corps humain est alors d'une susceptibilité extraordinaire. On entrave ainsi l'action critique qui continue encore, on empêche la terminaison de la cure et l'on occasionne fréquemment des récidives. C'est là qu'il faut rechercher la cause de ces cures qui n'ont pas agi profondément et qui n'ont, par conséquent, point produit le résultat désiré.

Mais les effets consécutifs les plus favorables ne sont point toujours capables de détruire complètement des maux invétérés. Nous avons déjà parlé, à différentes reprises, de cures thermales répétées: pour les cas où la maladie n'a pas été complètement enrayée par les effets consécutifs trop faibles de l'eau, nous nous contenterons de citer les paroles suivantes de *Heyfelder**): „Plus „le mal est invétéré, moins il faut s'attendre à le voir détruit par „*une seule* cure minérale; il faut d'autant moins se laisser arrêter „d'en faire une seconde ou une troisième que le dessein d'obtenir „par une *seule* cure ce qui ne peut s'obtenir que par plusieurs, „nécessiterait un traitement violent et brusque, qui ne promettrait „point de fruits du jardin des Hespérides.

Hygiène du baigneur.

Il ressort de ce que nous venons de dire qu'un régime convenable est le meilleur moyen d'obtenir des effets durables et favorables d'une cure thermale. Ce régime nécessaire pendant la cure devrait

---

*) Ueber Bäder- und Brunnenkuren.

déjà être suivi quelque temps avant la cure, cela va sans dire, et je me permets de donner ici quelques conseils.

Il n'est point rationnel de se lancer, pour ainsi dire, dans une cure thermale lorsque le corps ou l'esprit sont fatigués. Une genre de vie rapidement modifié exerce une influence profonde sur l'organisme, ajoutez à cela des influences climatériques différentes, un changement dans la nutrition etc. et l'on verra que ces diverses causes sont capables d'exercer une action altérante, surtout dans les maladies qui ont leur siège dans les organes végétatifs. Il en résulte qu'en passant trop rapidement à la vie aquatique que nécessite une cure thermale on risque de modifier l'influence favorable de l'eau minérale, de la restreindre ou de l'activer outre mesure et d'entraver ainsi, *à priori*, les effets complets de l'action thermale. *Heyfelder* dit avec raison: „Celui qui veut aller aux „eaux ou faire une cure thermale, doit se préparer longtemps avant „la cure, par un régime convenable. Il doit cesser de faire le jour „de la nuit, et la nuit du jour, son régime alimentaire doit être „réglé; qu'il évite de passer immédiatement des salles de bal ou „de son cabinet d'actes ou de son comptoir à calculs à la voiture „qui l'amène, pour ainsi dire, au galop à la station des bains, „puis, après un séjour de trois à quatre semaines, de retourner chez „lui, fâché et morose, parce que sa *saison* n'a point produit les „effets qu'il en espérait." J'ajoute, pour ma part, qu'il faut abandonner complètement les causes qui font naître certaines maladies, comme par exemple, les plaisirs excessifs de la table ou d'autres fonctions que l'on surmène etc. Ces plaisirs deviennent une seconde nature, ils prédisposent aux rechûtes, car la continuité de la cause qui produit la maladie et la mauvaise humeur qui en est la conséquence, ne sont pas des moyens propres à agir en régularisant et favorisant l'action que la cure thermale exerce dans la profondeur de l'organisme et à réveiller la force médicatrice naturelle. Le repos, aussi bien corporel que moral, est, pour ainsi dire, l'aurore qui promet de ramener le jour dans l'obscurité de la chambre du malade et qui chasse les ténèbres qui obscurcissent l'esprit inquiété. Celui qui arrive fatigué à la station balnéaire doit d'abord prendre du repos, afin que l'organisme acquière la force nécessaire pour supporter les effets des thermes et qu'il n'y succombe pas;

car le corps pour qui l'on cherche secours aux sources minérales est un corps malade et facile à épuiser.

Nous avons montré plus haut que nos thermes exercent leur action sur les premières et les secondes voies de la nutrition: il n'est donc pas recommandable de commencer la cure avec les intestins surchargés de saburres. Nos anciens avaient pour coutume de purger le ventre avant le début de la cure et sous ce rapport ils étaient plus sensés que beaucoup de nos jeunes contemporains; car beaucoup de troubles de la digestion qui se présentent pendant la durée du traitement, n'ont pour origine que les saburres des premières voies réveillées, pour ainsi dire, par l'eau thermale et ces troubles entravent et interrompent la cure qu'il faut quelquefois même modifier dans son type régulier.

Le régime alimentaire régulier et approprié devient un des facteurs les plus puissants de la guérison, pendant la cure même, à cause de l'effet thermal, puisque celle-ci agit principalement au début sur les organes végétatifs. Ce régime alimentaire est règlé d'aprés la maladie du patient et d'après la méthode curative employée: que le malade, dans son propre intérêt, suive exactement les prescriptions diététiques du médecin. *Frugalité et simplicité*, c'est la règle d'or qu'il faut suivre. Beaucoup de cures inutiles n'ont eu pour cause que l'abus de ces tables à la Lucullus, où le baigneur reste assis pendant des heures, se fatiguant, jusqu'à transpirer, pour se charger comme une bête de somme et empaqueter dans son estomac gonflé le chaos d'une trentaine de plats, jusqu'à ce qu'épuisé, pouvant à peine respirer, il quitte la table et est obligé de se reposer pendant des heures entières, afin que le paquet d'aliments puisse se diviser convenablement. Très souvent l'action vivifiante de nos thermes s'épuise tout simplement à régulariser, autant que possible, les fonctions digestives. De bonne soupe, du boeuf, d'excellent veau, des volailles blanches, des poissons, des pommes de terre, du riz, des légumes de jardin verts et de facile digestion ne manquent jamais à Baden et suffisent pour se rassasier sans danger. Les viandes noires, les ragoûts épicés, les aliments gras, les légumes venteux, les pâtisseries lourdes et les plats fins, rafinements de la cuisine française, qui regorgent d'épices et de toutes sortes de condiments sont plus capable de rendre malades des personnes bien portantes que de ramener à la santé des personnes malades. Les fruits crus, surtout les acidules et particulièrement les fraises, ainsi que la salade vinaigrée produisent fréquemment de la diarrhée et entravent ainsi l'effet thermal, et troublent toujours la régularité du traitement.

On réglera le déjeûner, tant sous le rapport de l'heure que sous celui des aliments à prendre, d'après l'individualité, l'habitude et la maladie, et, par conséquent, d'après le mode du traitement, lorsque le malade est obligé, par exemple, de boire de l'eau thermale.

L'eau thermale est ordinairement bue à jeun; il est aussi recommandable de prendre le bain avant le déjeûner, si toutefois cela est possible. Les personnes peu irritables peuvent continuer à prendre leur café le matin (il doit cependant être faible) et du pain bien cuit: que l'on se garde des pâtisseries feuilletées, des pains espagnols, comme on les appelle ici; il serait toujours préférable de prendre une bonne soupe pour son déjeûner. Le chocolat etc. est ordinairement opposé à l'effet laxatif de l'eau surtout lorsqu'il est épicé ou trop épais: on peut cependant recommander du chocolat léger et non épicé.

Le souper sera composé d'aliments légers, peu abondants et ne doit point être pris trop tard; il ne faut point aller au lit immédiatement après le repas et l'estomac plein; le malade a besoin d'un sommeil restaurant et tranquille. C'est en effet pendant ce temps, où aucun trouble corporel ou spirituel n'exerce son influence et où l'organisme tout entier est soustrait, pour ainsi dire, par le repos, au monde extérieur que la force médicatrice exerce le mieux, dans ses ateliers profonds, l'action qui harmonisera les fonctions troublées et que la cure thermale à reveillée et stimulée pendant le jour. „Le sommeil“, dit Hufeland, „est, pour ainsi dire, une „crise journalière pendant laquelle toutes les sécrétions s'exécutent „le plus tranquillement et le mieux.“ C'est pour cela que le temps du sommeil ne doit point être diminué pendant la cure. „Tôt au lit, tôt à la source“, c'est la formule d'enchantement qui nous rend favorable le génie souriant qui vient nous procurer la santé. Ce génie sera pour nous un gardien bienveillant et empêchera Morphée, de mettre sur nos yeux, pendant le jour, son bandeau pesant, et d'amener avec lui son compagnon ordinaire le spleen, ce qui n'arrive que trop fréquemment par la nécessité de se mettre au lit après le bain.

La règle que nous avons déjà citée plus haut: „Frugalité et simplicité", s'applique aussi à l'usage du vin. Par un usage modéré, le vin produit des forces corporelles et rassérène l'esprit, mais lorsqu'on dépasse la limite ou qu'on se sert de crûs trop capiteux il produit une surexcitation et plus tard de l'épuisement. On est beaucoup plus susceptible à ressentir ses effets pendant la cure thermale; il faut bien considérer la quantité et la qualité du vin que le malade peut boire et régler son usage hygiènique d'après l'individualité du malade et d'après la nature de la maladie. La plupart du temps, une bière bien fermentée, ne produit point d'accidents.

Il en est d'une cure thermale comme de toute autre chose; la régularité dans l'usage produit les fruits les plus abondants. N'oublions pas qu'une cure thermale n'est point un jeu, car plus le moyen est important et plus profonde est l'action. Notre eau thermale, si riche en substances médicamenteuses, tirées du fond de la terre, et mélangées si admirablement, parvient souvent à produire un secours inespéré, là, où la main du meilleur médecin reste vide; mais si on l'emploie irrégulièrement et sans but précis, on vide souvent une coupe empoisonnée au lieu de vider la coupe de la santé.

Le physique et le moral sont en relation réciproque si intime que l'un réagit sur l'autre, et comme le corps malade exerce une influence déprimante sur l'esprit, de même une excitation morale régulière peut revivifier un organisme affaissé ou malade. Les efforts intellectuels ne fatiguent point l'esprit seul mais aussi le corps. Ce dernier effet est d'autant plus prononcé que le corps est devenu extraordinairement susceptible à toutes les influences, en raison de l'éveil donné à la sensibilité et à l'irritabilité par la cure thermale. Bannissez donc d'un côté tout travail intellectuel, parce que dans ce moment l'esprit et le corps en sont facilement fatigués, ce qui du reste se fait remarquer généralement pendant la cure, par un dégoût véritable et même par une impossibilité réelle de se livrer aux travaux de l'intelligence. D'un autre côté, le délassement de l'esprit favorise l'action bienfaisante des sources, puisqu'il prête son aide aux effets vivifiants que les thermes exercent sur le système nerveux et qu'il empêche de songer toujours au trouble-paix (la maladie) auquel on n'est que trop souvent rappelé par les détails matériels de la cure. Des distractions morales pures sont faciles à rencontrer dans les sociétés qui fréquentent les bains, lorsqu'on veut bien les rechercher.

Comme la distraction morale régénère l'esprit de l'homme et réagit en même temps sur le physique, de même des mouvements modérés et règlés, des promenades faites en temps utile et convenable, sont favorables pour le corps et réagissent sur le moral. L'action antagoniste que l'air athmosphérique libre et son oxygène exercent sur une peau excitée dans son activité par l'eau et les gaz thermaux où prédominent l'azote et l'acide carbonique, produit déjà un effet très puissant. L'échange des matériaux qui se fait dans l'organe cutané, est activé par la cure thermale et la réception d'air athmosphérique est certainement devenue nécessaire. Les mouvements à l'air libre favorisent par la perspiration, l'excrétion des produits morbides. „L'harmonie dans les mouvements,“ dit Hufeland,*) „est le fondement sur lequel reposent la santé, la „restauration régulière et la durée du corps et tout ceci ne peut „s'exécuter en aucun cas, si nous ne faisons que penser et rester assis,“ et j'ajoute dormir et se baigner. Puisque le mouvement régulier est si puissant pour conserver la santé, il l'est encore plus pour la ramener lorsqu'elle est compromise. Des promenades régulières, modérées, qui ne fatiguent et n'épuisent point et qui sont calculées d'après les nécessités individuelles, deviennent des adjuvants très puissants pour le résultat de la cure. Le temps le plus favorable pour les faire c'est avant le dîner et pendant les grandes chaleurs de l'été, vers le soir, car dans la majorité des cas, on fait des promenades matinales en buvant l'eau aux sources. La chaleur du milieu de la journée provoque facilement, quand on se promène, des sueurs abondantes, parce que le corps est, pour ainsi dire, saturé d'eau thermale; elle fatigue du reste et est par conséquent directement nuisible; elle occasionne aussi fréquemment des refroidissements nuisibles à cause de la sensibilité exagérée de la peau, ou provoque la miliaire sudorale. Je ne puis assez répéter que le malade, arrivé au milieu de son traitement, est beaucoup plus impressionable par les variations athmosphériques et surtout par les variations électriques, que dans l'état ordinaire. C'est pourquoi je rappelle, avec intention, au lecteur les règles de prudence néces-

---

*) Macrobiotik.

saires quant à la durée et à la température des bains, lorsqu'on arrive à la fin du traitement. Quand la chaleur est trop grande pour permettre des excursions lointaines, ou que la distance est trop considérable pour un malade, on se contentera de promenades plus courtes dans le voisinage, par exemple dans l'allée ombreuse le long de la Limmat, près du théâtre ou au Mätteli. Lorsque la promenade à pied est trop fatiguante ou impossible, on peut en faire à cheval, à dos d'âne ou en voiture dans notre voisinage si remarquable au point de vue historique et pittoresque, et l'on trouve facilement l'occasion d'en faire à Baden sans trop de dépenses. Les porches et les grandes cours de certains de nos hôtels, ainsi que les jardins de plusieurs établissements d'été, permettent aussi de se mettre au contact de l'air athmosphérique quand on n'aime point marcher ou qu'on ne le peut pas, et dans ces divers endroits l'on trouve des distractions et de la société. Je ne puis m'empêcher d'avertir que les excursions fatiguantes sont très dangereuses lorsqu'on fait usage d'un traitement thermal intense et que le malade doit se garder de prendre le bain du soir immédiatement après la promenade: le corps, la circulation et la température animale doivent être d'abord ramenés à l'état d'équilibre et à leur état normal.

L'un des moyens hygièniques les plus importants pendant la cure, c'est le repos du corps immédiatement après le bain: il faut prendre soin aussi que le corps en général et la peau en particulier soient maintenus à une température modérée. On atteint ces deux buts en séjournant pendant quelque temps au lit après le bain: sans ces précautions la résorption de l'eau admise dans le corps pendant le bain, devient sinon impossible du moins imparfaite. Une impression subite et prolongée de froid sur la peau ferme instantanément les pores, les fonctions de la peau ne s'exercent plus et l'action réciproque entre la peau et les organes internes ne s'exerce plus et c'est cependant cette action que l'on veut exciter par les bains. Le refroidissement est d'autant plus facile que la peau est plus sensible en général et spécialement après le bain, car elle est gonflée d'eau et reste par conséquent longtemps humide. Par l'impression d'un degré plus ou moins fort de froid, la résorption régulière et tranquille de l'eau, admise pendant le bain, se trouve entravée et par la l'échange des matériaux est troublée, et la perspiration cutanée qui en est la conséquence, est devenue complètement impossible: les effets curatifs sont par conséquent arrêtés. L'échauffement après le bain produit les effets opposés au refroidissement. Le corps a une tendance à transpirer à cause de la quantité d'eau introduite par la peau pendant le bain, mais l'eau thermale admise est en partie rendue par la transpiration sans avoir pénétré dans le corps et sans avoir par conséquent suivi son parcours à travers la masse des fluides de l'organisme. Le but du bain est donc en partie anéanti. Nous avons déjà fait remarquer plus haut que toute activité corporelle excessive devient nuisible pendant la durée du traitement thermal; et s'il n'est point nécessaire de faire un exercice corporel fatiguant après le bain pour provoquer la sueur, il ne faut point perdre de vue que, lorsque le corps est violemment provoqué à transpirer, même par une chaleur trop forte du lit, la réaction finale devient indentiquement la même. L'absorption d'une grande masse d'eau thermale en négligeant même l'influence matérielle et chimique, provoque une circulation plus active de la masse du sang après le bain et c'est à cause de cela que le pouls augmente de force et de fréquence: c'est en cet instant que les matières étangères, admises par la peau, sont assimilées. Le corps s'approprie alors les principes nécessaires à l'effet curatif, repousse les substances étrangères et agit ainsi dans deux sens différents en faisant prédominer l'un ou l'autre selon les besoins momentanés de la guérison. Il ne faut donc point repousser violemment l'eau thermale vers la peau, soit par une activité corporelle violente, soit par une chaleur trop forte du lit; car cette eau est alors excrétée par des sueurs profuses et l'activité curative du corps est poussée dans une fausse direction et le résultat en est troublé. Une légère perspiration est utile après le bain; une transpiration abondante est, sinon nuisible, du moins perturbatrice.

Evitez de vous endormir après le bain, car le sommeil dure habituellement longtemps, surtout lorsqu'on est abandonné à soi-même; il est lourd et ne repose point et en même temps il trouble le sommeil nocturne et trouble la sérénité de l'esprit. Souvent aussi des sueurs abondantes naissent pendant le sommeil et il faut les éviter par les motifs exposés plus haut. Ce n'est que lorsqu'il faut faire des efforts fatiguants pour résister au sommeil et que par conséquent le repos éveillé ne délasse point, ce n'est que dans ce cas, dis-je qu'il est permis de s'abandonner à ce besoin puissant, mais il faut avoir la précaution d'empêcher la trop grande durée du sommeil.

Un repos d'une demie-heure ou d'une heure au plus, dans le lit, suffit au but que l'on se propose d'atteindre et que nous avons signalé plus haut.

Il ressort des communications que nous venons de faire que les individus qui se refroidissent facilement, et dont la peau est très sensible et très impressionable, font bien de s'essuyer, après le bain, avec des linges chauds. Lorsque cette précaution n'est point nécessaire, on s'essuie simplement avec du linge non chauffé qui a encore l'avantage de ne point être imprégné de vapeurs de charbon. — Le gilet de flanelle est le vêtement le plus convenable que l'on puisse mettre après le bain: car sans être chauffé il ne produit point, au toucher, une impression de froid; il entretient en outre l'activité de la peau par des frictions légères et s'empare plus facilement de son humidité que la toile de lin ou de chanvre.

Baden et ses environs.

De la formation du bassin de la vallée,
dans lequel se trouvent les sources.

Les principales causes de la forme actuelle de l'écorce terrestre ainsi que la plupart des révolutions les plus considèrables du globe, ont eu lieu à des époques bien antérieures à celles où sont nées la les légendes ou l'histoire. La physique, la minéralogie et la géologie nous fournissent actuellement, après des périodes millénaires, les moyens d'expliquer et de représenter ces phénomènes, leurs causes, les effets produits, et les changements multiples qu'ont éprouvé les différentes couches de l'écorce terrestre. La pierre de touche de ces théories est fournie par les faits observés, soit avant, soit après les révolutions terrestres récentes et appartenant à l'époque historique.

Il n'est peut-être pas sans intérêt de jeter un coup d'oeil sur la portion de l'écorce terrestre, qui mérite notre attention, parcequ'elle se trouve dans notre voisinage. Nous pourrons peut-être nous faire une idée compréhensible des causes qui ont produit la forme actuelle de notre contrée, qui ont creusé le bassin dans lequel surgissent nos sources et qui probablement ont donné jour à ces dernières.

Si l'hypothèse que je vais émettre paraissait trop ou trop peu hypothètique pour se mesurer avec d'autres hypothèses, qu'on veuille alors la considérer comme de nature poëtique (je ne m'y oppose pas), pourvu qu'elle paraisse présenter un tableau vraisemblable et dessiné d'après des analogies, de ce qui s'est passé autrefois.

Si nous jetons un coup d'oeil sur la constitution géognostique de Baden et de ses environs nous trouverons une foule de phénomènes intéressants. Parmi ces phénomènes nous pouvons compter le soulèvement des Lägern, du Martinsberg et du Hertenstein, et leur fissuration; les effondrements qui se trouvent des deux côtés et qui ont ouvert un lit à la Limmat; la forme presque toujours aigue des bords du bassin de la vallée au fond duquel surgissent les thermes: nous pouvons encore y compter les diverses formations calcaires qui *sont rangées, en trainées, les unes à côté des autres* sur un petit espace et qui présentent une stratification centrifuge à partir bains, tandis que les bords du bassin sont centripètes. Enfin nous pouvons observer les soulèvements de la chaine des montagnes et le grouppement des diverses formations calcaires de Regensberg à Schinznach et l'adossement de diverses formations de Molasse,

Monsieur le professeur Mousson de Zurich a publié sur ces phénomènes géognostiques des observations très détaillées, très intéressantes et qui dénotent une connaissance approfondie de la matière: nous renvoyons à sa monographie *). Il suffit d'indiquer ici les principaux phénomènes qui se rencontrent dans nos environs les plus immédiats.

Leonhard **) dit à propos du *soulèvement de la chaine du Jura:* „La surface du sol sur lequel se sont déposé les divers couches du „groupe (calcaire) se trouvait à des profondeurs diverses au dessous „du niveau de la mer de cette période reculée. Ces profondeurs „subirent des changements par des mouvements de l'écorce terrestre „pendant que le dépôt se faisait. En certains endroits la nature „des pétrifications nous indique le voisinage des rives, d'autres „endroits au contraire paraissent avoir été bien éloignés de la terre „ferme. La terre et les fleuves, les baies et les golfes étaient sans „aucun doute habités par des animaux qui trouvaient leur sub- „sistance dans ces localites. On ne trouve des débris de végétaux „qu'en certains endroits, ils sont alors ordinairement accumulés et „ont probablement été rassemblées ainsi par des circonstances tout „à fait particulières. Les formations jurassiques ont été déposées „à peu près horizontalement, et leurs couches s'étendent, lorsqu'elles „n'ont point subi de dérangement dans leur position primitive,

---

*) Geologische Skizze der Umgebungen von Baden, Zürich 1843.

**) Geologie oder Naturgeschichte der Erde. 1840. 3me V. p. 169.

„jusqu'à la base des montagnes voisines; on reconnait les vieilles
„rives qui entouraient autrefois la mer. On rencontre en Angle-
„terre et en France des couches jurassiques horizontales point, ou peu
„inclinées. Dans beaucoup de contrées d'Allemagne on ne voit
„point non plus de traces de troubles violents, sauf pour la dolo-
„mite. Dans certaines contrées la stratification a perdu sa régu-
„larité par de simples fissurations, mais dans d'autres, des catastrophes
„bien plus énergiques ont déchiré les dépôts jurassiques. Des
„*soulèvements*, des *redressements*, des *renversements* de couches se
„produisirent, dans la Suisse en particulier; les couches paraissent
„mélangées, jetées les unes à travers les autres et même disposées
„en éventail. Ces phénomènes, ainsi que le démontrent des obser-
„vations exactes, paraissent s'être produit principalement entre les
„dépôts du keuper et ceux du grès infra-liasique. La catastrophe
„paraît avoir été violente, mais de courte durée. Des faîtes aigus
„de montagnes, des rochers abrupts, des vallées étroites, des gorges,
„des fissures obliques sont les témoins éloquents de l'immense
„puissance qui a séparé autrefois ces masses continues. On ren-
„contre sur la pente et au pied des montagnes des monceaux de
„rochers et de débris.“ Thurmann de Porentruy a montré que
les couches supérieures ont été d'abord refoulées de bas en haut
et ont ainsi formé des voûtes, qu'alors elles ont été brisées et
poussées de côté et que d'autres couches, nouvellement mises à jour,
ont suivi le même mouvement jusqu'à ce qu'enfin les couches les
plus internes se fussent présentées.

En même temps que les soulèvements se produisaient, il y eut
aussi des *déchirements et des affaissements*. Nous avons vu, dans
des temps récents, que la croûte terrestre a été largement fissurée
par des tremblements de terre et que des portions plus ou moins
étendues de territoire se sont affaissées. Nous rappelons les nombreuses fissures qui sont particulières à notre Jura et les évène-
ments qui se sont passés aux Diablerets en 1714 et en 1749.
Beaucoup de lacs doivent leur origine à des affaissements: nous
pouvons citer dans notre patrie le lac de Lugano qui s'est formé
dans les temps historiques et récents*). C'est aussi par affaissement que se sont formés la *cave du diable* (Teufelskeller) et le lac
qui se trouve sur la montagne du Heitersberg, le *Egelsée*.

*) Hartmann l. c.

Lorsque nous recherchons les causes qui produisent ces violents phénomènes de la nature, nous trouvons que la plupart de ces catastrophes sont dues au feu central toujours actif et en mouvement. Les preuves de l'existence et de l'activité de cette cause sont nombreuses. On peut citer d'abord l'accroissement régulier de température, qui se fait sentir sur tous les points du globe, lorsqu'on pénètre dans les couches profondes de l'écorce terrestre: puis les masses en incandescence qui ont été lancées, à diverses époques, de l'intérieur de la terre à sa surface; un grand nombre de roches, surtout celles qui appartiennent au premières périodes géologiques, sont d'origine plutonique, c'est à dire produites par la fusion ignée, p. ex. les granits, les gneiss etc. Enfin les thermes et les sources de gaz chauds qui se rencontrent à la surface du globe, sont encore des preuves de l'existence du feu central.

„Les volcans fournissent la preuve du soulèvement des roches „plutoniques tels qu'elles se sont présentées dans les temps les plus „reculés: plusieurs de ces roches se sont formées à l'époque historique. „Les tremblements de terre nous montrent aussi, que le sol sur le- „quel nous vivons, n'est point inébranlable; le feu central soulève „la surface de contrées entières" dit Leonhard. Il ajoute encore: „Il est bien hypothètique d'admettre que tous les phénomènes „géologiques soient dus à des causes identiques à celles qui agissent „encore actuellement et que ces causes n'aient jamais manifesté une „plus grande énergie qu'à l'époque actuelle. La nature n'agit plus „actuellement comme elle agissait autrefois, car les circonstances „ne sont plus les mêmes. Nous voyons la grande série des dépôts „neptuniques (formés par l'eau) se diviser en un grand nombre de „groupes. On conçoit donc qu'il a du y avoir autrefois toute une „série de catastrophes soudaines et violentes, dont chacune était „capable de modifier, sur de longs espaces, la forme des mers et „de changer la direction des eaux courantes: ces catastrophes étaient, „dans toutes les contrées, séparées entre elles par des périodes de „tranquillité relative."

.Le bassin de notre vallée et son voisinage nous offrent un tableau de tous ces phénomènes. Nous y remarquons en effet des soulèvements divers des différentes couches calcaires jurassiques qui traversent le pays, soit en longues chaines de montagnes, soit en petits groupes, et qui ne sont certainement point formé à la même époque.

La plus ancienne de ces chaînes est sans doute celle des Lägern qui se continue jusqu'au Schlossberg. Il faut considérer cette direction comme continue pendant la première période. Il en est de même de la chaîne qui part du Hundsbuck, passe par le Hertenstein et aboutit au Martinsberg. Nous pouvons admettre ce fait avec d'autant plus d'assurance qu'il est basé sur des analogies géognostiques semblables que l'on rencontre en divers points du Jura.

Si nous considérons ces deux chaînes comme étant les restes d'une voûte soulevée à la fois, puis brisée dans son milieu, nous pourrons facilement expliquer l'aspect que présentent les bords qui se font face, celui du nord, les Lägern et celui du sud, le Martinsberg: nous pourrons aussi comprendre la mise à jour du groupe keuprique qui forme une ligne médiane continue et recouvre le Muschelkalk. Ce dernier groupe n'affleure qu'en quelques points de nos environs, mais n'apparaît nulle part dans le bassin même. Nous pouvons encore expliquer alors comment les formations intermédiaires, le Lias, l'Oolite et le calcaire Oxfordien se sont adossées à droite et à gauche les unes aux autres d'une façon presque identique, et la présence du calcaire corallien nouveau qui n'apparaît qu'au delà de l'espace où s'est formé l'affaissement.

Cet événement qui paraît s'être répété en d'autres points du Jura, puisque l'on y constate des faits analogues, explique très bien la déchirure longitudinale de toute la chaîne des Lägern depuis Regensberg jusqu'à Schinznach, mais il n'explique point la formation du bassin où se trouvent les thermes. Ici il faut admettre une seconde action se reliant au soulèvement et à l'effondrement des Lägern ou s'étant probablement manifestée postérieurement. Nous avons cité plus haut des exemples où après des phénomènes d'ébranlement de ce genre produits par l'activité centrale de l'écorce terrestre, il s'est formé des communications permanentes entre l'intérieur et la surface de la terre; les sources de gaz chauds et les thermes sont dus à des communications de ce genre.

Au nord, vers Siggenthal, les couches appuyées immédiatement au bord du bassin, sont restées en stratification horizontale· et n'ont été ni ébranlées ni fissurées: il en est de même du dernier· et du plus récent des groupes calcaires, le corallien. Le corallien se retrouve aussi dans une direction opposée de l'autre côté du château et là aussi il n'a point été modifié. Les surfaces des versants du bassin sont dirigées circulairement vers les thermes et la stratification des couches qui en dépend, s'incline vers l'extérieur: le bord du bassin, presque à pic, forme une ligne circulaire presque complète; son bord externe est fissuré et déchiré: des galets calcaires et des débris peu cohérents se sont introduits entre des couches puissantes et au-dessus d'elles. Plus on se rapproche des sources et plus le redressement devient perpendiculaire en sorte que les divers gradins du bassin s'inclinent circulairement de la périphérie vers les thermes; forme qui caractérise spécialement notre bassin.

Si nous supposons que notre eau thermale avec sa production si abondante de gaz, formée dans les couches inférieures et primitives de l'écorce terrestre ait été retenue sous les couches calcaires, il ne paraîtra point étonnant, que par la tension énorme de cette masse de gaz, il se soit formé une déchirure des parties situées plus haut et qu'il y ait eu un rejet de matières vers l'extérieur et, au contraire, un affaissement vers le centre d'où partit l'impulsion. Ce phénomène a même du ébranler très énergiquement les contrées avoisinantes.

Nous pouvons aussi rechercher dans cette catastrophe la cause de la forme caractéristique de notre bassin tant à son côté extérieur qu'à celui qui est dirigé en dedans. L'enfoncement et la séparation du Lägerberg et du Schlossberg, celui du Martinsberg et du bord opposé du bassin peuvent être attribués à la même cause ainsi que la formation de la fente thermale qui pénètre dans les couches profondes et la production des roches bréchiformes qui l'environnent. Nous pouvons encore expliquer par cette catastrophe l'irruption de la Limmat à travers la gorge étroite, vers les thermes et, de là, sa direction à angle aigu, vers la sortie du bassin et entre ses rives escarpées. C'est à cette événement qu'est du ce rejet de galets calcaires par dessus les bords du bassin et le dépôt meuble d'alluvion mélangé de terre calcaire, sur un petit espace au delà d'Ennetbaden, s'adossant au bord escarpé des Lägern. Il faut encore lui attribuer le rejet des masses calcaires par dessus les Lägern où on les rencontre au côté extérieur, et l'apparition de blocs diluviaux isolés sur un dépôt sablonneux limité près de la Wanger'sche Trotte. Cette puissance d'ébranlement a produit probablement aussi la commotion qui a brisé et fait tomber les blocs énormes de rocs diluviaux dans la cave du Diable qui en est voisine. L'apparition de nos sources thermales en donnant un écoulement à la Limmat et en favorisant la formation du lit profond de cette rivière, a eu pour conséquence d'abaisser le niveau du lac qui autrefois s'étendait jusqu'à la chaîne Jurassique (et selon Ebel, même jusqu'aux Alpes de Glarus) et de dessécher et rendre habitable la belle et fertile plaine ainsi que la vallée de Zurich.

Aspect geognostique de la contrée.

Formation calcaire.

La chaîne des Lägern se dirige, jusqu'à sa terminaison aux bords de l'Aar, de l'Est à l'Ouest: on doit considérer cette chaîne comme un prolongement latéral et spécial du Jura, vers la Suisse occidentale. La chaîne de Bruneck forme un autre prolongement terminal dans la même direction et se reliant directement par la Gisulafluh et la Wasserfluh à la chaîne principale, tandis que la véritable chaîne du Jura suisse part du même noeud et se dirige vers le Nord-est pour rejoindre le Jura germanique. Le point culminant des Lägern à la Hohwacht peut être estimé à l'altitude de 856^{m}6 au-dessus de la mer.

Mousson donne la caractéristique suivante du prolongement badois du Jura: „Cette chaîne séparée du corps principal du Jura, „forme une espèce de digue large, tantôt isolée, tantôt bordée de „collines plus basses qui se dirige presque directement à l'est, à „travers la large vallée oblique où l'Aar, depuis Holderbank jusqu'à „Brugg, s'est creusé un lit dans le terrain jurassique; peu à peu „cette chaîne s'incline, après un trajet d'un peu plus de „quatre lieues „et se cache, ne présentant plus qu'un dernier bloc de rocher près „de Regensberg, sous la surface du plat pays. Cette digue pré„sente la structure d'une voûte brisée au sommet, mais dont le „bord sud prédomine de beaucoup et forme un faîte sauvage et „rocheux, qui est souvent trop étroit pour la largeur d'un sentier. „Le Mühligerberg, le dos du Petersberg, le Hundsbuck (445^{m}5), „le Schlossberg, le lange Kamm des Lägern dessinent le faîte supé„rieur de cette chaîne qui s'incline sous forme de haut plateau

„vers le sud. La texture dense et uniforme de sa roche, calcaire
„clair et compact, a préservé cette chaîne comme une espèce
„d'écaille compacte qui n'est percée qu'en deux endroits pour le
„passage de la Limmat et de la Reuss.

„Le bord septentrional ne présente une crête aigüe que dans
„une partie de son étendue, au Steinbruck près d'Ehrendingen et
„à la crête rocheuse près de Hertentsein. Dans ce dernier point
„il est déjà dominé par un plateau de formation plus récente.
„Derrière le Martinsberg ce bord disparaît complètement sous le
„niveau de cette montagne, après en avoir formé d'abord le revête-
„ment externe. Il reparaît cependant de nouveau derrière Geben-
„storf, formant une espèce „de cap de la vallée de la Reuss et très
„reconnaissable à son calcaire clair. On en retrouve encore des
„portions au delà de Lindhof et près du bain de Schinznach, au
„bord de la route qui mène à Brugg.“

Le bord sud a une forme et une structure plus constantes: ses
couches sont inclinées régulièrement, vers le sud, de 50 à 70 degrés:
le bord nord est, au contraire, profondement altéré, ses couches
sont recourbées ou même redressées perpendiculairement. Il paraît
avoir été plus ébranlé et plus refoulé par la catastrophe, puisque
souvent ses couches profondes sont redressées et affleurent les unes
à côté des autres. C'est à cette circonstance qu'il faut aussi
attribuer l'apparition du gypse au côté sud de l'Oolithe à Birmenstorf, tandis qu'à Baden il se trouve au nord de la même roche,
de même qu'à Birmenstorf le Muschelkalk apparaît au nord du
gypse et qu'à Baden la marne dolomitique s'appuie, au contraire,
au côté sud de la même formation.

Mousson fait plus loin la remarque suivante: „Il paraît qu'il
n'y a plus actuellement de continuité *intérieure* entre les diverses
couches des deux côtés. En considérant les trois faits suivants
que l'on peut observer facilement, 1) le relief même de la chaîne,
2) le retournement des couches, et 3) l'indépendance des deux
bords, même pour les couches profondes, on ne pourra guères
s'empêcher d'admettre comme hypothèse, qu'il s'est formé une
déchirure irrégulière de toute la longueur de la chaîne, particulièrement le long du bord septentrional, et que le bord sud, en
suite d'une pression oblique, a refoulé le bord septentrional, l'a
enfoncé et même recouvert en partie.“

Les diverses formations calcaires apparaissent aux localités suivantes:

Muchelkalk (sous forme de calcaire ondulé, Wellenkalk,) près de la route de Birmenstorf à Gebenstorf et dans la carrière située à la rive gauche de la rivière de Gebenstorf.

Dolomite compacte: à la partie supérieure des carrières de gypse à Ehrendingen.

Marne dolomitique; dans la même localité et à la rive derrière Ennetbaden, à Bauerngut.

Grès keuprique supérieur: il forme le plancher des carrières de gypse de Birmenstorf et on le retrouve dans les brêches qui forment la masse remaniée, au-dessus du niveau des sources:

Marne keuprique; à la Malzhalde, à Ennetbaden, au voisinage de l'hôtel du Boeuf, dans la petite vallée au-dessus d'Ehrendingen.

Gypse: à Ehrendingen; à Ennetbaden, derrière l'hôtel de l'Ange; sous les Grands Bains, surtout entre le Staadhof et le Hinterhof, à Bauerngut, à Birmenstorf.

Calcaire à Gryphites; à Münzlishausen, à Bauerngut, au voisinage de l'ancienne chapelle, dans les vignes de l'hôpital (Spitalreben), dans le petit vallon près d'Ehrendingen.

Calcaire liasique; dans le vallon près d'Ehrendingen; à Ennetbaden et dans le lit de la Limmat: là il se dirige obliquement sous le lit de la rivière près de la passerelle, à côté de la Trinklaube et se dirige vers le Hinterhof; à Sutersberg.

Schiste liasique; au delà de Bauerngut, au Stoffelsberg.

Oolithe, à grains fins ou grande Oolithe (calcaire jurassique compact inférieur): s'appuyant aux calcaires liasiques du bord septentrional dans la Limmat, recouvrant le Lias à l'endroit où la route monte vers Ennetbaden et se dirigeant vers les Lägern en passant par la goldene Wand, le Geissberg, les Spitalreben et le chemin du Kaiserstuhl; à Bauerngut, à Münzlishausen, à Birmenstorf.

Argile Oxfordienne; au revers septentrional du Schlossberg et des Lägern: au chemin qui mène à la Müseck près de la Trotte et au sommet de la colline derrière Birmenstorf.

15*

Calcaire jurassique supérieur, blanc: ce calcaire forme la principale masse des Lägern, du Schlossberg, du Martinsberg et du Hertenstein ; on le trouve en stratification presque horizontale, en dehors du bassin, vers Nussbaumen.

Calcaire corallien, calcaire jurassique récent; il est superposé au dernier à Nussbaumen et au Schlossberg près de l'ancien chemin carossable; au delà du nouvel hôpital:

Argile pisolithique ferrugineuse; se trouve en filons plus ou moins étendus à l'Einsiedelei, près de Rieden, à Hertenstein, près de la Reuss entre Gebenstorf et Birmenstorf et en général seulement au côté septentrional.

Les pétrifications qui se rencontrent dans nos formations calcaires ont été énumérées par Mousson avec l'indication des endroits où on les a trouvé.

Formations molassiques.

Tout autour de Baden on trouve de riches formations de molasse, sous forme de grès friable et de couleur jaunâtre: quelquefois ce· grès est mélangée de nodosités compactes (Knauermolasse) et s'appuie sur les calcaires jurassiques. La molasse forme presque partout une couche intermédiaire entre les calcaires et la Nagelflue. Nous la trouvons au pied du Kreuzliberg, vers Wettingen, au delà d'Ehrendingen, à Hertenstein, au delà de Rieden, à Nussbaumen, au Kappelerhof, au Martinsberg, à Wyl, à Gebenstorf, dans l'Esch, près de Dätwyl; toutes ces localités forment une circonférence interrompue seulement par les formations jurassiques et recouverte en quelques endroits par la Nagelflue.

La molasse passe quelque fois à un *grès coquillier* quarzeux, divisé en dalles, dans lequel on rencontre comme fossiles des espèces de Cardia, des Pectinites, des Buccins, des Turbo, Pyrula, Nattica, Ampullaria, Ostræa, des dents de Sauriens, des côtes, des os de membres, et de très grandes dents appartenant aux genres Carcharia et Lamna, des espèces de Pleurotoma et de Conus, et les espèces si caractéristiques de la formation marine supérieure de l'époque tertiaire l'Auricula buccinea et la Corbula revoluta (Mousson p. 64). Cette molasse devient quelquefois très dure p. ex. à l'extrémité orientale du Steinbuck au delà d'Ehrendingen, puis au delà des Lägern près de Würenlos, au delà de Neuenhof, puis de l'autre côté du Heitersberg à Busslingen et se dirigeant par Tägerig, Wohlenschwyl, Mägenwyl, Othmarsingen jusqu'à Lenzbourg en formant des groupes de collines arrondies. Le côté oriental est toujours mélangé de *Knauer-molasse*. Ce grès coquillier est fréquemment employé comme pierre à bâtir et pour de grandes auges de puits: il est très durable. Le grès coquillier au delà d'Unterwyl est beaucoup plus poreux; il contient des fossiles bien conservés, surtout des Unio, des Mélanies et des Chomaerops.

Toutes ces formations se moulent dans leur stratification sur les soulèvements de la formation calcaire.

La *Nagelflue* est un autre groupe de la formation molassique: on la rencontre sous deux formes différentes. La première apparaît au côté nord du terrain jurassique en lambeaux déchirés et non reliés entre eux: c'est un conglomérat qui a pour ciment un sable calcaire: on le rencontre derrière Nussbaumen et Hertenstein. La seconde formation se trouve du côté méridional et doit être considérée comme un rameau des Alpes inférieures; elle forme le Kreuzliberg, le Heitersberg et se dirige vers les Alpes en formant encore l'Uetliberg et l'Albis. C'est au Kreuzliberg que l'on trouve la formation si remarquable de la cave du Diable, où des rocs immenses détachés du rempart élevé de la montagne se sont séparés et affaissés sans être renversés. Il paraît qu'il s'est produit ici un abaissement partant de la base du terrain.

Blocs erratiques (Findlinge).

Notre contrée est aussi riche en blocs erratiques. Ces blocs offrent le caractère des roches des Alpes supérieures qui se trouvent au fond des vallées où les blocs se sont déposés; c'est ainsi que l'on trouve dans la vallée de la Reuss, déjà à Dätwyl, mais surtout aux environs de Rohrdorf et à Mellingen, des Granits à gros grains, des Syénites, du Gneiss, des Granits fins à quarz rouge qui proviennent du Mont St. Gotthard etc. Dans la vallée de la Limmat on rencontre des conglomérats siliceux rougeâtres, du schiste argileux rouge provenant des montagnes de Glaris: dans les deux vallées on trouve du calcaire alpin, des grès quarzeux, tachetés et ressemblant à de la Grauwacke et de la Nagelfluh qui proviennent des Alpes antérieures. A Neuenhof seulement, on a rencontré dans le bassin de la Limmat des blocs isolés de Granit, mais qui paraissent provenir de la vallée de la Reuss et avoir franchi l'excavation assez profonde du Heitersberg; cette explication paraît d'autant plus rationnelle qu'on rencontre des blocs analogues sur les flancs et même au sommet du Heitersberg.

Flore des environs.

La flore de nos environs est très riche. Elle est favorisée par les diverses collines qui présentent les différentes couches du calcaire jurassique, par la formation molassique et par les différents dépôts d'alluvion qui se trouvent dans notre voisinage. Les torrents qui coulent près de nous, et qui proviennent des Hautes-Alpes, nous ont amené plusieurs plantes arrachées à leur station naturelle, mais qui se sont colonisées, dans un sol étranger, près des deux rives. Les marais du voisinage, le petit lac au haut du Heitersberg et les tourbières près de Morsdorf fournisent de riches récoltes aux botanistes.

Baden et ses bains.

La *ville de Baden* se trouve à une altitude de 1640 pieds de Paris, au-dessus du niveau de la mer Méditerannée. Elle s'adosse à la rive gauche de la Limmat, rivière qui s'est creusé passage à travers l'étroit ravin formée par un affaissement des rochers des Lägern et du Schlossberg et coule à travers le bassin où surgissent nos eaux minérales. C'est au voisinage le plus immédiat de la ville et des deux côtés de la Limmat que se trouvent les *bains de Baden.*

Les ruines du *Stein*, situées sur l'élévation rocheuse près de la ville, de vieilles tours de moyen âge, les murs de rochers fissurés; dressés circulairement et surgissant au-dessus de collines couvertes de forêts, des vignobles dorés par le soleil, les pentes verdoyantes des collines, la Limmat au cours rapide qui passe au pied de beaux établissements, donnent au paysage un aspect charmant et un caractère spécial, quoique l'oeil n'y jouisse point d'une vue étendue.

Baden est le chef-lieu d'un arrondissement; il s'y trouve un bailliage et une cour de justice. Le nombre de ses habitants, en y comptant les grands bains et Ennetbaden (petits bains) se monte à plus de 4000. La majeure partie des habitants est catholique; un grand nombre cependant professe la religion réformée. Les deux sociétés religieuses sont divisées en paroisses distinctes ayant des églises spéciales. La belle église catholique est en même temps collégiale d'un chapître de. chanoines; il y a deux chapelles filiales, près des bains, où l'on célèbre chaque matin la messe. La jeunesse qui fréquente les écoles, a une chapelle particulière, située à côté de la belle maison d'école. *)

---

*) Dans ces derniers temps un grand nombre de familles israëlites se sont fixées

Outre les sources de gain, que produisent les bains, les habitants de Baden en ont encore plusieurs autres: fabriques, commerce en gros et en détail. De grandioses établissements pour la filature et le tissage du coton, des ateliers mécaniques de diverse nature, s'élèvent aux bords de la Limmat. Les vignobles des environs fournissent des vins estimés.

Baden est la station principale des chemins de fer qui relient la Suisse du Nord-Est à la Suisse occidentale.

Une pente relie la ville aux bains voisins qui sont situés plus bas aux deux côtés de la Limmat. Les *grands bains* sont situés sur la rive gauche: c'est une agglomération d'hôtels balnéaires et d'hôtels ordinaires dont quelques uns ont un aspect grandiose et offrent dans l'intérieur des bâtiments une source particulière et tout l'aménagement balnéaire, tels sont: l'Ours, la Fleur, le Freihof, le Hinterhof, le Limmathof, le Boeuf, le Vaisseau, le Schweizerhof, le Soleil, le Staadhof et le Verenahof. Les hôtels ordinaires, sans aménagements balnéaires sont: le Cheval, les Trois Confédérés, les Trois Etoiles, le Hörnli et la Faulx; ces hôtels exploitent des sources affermées: dans les quatre derniers on loge, outre les hôtes payans, ceux qui ont été reçus par l'établissement balnéaire des pauvres.

Les aménagements et le service des divers hôtels et des établissements balnéaires sont arrangés de manière à satisfaire aux besoins des diverses classes de la société. Le riche habitué au comfort, comme le pauvre besoigneux, l'habitant du pays comme l'étranger trouvent dans des logis appropriés des soins et un service convenables. Si le style architectural grandiose de quelques hôtels et les cours ombreuses et remplies de fleurs font juger extérieurement déjà au luxe déployé dans l'intérieur des bâtiments, il ne manque point cependant à Baden d'établissements balnéaires agréables, bien amenagés et coquets, pour la classe moyenne, et les pauvres même trouvent une retraite agréable et saine dans les les logis propres et convenables. Dans un pays qui, comme la Suisse, est visité par des étrangers de toutes les nations, on connaît les usages de chaque pays et on comprend que dans le bain

---

à Baden: elles ont un oratoire particulier. Pendant la saison des bains il y a presque toujours des pasteurs réformés français suivant un traitement; ce sont alors généralement eux qui remplissent les fonctions du culte.

le plus fréquenté de Suisse on a égard aux particularités du service qui conviennent aux personnes des diverses nationalités.

On trouve une *source publique* (Kurbrunnen) sur la grande place et une autre dans la *galerie publique* (Trinkhalle). Cette galerie est longue de 175 pieds, et quoique sans luxe, elle est très convenable par un temps de pluie ou lorsqu'il y a du vent.

Près des grands bains on trouve un établissement très convenable pour prendre des bains de rivière dans la Limmat.

La construction d'un grand bâtiment de société (Kursaal et dépendances nécessaires) est maintenant assurée. Les subventions allouées par le conseil communal de Baden et par les habitants, le nombre d'actions émises et couvertes, ne laissent aucun doute, que ce besoin, senti depuis si longtemps, ne soit réalisé dans le courant de la saison prochaine. Le lieu où s'élèvera le Kurhaus se trouve entre la ville et les bains et dans une situation charmante, à proximité des deux. On y établira sur le magnifique plateau qui l'avoisine, un grand parc, qui offrira des allées ombragées reliant les bains à la ville et au chemin de fer.

Sur la rive droite, reliée à la rive gauche par un pont, se trouvent les *petits bains* avec les établissements balnéaires suivants: l'Aigle, l'Ange, le Cerf, le Cygne, la Vignette, l'Etoile, qui tous ont leur aménagement balnéaire et curatoire. La source minérale des *petits bains* est publique.

L'aménagement des bains et les constructions établies pour les douches et les bains de vapeurs gazeux sont généralement arrangés d'après les exigences du temps. Dans plusieurs établissements balnéaires on rencontre des appareils à inhalation établis immédiatement au-dessus des sources. Les bassins balnéaires de Baden sont remarquables par leur grandeur et par la quantité d'eau qu'ils peuvent contenir: ils se trouvent dans des voûtes balnéaires claires et spacieuses qui sont chauffées, ainsi que les corridors, par les gaz et par les réservoirs d'eau. Un grand nombre de cabinets de bain sont reliés immédiatement à des chambres d'habitation ce qui est d'une grande utilité pour les impotents ; la plupart des établissements de cures sont aussi arrangés de telle façon, qu'il n'y a point de courants d'air entre les voûtes balnéaires et les chambres les plus éloignées. Cette dernière disposition permet aux malades d'entreprendre des traitements à toute époque de l'année, et l'expérience a prouvé, que les cures d'hiver ont un résultat aussi favorable que celles d'une autre saison.

Les pauvres trouvent des soins convenables dans *l'établissement balnéaire des pauvres*, uniquement construit pour eux, et où se trouvent tous les aménagements balnéaires nécessaires. Ces pauvres sont soignés par une société charitable dirigée par une commission et par deux médecins de bains.

L'admission dans cet établissement est accordée à tout pauvre de quelque pays et de quelque religion qu'il soit, moyennant un certificat d'indigence délivré par les autorités de la localité où il demeure. Généralement, il doit être muni d'une observation médicale et d'un bon délivré par les autorités de son pays pour les dépenses ou bien de la somme nécessaire à payer immédiatement les frais, dès son entrée à l'établissement. La somme à payer à l'établissement varie un peu d'après la cherté des vivres; elle ne dépasse point 2 francs par jour et à ce prix le malade est logé, reçoit une nourriture saine et abondante et du vin, et le traitement balnéaire prescrit par le médecin et en cas de besoin les médicaments gratuits. Les frais de voyage sont au compte du malade. Nous ferons remarquer à ce sujet que le chemin de fer de Nord-Est et le chemin central de la Suisse ne font payer aux malades pauvres, munis d'un certificat, que la moitié de la taxe, en troisième classe.

Le nombre des pauvres admis est d'environ 500 par saison. Les dépenses qu'ils occasionnèrent, en 1868, furent de frs. 24824. Les revenus de l'établissement consistent d'abord en rentes provenant de donations charitables. Ces donations s'élevaient à la fin de 1868 à frs. 102,885. Les autres revenus proviennent de collectes et de dons, de secours de la part de l'état et des communes etc.: ils rapportèrent, en 1868, fcs. 25,289. Chaque année un compte rendu imprimé fait connaître au public la situation pécuniaire de l'établissement.

Le nombre des malades qui se font traiter à Baden, à partir du commencement de Juin jusqu'à la mi-Septembre, oscille entre 12000 et 15000. Dans ce nombre ne sont pas compris les malades logés dans les maisons particulières ou dans les hôtels de la ville, ni les voyageurs qui ont pris domicile en ville.

Le climat de Baden, et surtout celui des bains qui est favorisé par la forme en bassin de la vallée, est très doux, beaucoup plus doux que celui des environs. La plupart du temps le thermomètre vacille en hiver entre — 4⁰ R. et + 4⁰; — 5⁰ indique déjà un hiver rigoureux et il est très rare qu'il se fasse un abaissement plus considérable. La chaleur journalière moyenne de l'été varie entre + 20⁰ et 24⁰ R.; elle monte quelquefois à 28⁰; rarement elle dépasse ce dernier chiffre. Cette température permet, à certaines plantes des climats chauds, de prospèrer chez nous en pleine terre; le Paulownia imperialis et le Catalpa acquièrent la dimension de grands arbres. Ce qu'il y a encore de très remarquable, c'est qu'il ne se forme point de brouillard dans le vrai bassin de notre vallée, car les brouillards formés sur le lac de Zurich et dans la vallée de la Limmat, passent ordinairemeut, en suivant leur direction habituelle, pardessus la ville haute et le Schlossberg, sans pénétrer dans le bassin qui se trouve à côté. Si nous considérons à la fois ces avantages climatériques et les effets thérapeutiques de nos sources il deviendra évident que le séjour de Baden convient parfaitement aux malades atteints d'affection de poitrine, même pendant la saison d'hiver.

Parmi les agréments que l'on rencontre à Baden pendant la saison balnéaire se trouve, d'abord, un orchestre très bien monté, qui se fait entendre à diverses heures de la journée sur les places publiques; puis, le théâtre de la ville qui a souvent des acteurs remarquables et le théâtre d'été qui donne des représentations dans le jardin ombragé du Café Schwerdt, lorsque le temps est convenable. Le cabinet de lecture, entretenu par une société, et où l'on trouve un assez grand nombre de journaux, est ouvert à toutes les personnes en traitement qui veulent s'en servir. Il y a beaucoup d'hôtels avec jardins dans la ville même et aux environs, et des hôtels très bien tenus, dans la ville. On trouve aussi aux environs des promenades agréables qui vous mènent dans les pittoresques localités voisines de Baden.

Environs de Baden.

On rencontre dans le voisinage immédiat de Baden, *la grande
allée*, magnifique promenade ombragée située entre les grands bains
et la ville; puis le *Mätteli*, derrière le Hinterhof; il s'y trouve
un bac pour passer à la rive opposée; enfin le *Haselsträsschen* au
dessus des grands bains.

A une petite distance de là se trouve le *Bauerngut*, vaste
campagne appartenant à Mr. Baldinger: on en permet amicalement
la visite aux étrangers. Plusieurs chemins y conduisent. A partir
des bâtiments économiques une allée bordée d'arbres fruitiers et
des bancs mêne à un pavillon situé sur un sommet rocheux: on
peut aussi atteindre la hauteur en suivant un sentier escarpé qui
part de la grande route et suit la crête des rochers. Une vue
magnifique se présente au voyageur en cet endroit: elle s'étend sur
le bassin de la vallée et sur la ville vers Zurich; l'Utliberg forme
le milieu du fonds, derrière lequel on apperçoit les Alpes d'Appenzell et de Glarus avec leurs glaciers éblouissants; à l'issue de
l'étroite vallée de la Limmat l'oeil plonge dans les vallées de l'Aar
et du Rhin vers le Schwarzwald; tout près de là se trouve la belle
vallée du Siggenthal, si bien cultivée et ses divers villages entourés
d'arbres fruitiers et de bosquets.

Au dessus de la ville les ruines du *Stein de Baden* s'élancent
dans les airs et présentent un tableau pittoresque *).

On peut prendre divers chemins pour l'atteindre: d'abord un
chemin en gradins qui part de l'intérieur de la ville, puis un sentier qui so trouve hors de la porte supérieure, un autre sentier plus

---

*) Voir pour la signification historique de ce monument le chapitre intitulé:
Esquisses historiques.

escarpé et enfin le nouveau chemin carossable qui mêne de la route de Baden au Belvédère.

Derrière les ruines du Stein se trouve le Belvédère, hôtellerie d'été très fréquentée et qui est construit sur le plan original d'un Octogone; il s'y trouve des cabinets vitrés et des balcons, d'où l'on peut, même de l'intérieur, jouir d'une vue circulaire de tous les environs. On peut y arriver facilement et en peu de temps, soit par un sentier un peu raide, soit par une route carossable commode.

A partir de là un sentier conduit, à travers un forêt de hêtres, ombreuse et analogue à un parc, située sur le haut plateau, à un pavillon qui se trouve sur les sommets rocheux du *Martinsberg,* au dessus du Bauerngut.

Du Belvédère, un chemin carossable, située à gauche, vous conduit par une pente douce à la *Baldegg,* d'où l'on jouit d'une des vues les plus étendues de la Suisse. C'est un véritable Panorama que l'on y apperçoit. Toute la chaine des Alpes suisses s'étend à vos yeux, ininterrompue depuis la Savoie jusqu'aux montagnes du Vorarlberg et lorsqu'il y a des jours favorables on peut même appercevoir dans le lointain, la cîme du Mont-blanc nageant dans un cercle de brûme. Derrière vous s'étend la chaine du Jura jusque par delà Solothurn, tandis que les montagnes du Schwarzwald apparaissent sur le côté. Zurich, le petit couvent de Zug, toute la vallée de la Limmat et celle de la Reuss, Muri, Bremgarten, la contrée qui environne le lac de Hallwil, les châteaux de Bellikon, de Lenzbourg, de Habsbourg, l'église située sur la montagne de Staufberg s'apperçoivent facilement. On y a bâti récemment un hôtel très convenable; il s'y trouve une tour d'où l'on peut facilement appercevoir au loin tout le pays environnant. Souvent le dimanche, les gens de la campagne, viennent s'y livrer au plaisir de la danse.

Si, au sortir d'Ennetbaden, on longe la *goldene Wand* (mur d'or) et que l'on passe sous *l'aufrechte Fluh,* on finit par arriver au *Hertenstein* et à la *Russenschanze* (bastion des Russes; les Russes y avaient construit, sous Durasow, un camp retranché). De ce point la vue s'étend sur le bassin de la vallée, la ville, le Schlossberg et le Martinsberg, derrière lequel se dressent les Alpes de l'Oberland. Un chemin, situé à droite, mêne par une pente douce à Nussbaumen ou à Rieden, ou, lorsqu'on passe par la forêt, au chemin d'Ehrendingen.

C'est aussi en passant par Ennetbaden qu'on arrive à plusieurs avancées de la crête aigüe du Lägerberg, où se trouvaient autrefois deux châteaux le *Hohenlägern* et *Schrennen*, dont les noms seuls ont survécu. Plus on monte et plus la vue s'étend sur les Alpes, le canton de Zurich et par delà le château de Kyburg. La première élévation a reçu le nom de *Kanzel* (chaire). C'est de là qu'on a dessiné le Panorama qui donne une vue d'ensemble du bassin de la vallée et de la ville.

Hors la porte haute on apperçoit une colline entourée de forêts, le *Kreuzliberg*. C'est un prolongement des Alpes inférieures. On peut y parvenir en suivant un chemin qui se trouve à gauche du moulin extérieur ou par un sentier situé à quelques centaines de pas à droite de la route Zurich. De ce point la vue s'étend à Zurich et l'on peut facilement appercevoir toute la ville. C'est pour ce motif qu'on à donné à son point culminant le nom de *Zuricheiche* (chêne de Zurich). Au pied de cette colline gisent, dans un vallon obscur, d'immenses débris de rochers, des colosses de Nagelflue, ressemblant à des ruines de vieux châteaux, entourés de plantes grimpantes sombres et recouverts de noirs sapins. Ces rocs entourent un vallon sauvage et lugubre au milieu duquel se dresse un roc conique de soixante pieds de hauteur. Ce vallon romantique et sauvage formé par affaissement et par la chûte des rocs voisins a reçu le nom de *cave du diable* (*Teufelskeller*). Plusieurs chemins, situés sur la droite de la route de Zurich, aboutissent à ce labyrinthe de rochers: on peut aussi y arriver par un sentier rocailleux et abrupt qui part de la hauteur du Kreuzliberg.

La maison de campagne qui se trouve dans le voisinage, le *Liebenfels*, est un établissement de sourds-muets qui est entretenu modiquement par les revenus du bien et par des donations charitables.

Le couvent de Wettingen, abbaye de Bernardins, que la Limmat contourne en demi cercle, fut construit en 1227 par le comte Henri de Rapperswyl, le Voyageur, à la suite d'un voeu qu'il fit pendant une tempête sur la Méditerranée quand les matelots eux-mêmes désespéraient du sauvetage. La tempête s'appaisa et une étoile apparut au milieu des nuages; c'est pour cette raions que le comte donna à sa fondation le nom de Maris stella (Mariæ Meerstern); il la dota, en outre, richement. C'est ici que vécut le savant abbé Silbereisen. Les vitraux du cloître appartiennent à toutes les époques depuis l'invention jusqu'à la perte de l'art de la peinture sur verre: ils sont très remarquables. Dans l'église, qui est surchargée d'ornements, on rencontre le sarcophage en pierre dans lequel se trouvaient, pendant quelque temps, les restes du roi Albrecht, assassiné près de Windisch, jusqu'à ce qu'ils eussent été transportés à Spire. Six ans après la mort d'Albrecht on enterra dans la même église le comte Rodolphe de Habsbourg-Lauenbourg, préfet impérial de la Thurgovie, de l'Argovie, des Waldstätt, destitué par l'empereur Henri. On y trouve aussi la sépulture de 65 nobles tués, en 1352, à Tættwyl; dans les chapelles latérales sont ensevelis un grand nombre de comtes et de nobles des environs, bienfaiteurs du couvent. Ce couvent, riche à millions, fut déclaré, en 1841, par les autorités politiques de l'époque, dissous et converti plus tard en un séminaire d'instituteur.

Une des plus belles tournées à faire dans un après-midi, c'est celle des *trois fleuves.* La route de Bâle, enfermée dans l'étroite vallée située le long de la rive gauche de la Limmat, même, le long des pentes boisées du Martinsberg, à Wyl (Chapelle et Métairie) au village d'Unterwyl et à Gebenstorf. Quel beau paysage et quelles localités classiques se montrent tout à coup aux regards, lorsque la vallée s'élargit! Le château de Bruneck, celui de Habsbourg, Windisch, (village et église) sur l'emplacement de l'antique Vindonissa, Kœnigsfelden, Brugg, au fond du tableau la chaîne du Jura, le Bözberg, à vos pieds les palais industriels de Windisch; la Reuss, l'Aar et la Limmat à leur confluent; à l'issue de la vallée la ruine de Freudenau, sur la rive droite de l'Aar; l'église de Rain, sur la rive gauche et le Schwarzwald au fond! Le chemin traverse le beau pont près de Reuss, par dessus le fleuve du même nom et qui, ici, a un cours très lent; on arrive ainsi au village de Windisch, où l'on jouit d'un coup d'oeil magnifique près de l'église. On y rencontre beaucoup d'antiquités romaines; ainsi par exemple, des inscriptions romaines à l'église, un aqueduc, sur la hauteur près du petit village d'Oberburg; un peu plus bas les traces d'un amphithéâtre romain, etc. etc. Parmi les choses qui méritent d'être examinées se trouvent: le choeur de l'ancien dôme de *Koenigsfelden*, avec ses beaux vitraux peints: la tombe du duc Lupold d'Autriche et plusieurs sarcophages de familles nobles du voisinage ou du Schwarzwald: la cellule de la reine de Hongrie, fille de l'empereur Albrecht, qui était devenue réligieuse et fut la fondatrice du couvent; les fresques représentant les nobles tombés à Sempach, et beaucoup d'autres curiosités encore. Les bâtiments, qui menacent ruine, servent d'hôpital cantonal. L'asile d'aliénés situé à côté peut être considéré, sous tous les rapports, comme un modèle du genre. — Bientôt on se trouve dans la petite ville de *Brugg*. Un pont d'une seule arche y traverse l'Aar, qui se fraie un passage dans un étroit ravin de rochers. La route de gauche mène le voyageur au Bözberg, celle de droite à *Rain*; là sur une petite colline rapprochée, où se trouve l'église, on voit le *confluent des trois fleuves* et l'on y jouit d'une vue étendue des Alpes. Non loin de là se trouve le bac de *Stille*, où un pont volant vous mène, en sûreté, d'une rive à l'autre. On retourne dans le bassin de la vallée de Baden en traversant d'abord la belle et fertile plaine du Siggenthal, à travers les villages de *Unter- et Ober-Siggingen* à côté du presbytère de *Kirchdorf*, des villages de *Nussbaumen* et de *Rieden* et en suivant toujours la rive droite de la Limmat.

A une lieue de Brugg se trouve les thermes sulfureux de *Schinz-nach* d'où l'on peut facilement atteindre la *Habsbourg*: la vue dont on jouit de cet endroit compense bien la peine qu'on éprouve pour faire cette excursion aux ruines du château berceau de la famille impériale d'Autriche.

Lorsque, après avoir passé la ruine du vieux château de Stein, on suit toujours le chemin carossable de droite, on arrive, en très peu de temps et toujours sous forêt, au village de Gebenstorf.

En suivant la route de Berne jusqu'au pied du coteau boisé de la Sommerhalde, on rencontre une route qui se dirige à travers *Birmenstorf* et *Gebenstorf*, contournant la base du Schlossberg et du Martinsberg, et ramenant ainsi le voyageur à Baden.

De l'endroit que nous venons de citer on peut aussi se diriger, à environ cent pas plus loin, vers la gauche en traversant Fislis-bach, vers le village du *Rohrdorf*: de là on jouit d'une vue magnifique (près de l'arbre hors du village) sur les Alpes, les vallées de la Reuss et de l'Aar, Bruneck, Aarau, Bremgarten, Muri et les endroits environnants situés à leur pied. Les bons piétons retournent par la montagne de *Heitersberg* où l'on peut distinguer toutes les maisons de Zurich au fond de la vallée et où l'on jouit d'un coup d'oeil magnifique dans un cercle étendu. On peut encore revenir, en moins d'une heure, à Baden, en traversant *Staretschwyl* et la forêt.

Il faut employer un peu plus d'une demie journée pour faire l'excursion à *Burg*, à la petite ville de *Regensberg* et à la *Hochwacht*, qui est le point le plus élevé des *Lägern* (2460 pieds) et où la vue s'étend au loin dans les plaines de l'Allemagne. Plus près l'on apperçoit les vallées et les collines de la Suisse septentrionale et orientale, la chaîne du Jura jusqu'au delà de Neuchâtel, et de l'autre côté, la chaîne des Alpes suisses qui borne l'horizon par une file non interrompue depuis la Savoie jusqu'au Tyrol. Le Panorama dessiné de cette hauteur, se trouve chez les libraires.

Une excursion qui n'est pas plus longue, mais plus agréable, est celle par Schinznach, à côté des ruines et des châteaux de l'autre côté de l'Aar, Wildenstein, Kasteln, Schenkenberg. De là on remonte la rive droite de l'Aar, on passe à côté du château de *Wildegg* jusqu'à *Lenzburg*, jolie petite ville animée, et possédant, au haut d'une colline rocheuse, un magnifique château. On revient alors à la route de Berne en passant devant le château de *Bruneck*, on arrive ainsi à la petite ville de *Mellingen* où l'on traverse le joli pont construit par Grubenmann, et l'on retourne à Baden par les Sommerhalden.

Une excursion très goutée est celle du Katzensée qui n'est point très éloigné de Baden.

Des excursions, sans grande perte de temps, peuvent être entreprises en chemin de fer. C'est ainsi que l'on peut visiter Zurich et son lac, Schaffhausen et la chûte du Rhin, Aarau, Waldshut, Laufenburg et les rapides du Rhin, le lac de Zug etc.

Esquisses historiques.

L'histoire et la tradition ne nous fournissent aucun renseignement sur les temps primitifs de Baden pendant la *période celtique*.
Quelques monticules tumulaires isolés, datant de cette époque, sont
les témoins muets qui nous font connaître imparfaitement les
temps primitifs, écoulés sans presque laisser de traces. Ces monticules ne nous offrent que des débris isolés et rongés par le temps
d'armures, de colliers et de bracelets métalliques, d'agraffes et de
poteries informes datant de cette époque. Ces objets, ainsi que
la forme et la structure des tombes, la présence d'os carbonisés
provenant d'animaux sacrifiés à côté de cadavres, de couteaux
sacrificateurs, de pierres druidiques etc. ne laissent subsister aucun
doute sur l'origine celtique des tombes. Semblables à des hiéro-
glyphes effacés ils apparaissent dans notre histoire, nous imposant
cette seule explication: Notre pays fut aussi habité autrefois par
une peuplade d'origine celtique.

On trouve de ces tombes, dont une certaine quantité ont été
fouillées, aux environs de Siggenthal, dans la forêt de chêne près
de Tættwyl, près de Mellingen, de Würenlos, de Killwangen et de
Hägglingen.

L'époque romaine nous fournit des témoignages plus explicites.

Tacite (Hist. L. 1. 67) raconte: „Cécina*) fut plus avide en-
„core de sang et de butin. Les Helvétiens avaient irrité ce carac-
„tère bouillant. Cette nation des Gaules, célèbre jadis par la va-
„leur et le nombre de ses guerriers et alors seulement par son
„ancienne gloire, ignorant l'assassinat de Galba, refusait de recon-
„naître Vitellius. La cupidité et la précipitation de la vingt et
„unième légion donnèrent lieu à la guerre. Elle avait enlevé l'ar-
„gent destiné pour la solde de la garnison d'un fort helvétien que
„ce peuple entretenait de tout temps à ses frais. Les Helvétiens
„furieux interceptent les lettres que l'armée de Germanie adressait

*) Général en chef des armées de l'empereur Vitellius.

„aux légions de la Pannonie et retiennent en prison un centurion „et quelques soldats. Cécina, qui ne respirait que la guerre, se „hâtait de punir, dès la première faute, avant qu'on se repentit, „il marche en diligence, il dévaste le pays, il *pille un lieu fréquenté* „*pour l'agrément et la salubrité de ses eaux, et où, à la faveur d'une* „*longue paix, il s'était formé une sorte de ville;* il fait dire „aux auxiliaires de Rhétie de venir par derrière attaquer les Hel-„vétiens, tandis que les légions les combattraient en face. Ceux-ci „intrépides avant le péril, avaient nommé pour leur général, Cassius „Severus; mais toute cette bravoure les abandonna au moment du „danger. Ils ne savaient ni manier les armes, ni garder les rangs, „ni manoeuvrer de concert; se battre contre les vétérans, c'eut été „se perdre; se renfermer dans des murs tombant de vétusté, n'était „pas plus sûr: d'un côté Cécina les pressait avec une nombreuse „armée; de l'autre ils étaient harcelés par la cavalerie et par les „cohortes de Rhétie, par la milice même des Rhètes, qui sont „aguerris et exercés comme des soldats. De toutes parts on dé-„vastait, on massacrait: quelques pelotons d'Helvétiens erraient au „milieu de tant d'ennemis; enfin, jetant leurs armes, la plupart „blessés ou dispersés, ils se sauvent sur le mont Vocétius. *) On „envoya aussitôt une cohorte de Thraces, qui les en chassa; et les „Germains ainsi que les Rhètes, se mettant à les poursuivre sans „relâche, les massacrèrent dans les bois et jusque dans les retraites „où ils s'étaient cachés. Il y en eut plusieurs milliers de tués, „autant de vendus à l'encan; on avait rasé toutes les autres places, „et on marchait en bon ordre vers Aventicum, capitale du pays, „lorsqu'ils vinrent offrir de se rendre à discrétion, ce qu'on accepta. „Julius Alpinius, un des chefs, fut le seul que Cécina fit exécuter, „comme auteur de la guerre; il abandonna les autres à la clémence „ou à la cruauté de Vitellius.“

---

*) Bœzberg: on ne sait si le nom de Vocétius était appliqués au Bœzberg proprement dit ou à tout le chainon qui part de Baden: on peut admettre l'une ou l'autre de ces explications, car la première bataille a du avoir lieu, selon la description citée, près de Bade.

Peut-être les nombreux débris humains qui se trouvent tout autour de Kempf-hof et qui ne sont enterrés que peu profondément et, pour ainsi dire, à la hâte, appartenaient-ils à des soldats tués pendant cette bataille. Le nom de Kempf-hof a-t-il quelque relation avec la bataille? Le nombre considérable de collines abruptes, les nombreux ravins qui s'y trouvent font de cette place un endroit où la défense, est, pour ainsi dire formée par la nature et offre une foule de retraites cachées. Il est situé non loin de la vieille route de Zurich à Winterthur, au bord sud des Lægern, derrière Wettingen.

On ne sait point exactement si les Romains rebâtirent la ville, la forteresse et les bains sous le règne de Vespasien ou sous celui de son fils et successeur Titus, qui tous les deux paraissent avoir habité fréquemment la Suisse. On peut cependant croire qu'il en fut ainsi, car on rencontre à Kirchdorf, tout près de Baden, au Vogelsang, à Tættwyl et en général tout à l'entour de Baden, des ruines d'établissements romains: (fragments de tuiles avec l'inscription L. XXI. G. Legio 21 germanica) ou G. R. (germanica rapax) ou S. C. V. (severiana, constans, victrix) ou L. XI C. P. F. (Legio 11, claudia, pia, fidelis) que l'on rencontre fréquemment. Au reste Vindonissa, Zurzach (Tenedone) et Kaiserstuhl (Forum Tiberii) n'en étaient point éloignés et les Romains tenaient en grand estime les bains en général et surtout les thermes et les ornaient de toutes les richesses architecturales. Du reste, on retrouve des témoins évidents d'établissements romains dans les bains mêmes. On y a retrouvé une foule de monnaies romaines, des gemmes, des anneaux à cacheter et autres objets d'ornement, des vases romains, des murailles romaines, des colonnes, un parvis en marbre blanc, situé à quelques pieds au-dessous du pavé de la grande place des bains, et enfin des inscriptions.

La plus grande partie de ces débris, surtout les fondations en ciment, se trouvent à une petite profondeur et sur un petit espace au Hasel, un peu au delà du Mätteli et des granges voisines. La trouvaille la plus récente qu'on y a faite, consiste en une urne sépulcrale et en une pierre miliaire portant l'inscription suivante:

IMP (eratore) C (aesare) M (arco).
CL (audio) TACITO.
INVIC (to) AUG (usto).
P (ontifico) M. (aximo) T (ribunia) PO (testate).
COS PROCOS (consule, proconsule).
L. LXI.

Cette pierre miliaire porte le nom de l'empereur Tacite et date de l'année 276 après J. C. La distance entre Aventicum et Baden est donnée en Zeuges (lieues) gauloises et fixée à 56.

En captant, en 1844, la source de Ste. Verène on trouva dans les fissures du roc qui formaient le fond de la source 16 pièces de monnaies romaines, des dès et des bagues provenant probablement de baigneurs; en creusant les fondations du Limmathof, près de la rive de la Limmat, on trouva de même des monnaies romaines, une bague, et des palissades profondément situées dans le sol et qui correspondaient avec des substructions analogues, au milieu du lit de la Limmat.

Ces découvertes et la quantité de murailles romaines que l'on a rencontré au delà des bains, font supposer que, du temps des romains, le passage du fleuve se trouvait aux bains même, et que ces bains ainsi que le fort se trouvaient ici et non sur la hauteur du Schlossberg.

On a encastré dans la muraille de la tour de l'église de Wettingen-village, l'inscription suivante:

DEAE ISIDI TEMPLUM A SOLE
L ANNUSIUS MAGIANUS
DE SUO POSUIT VIR AQUENS. B.
AD CUJUS TEMPLI ORNAMENTA
ALPINIA ALPINULA CONIUNX
ET PEREGRINA FIL XC. DEDE
RUNT L . ·. D . ·. D · ·. VICANORUM.

(Lucius Annusius, citoyen de Baden, a fait bâtir depuis les fondements et de ses propres fonds, ce temple dedié à la déesse Jsis. Alpinia Alpinula, son épouse, et Peregrina, sa fille, ont contribué pour 90 à l'ornementation de cette édifice.

L'emplacement est du au consentement des habitants (*Locus datus decreto.*)

Dans un petit bois près de la rive du fleuve vers le couvent de Wettingen on exhuma en 1633, deux grandes écuelles, quatre vases plus petits, un gobelet et un vase muni d'un manche; le vase était orné des figures planétaires dorées de Saturne, Vénus, Jupiter, Mercure, Mars, de la Lune et du Soleil: sur le manche étaient gravés Mercure et par-dessus un Génie ailé. Au même endroit on rencontra un pot en terre cuite, rempli de monnaies d'argent romaines. La trouvaille fut distribuée entre les sept cantons qui gouvernaient alors, mais les pièces les plus importantes furent transportées au cabinet d'antiquités de Vienne.

En 1564, en creusant le sol près du Hinterhof, on découvrit un autel en marbre blanc que le comte Ulrich de Montfort fit transporter à Tetnang. Cette pierre portait l'inscription suivante:

DEO INVICTO
TIB. CASSIUS
SANCTUS.

ET TIB. SaNCTE
IVS VaLENS
IEVI . . . L

(Au dieu invincible, Tib. Cassius Sanctus et Tib. Sancteius Valens,
affranchis de Jevus).

En 1535 on découvrit sous le sol près d'Unterwyl une colonne
miliaire que le Landvogt de Baden, Aegidius Tschudi, fit poser
devant le château, près du pont; en 1712, elle fut transportée à
Zurich. Elle portait l'inscription suivante:

IMP. CAESARI
DIVI NERVAE F
NERVAE TRAIA
NO AUG. GERM.
PONT. MAX TRIB.
POT. COS. II. P. P. DES
III. M. P. I. XXXV.

Les Romains et les Allemans de l'autre côté du Rhin rem-
portèrent des victoires et subirent des défaites alternatives. Ces
derniers finirent cependant par pénétrer jnsqu'au pied des Alpes
en détruisant les forteresses et les établissements des Romains dans
ces pays. Ils s'arrétèrent enfin près des ruines fumantes de Vindonissa et y établirent un camp; mais là Constance Chlore (père de
Constantin le Grand), les défit dans une bataille sanglante. Cette vic-
toire eut pour résultat la reconstruction des places fortes de l'Helvétie.

C'est à peu près à cette époque que les premières lueurs du
christianisme paraissent avoir pénétré dans ces régions. La Légende
chrétienne de Ste. Verène, bienfaitrice et consolatrice des malades
aux grands bains, se rattache à une époque un peu postérieure.

Vers la fin du cinquième siècle l'Helvétie tomba *au pouvoir des
Francs* et la partie allémanique jusqu'à la Reuss fut attribuée aux
Francs de l'Est, tandis que la partie Burgonde tomba au pouvoir
des Francs de l'Ouest, sous les fils de Clowis, c'est-à-dire au grand
empire des Francs.

L'histoire et la légende sont toutes les deux muettes au sujet
de Baden, depuis cette époque jusqu'à celle de Charlemagne.

Après le mort de Charlemagne son grand empire fut divisé:
l'Allemagne s'étendit alors jusqu'à la Reuss et Baden devint ainsi
une ville frontière du côté de la Bourgogne.

Pendant la guerre pour la dignité impériale entre Henri IV et Rodolphe, duc d'Allémanie, le premier donna en fief le Thurgau et le Zurichgau, auquel appartenait sans contredit Baden, au duc Berchtold de Zæhringen et à ses descendants qui devinrent ainsi intendants de l'empire à Zurich et comtes de Baden. A cette époque Baden portait le nom *Bain des trois rois dans la Suabie supérieure, près de la Suisse.* Sous la domination des Zæhringen il y eut des comtes particuliers de Baden feudataires des ducs: c'est ainsi que nous trouvons, en 1050, un comte Ulrich de Lenzburg, portant le titre de comte de Baden et plus tard, en 1140, des descendants de cette famille, Ulrich et Arnold, portant le même titre. A la mort d'Ulrich, le dernier de la famille des Lenzburg (1172) tous ces fiefs, ainsi que Baden, échurent à sa fille Richensa, et par elle, au comte *Hartmann de Kyburg*, son mari. Ce n'est que plus tard, en 1212, après la mort de Berchtold V de Zæhringen que Baden devint une propriété du comte Wernher de Kyburg, qui avait épousé Anna, soeur du duc décédé. Après la mort de Wernher le comte Hartmann l'ainé, donna le comté a l'évêché de Strasbourg et le reprit en fief. Cette donation avait été faite avec le consentement du neveu du titulaire, le comte Hartmann le jeune, son pupille et fils de son frère. Le titre de donation porte qu'elle a été faite pour le salut de son âme et pour celui de ses ancêtres, mais il est probable qu'elle a été faite pour se venger de Rodolphe de Habsbourg, son héritier présomtif qui dans une contestation avec lui, avait envahi, en 1243, Baden, mais l'avait restitué après la paix. Hartmann l'ainé mourut à la fin de 1244, sans laisser d'héritiers directs et le comté de Baden, échût en 1265, au fils de sa soeur (Hedwige) qui était mariée au comte *Albrecht de Habsbourg*, dont le fils fut le comte Rodolphe, plus tard empereur des Romains d'Allemagne.

Lorsque Baden fut ainsi devenu propriété de la famille Habsbourg-Autriche, on y installa des intendants et les bains reçurent le nom de bains des *ducs d'Autriche* et la ville celui de *Herzogen Baden.*

A partir de ce temps l'histoire de la ville est fréquemment reliée à celle du château qui se trouve sur le roc, au *Stein de Baden.*

Le jour du nouvel an, en 1308, les habitans d'Uri, de Schwyz et d'Unterwalden, fatigués du joug pesant de l'Autriche, détruisirent les forteresses de leurs gouverneurs; ces pays étaient en effet des bailliages libres de l'empire et n'étaient point propriété privée de la maison d'Autriche: l'empereur Rodolphe les avait même déclarés libres à Baden, et les avaient appelé *homines liberæ conditionis*, c'est-à-dire hommes libres.

Albrecht recruta des hommes en Argovie et en Thurgovie; il demeurait au Stein de Baden, sa femme à Rheinfelden. Tandis qu'il séjournait à Baden, Jean, fils de son frère cadet Rodolphe, lui revendiqua fréquemment la Souabie, son héritage, qu'Albrecht retenait contre tout droit, ce fut en vain. Albrecht joignant l'ironie à l'injustice, offrit à son neveu, le premier jour du mois de Mai*) une guirlande de fleurs en guise de couronne et lui dit: „Cette „couronne appartient à ton âge, quant au soin de règner, c'est à „moi qu'il faut l'abandonner." Jean conspira alors contre son oncle avec l'aide de son maître et précepteur, Walther d'Eschenbach, et trois de ses amis, Rodolphe de la Wart, Rodolphe de Palm et Conrad de Tegerfelden.. Albrecht avait résolu d'aller à Rheinfelden; au vieux bac qui traverse la Reuss près de Windisch, les conjurés sautèrent avec lui dans la barque et, arrivés sur l'autre rive, ils assassinèrent Albrecht et s'enfuirent. Albrecht, le monarque ambitieux qui convoitait les propriétés des autres, mourut ainsi le premier Mai 1308 dans les bras d'une mendiante, à l'endroit même où plus tard on fit construire le *dôme* de Kœnigsfelden. Son cadavre fut transporté à Wettingen (ou Jean, surnommé depuis le Parricide, avait, dit-on, trouvé un asile); après la construction de Kœnigsfelden le corps fut enseveli dans les caveaux de cette église et, plus tard enfin, il fut transporté à Spire.

Quinze jours après le régicide les autorités des villes de l'Aargau se réunirent à Baden pour prêter serment de fidélité aux ducs d'Autriche, auxquels l'héritage de Jean avait été adjugé.

La fille d'Albrecht, Agnès, reine de Hongrie, fonda en 1310, à l'endroit où Albrecht avait été assassiné, le double couvent de Kœnigsfelden; elle-même y vécut en religieuse et fit bâtir quelques dizaines d'années après l'hôpital du St. Esprit à Baden.

Le roi Henri, successeur d'Albrecht, confirma et étendit les

---

*) Maintenant encore on voit, dans quelques contrées d'Argovie, des enfants couronnés de fleurs se transporter de maison en maison le jour du premier Mai. Ils chantent un chanson de Mai en dialecte allémanique et demandent des dons: probablement cet usage se rapporte à l'ancienne coutume de représenter Jean comme un enfant, chantant des chansons et demandant l'aumône.

droits et les libertés des Waldstätt. Ces droits furent de nouveau confirmés, par l'empereur Louis de Bavière, le 24 Novembre 1314, les ducs d'Autriche fortifièrent plusieurs places de l'Ergau, entre autres le château de Baden (qui prit alors le nom de *Stein à Herzogen Baden*) et recueillirent la noblesse chassée par les Waldstätt.

Le duc Lupold, frère de *l'anti-roi* auquel étaient échus les pays inférieurs, résolut de faire la guerre aux Suisses. Il rassembla une armée et se rendit, à la tête d'une suite considérable, au Stein de Baden. Le 15 Décembre 1315 il fut battu à Morgarten, et parvint à grande peine, à sauver sa vie.

Bientôt après, en 1319, le même duc de Baden tint cour pompeuse à Baden, et y maria sa soeur Jutta avec le comte Ludwig d'Oettingen. Les tournois alternaient avec des représentations et des repas splendides où brûlaient des cierges d'une telle dimension, que 22 hommes avaient de la peine à en porter un seul. Lupold mourut en 1326.

Baden se lia, en 1333, à la grande ligue des villes autrichiennes du haut pays, avec Zurich, Bâle, St. Gall, Solothurn, les comtes de Nidau, de Furstenberg et de Kybourg. Cette ligue ne paraît point avoir été conclue par amour pour l'Autriche, mais plutôt par crainte des Suisses, ennemis de l'Autriche. Cependant Baden paraît avoir eu une certaine prédilection pour les Autrichiens et la maison d'Autriche elle-même en fournit une preuve certaine: ses ducs en effet déclaraient avec plaisir „que Baden s'était toujours montrée „fidèle et honnête au service de la souverainité, qu'elle avait tou- „jours soutenu les ducs, avec bonne volonté, soit dans leurs voyages „soit dans d'autres occasions pénibles et que ses habitants avaient „même versé leur sang au service des ducs".

En 1344, les pays antérieurs étaient échus au duc Albrecht. Ceclui-ci se prit de querelle avec les Zurichois au sujet du commerce de Rapperswyl: il réunit des troupes aux petits bains, entre autres les habitans de Baden, pour inquiéter les Zurichois. Les Zurichois, au nombre de 1500, sous la conduite de leur bourguemestre Brunn, firent une invasion rapide, le jour de Noël, aux petits bains, les réduisirent en cendres, démolirent le château de Freudenau dans la vallée inférieure de Siggenthal, traversèrent la Limmat, longèrent la Reuss jusqu'à Birmenstorf et établirent leur camp à Tättwyl. Un des généraux les plus renommés de l'Autriche, Burkhard d'Ellerbach se trouvait dans la forteresse de Baden avec 4000 hommes, parmi lesquels il y avait 800 soldats de Brugg et de Baden. Cette petite armée traversa la forêt et profita du crépuscule de la soirée de St. Etienne pour attaquer les Zurichois à Tättwyl. Le bourgemestre Brunn, sous prétexte de chercher du secours à Zurich, mais en réalité pour sauver sa vie, quitta son armée et s'enfuit. Le chevalier Rüdiger Maness, un des descendants de la famille si renommée par son recueil des poësies des Minnesängers, se mit à la tête de l'armée. Il parvint à force de courage et de ruse, à battre un ennemi supérieur en nombre et après trois heures de combat, à le poursuivre jusque sous les murs de Baden. Maness resta campé pendant la nuit sur la Wahlstatt, nommée l'Esp, et retourna le jour suivant à Zurich avec six bannières enlevées à Ellersbach, Baden, Lenzbourg, Bremgarten, Mellingen et Brugg. Six-cents Autrichiens, et parmi eux 31 bourgeois de Baden, étaient restés sur le champ de bataille: chaque année le jour de St. Etienne on célèbre un service funèbre où ils sont tous désignés nominativent.

En 1369 la ville fut ravagée par un grand incendie, qui détruisit en même temps les actes constatant les franchises des habitants: le duc Léopold les restitua cependant plus tard.

Après plusieurs petites expéditions de la part des Suisses, le duc Léopold se prépara, en 1386, à une lutte décisive contre ses ennemis: il rassembla toute la noblesse de l'Argovie et des pays antérieurs. Léopold quitta le château de Stein, traversa la Reuss, remonta les bailliages libres et l'Argovie jusque vers Sursee où il s'arrêta, près de Sempach. C'est là que fut livrée la grande bataille dans laquelle Winkelried trouva une mort héroïque et où le duc Léopold fut tué par un homme du pays de Schwyz; avec le duc Léopold périrent huit comtes, cent vingt nobles, quatre cent chevaliers et quatre mille hommes. La bannière autrichienne et quatorze autres tombèrent au pouvoir des Suisses; celle de Baden fut rapportée. Le duc Albrecht, frère du duc tué, et le duc Guillaume se rendirent à Baden le jour de Ste Marguerite pour transporter son cadavre et ceux de 60 nobles et chevaliers tués, à Kœnigsfelden, et les ensevelir dans le caveau où reposent la reine Agnès et plusieurs autres membres de la famille. C'est aussi à Baden que le duc Albrecht régla les destinées des pays qui venaient de lui échoir.

Pendant la guerre des confédérés contre l'Autriche, en 1388, les habitants de Zurich, de Lucerne, de Zug, d'Unterwalden, de Schwyz, d'Uri et de Glarus, partirent le lundi après la St. Marguerite de Zurich avec six bannières et se présentèrent devant Baden qui était occupé par les soldats ducaux. Les confédérés brûlèrent le faubourg supérieur et le moulin inférieur; les grands bains furent dévastés et incendiés et l'incendie fut tellement violent que la flamme traversa la Limmat et incendia encore trente et une maisons situées de l'autre côté. Les confédérés ne purent rien entreprendre contre la ville et le château qui étaient bien fortifiés, et se retirèrent pendant la nuit.

La paix fut conclue en 1380, renouvellée en 1394 et enfin prolongée de cinquante ans, en 1442: les traités furent conservés au Stein de Baden.

C'est pendant cette époque pacifique que les bains dévastés furent reconstruits et que le duc Léopold, le fastueux, fonda, en 1392, la chapelle de St. Nicolas sur le Stein. Après sa mort le comté échut à son frère, le duc Frédéric, qui pendant une saison de bains qu'il fit à Baden donna, à l'hôpital, „à cause du grand concours de „pauvres et de malades qui y sont reçus et nourris", sa part aux droits de l'église de Rohrdorf, avec Widem. Cette donation, quoique dénommée cadeau, ne peut cependant être considérée comme tel, à tous égards, car la ville de Baden fut obligée, entre autre, en 1414, quelques semaines après la donation, de racheter une rente engagée au noble Hans de Hombourg. L'échevin et le conseil prièrent le pape d'accorder son autorisation à cette donation, en promettant que la foule des pauvres qui viennent visiter les bains chauds seraient mieux entretenus à l'avenir.

Baden (1410) s'adjoignit à la ligue des villes autrichiennes et des nobles de l'Argovie, de la Thurgovie, du Rhin, du Hegau et du Schwarzwald, pour avoir protection contre la puissance des confédérés qui s'accroissait et menaçait les pays avoisinants: ce ne fut que pour un temps limité. En l'année 1415 les confédérés furent entrainés par le roi Sigismond et par le concile de Constance dans une guerre contre le duc Frédéric que l'on avait déclaré privé de tous ses biens et mis au ban de l'empire et de l'église. Les Zurichois s'emparèrent, au mois d'Avril, du Freiamt et de Sursée et prirent Mellingen, après un siège de trois jours: les Bernois s'emparèrent de Zofingen, d'Aarau, de Lenzbourg, de Brugg etc.; les confédérés éprouvèrent à peine un peu de résistance de la part des habitants de Hallwyl, au Wildeck, et les confédérés réunis envahirent Baden et campèrent des deux côtés de la Limmat. La défense était confié à Burkhard de Mannsberg. La ville et le fort inférieur se rendirent au bout de trois semaines de siège; la capitulation portait que la ville conserverait ses libertés et franchises. Le 17 Mai le château supérieur (Stein) fut bombardé, battu en brêche le 19 et complètement détruit et réduit en cendres le 20. Un immense cri de joie retentit parmi les Suisses à la chûte de Stein de Baden; Frédéric avait en vain offert de rendre la ville et le château à l'empereur et ce dernier avait aussi vainement prié les confédérés d'acquiescer à cette donation. •

Le duc Frédéric, surnommé depuis *Frédéric, à la bourse vide*, délia les villes, les campagnes et les habitants de leurs serments envers lui et leur enjoignit de prêter serment de fidélité à l'empire, entre les mains du roi. C'est à cette époque que le roi engagea aux Zurichois, pour 4500 Gulden rhénans, le Comté, la ville de Baden avec Bremgarten, Mellingen et Sursée: le bailliage de Baden, relevant le château supérieur, fut acheté par Zurich moyennant 600 Gulden. Lucerne, Schwyz, Unterwalden, Zug et Glarus et plus tard Berne, participèrent à cette convention.

Le jour de St. Georges 1417 le roi confirma de nouveau cette transmission aux confédérés, réservant toutefois aux endroits cédés leurs privilèges de villes impériales et leurs libertés: plus tard, le 14 Mai 1418, Sigismond rendit, par contrats, au duc Frédéric ses biens héréditaires à condition „que les villes prises et délivrées par les confédérés res „teraient à ces derniers et que personne ne pourrait en exiger de rançon."

Les confédérés envoyèrent alors à Baden un bailli: chaque canton devait, tour à tour, occuper le baillage pendant deux ans.

*

La joie revint à Baden avec la paix: c'est cependant avec des couleurs exagérées que l'Italien Poggio a décrit, en 1419, la vie qu'on y menait. Bientôt après, en 1424, l'assemblée annuelle des confédérés fut transportée à Baden à partir de la Pentecôte de chaque année.

Lorsque Zurich fit un traité d'alliance séparé avec l'Autriche, malgré les remontrances de tous les autres confédérés, Baden déclara, en 1442, qu'elle était ouverte à tous les confédérés, mais qu'elle n'était point obligée d'accorder les mêmes droits à ceux auxquels elle n'avait point promis obéissance comme aux confédérés. Lorsque la guerre éclata entre Zurich et les confédérés à cause de l'alliance des Zurichois et des Autrichiens (1413), Baden se déclara neutre. Les confédérés envoyèrent coup sur coup des estafettes à

Baden, pour la prier d'abandonner Zurich. Mais lorsque les confédérés assiégèrent, avec 1600 hommes Bremgarten, alliée à Zurich et y partageant le droit de bourgeoisie, et que cette ville eut été prise, les Badois, craignant le même sort, rendirent les clefs de la ville aux confédérés et promirent de leur laisser ville ouverte et de garder leur fidélité. Les Zurichois, pour punir cette défection, firent une expédition dans le comté, y brûlèrent treize villages, entre autres les petits bains et Nussbaumen, ravagèrent et pillèrent tout ce qui appartenait aux confédérés. Des incursions réciproques eurent lieu entre 1444 et 1446 et pendant ces incursions les petits bains, qui avaient été reconstruits, furent de nouveau incendiés. Cependant on était fatigué, des deux côtés, de ces guerres continues et désastreuses, et l'on conclut enfin la paix, entre les confédérés. Baden, qui avait tant souffert, ne tarda point à se préparer un meilleur avenir. Sur sa demande les VIII cantons lui accordèrent une charte de liberté, conçue en ces termes: La ville doit obéissance et bonne volonté au confédérés, aux mêmes conditions qu'elle l'a été envers la maison d'Autriche, elle s'appellera et sera ville libre de l'empire, cependant sans léser les droits et la suprématie des confédérés. La ville sera ouverte aux confédérés chaque fois qu'il en sera besoin, sans que toutefois la garnison ou les troupes qui traverseront la ville aient le droit de lui nuire. La ville de Baden continuera à jouir de toutes les libertés, prérogatives, privilèges et usages concédés par les empereurs, les rois, la maison d'Autriche et les confédérés. Les confédérés s'engagent par contre à la protéger. La ville nommera librement son échevin, son conseil, les 40, et les employés civils et judiciaires comme elle le jugera à propos. Lorsqu'il y aura des discussions entre les confédérés la ville conservera la neutralité; mais lorsqu'elle sera avertie par tous les confédérés ou par la majorité elle ne devra en aucun cas s'engager ou se mettre en tutèle, ni accepter le droit de bourgeoisie, ou conclure une alliance sans sa permission et la volonté de tout les confédérés ou de la majorité d'entre eux.

Il restait cependant encore toujours entre Baden et Zurich des motifs qui empêchaient une entente cordiale, de sorte qu'en 1483, Zurich défendit sévèrement à ses habitants de fréquenter les bains de Baden, parce que les confédérés, et Baden entre autres, avaient jeté l'interdit sur les pièces de cinq Hellers, émis par la ville de Zurich. Cependant la ville de Zurich retira sa défense par l'entremise de Jean Waldmann, son Bourgermestre, qui aimait le séjour de Baden; il fallut toutefois que l'échevin et onze délégués de la ville fissent d'abord amende honorable.

En 1488, on construisit le nouveau château pour servir d'habitation aux Landvögt, car le château inférieur tombait en ruines.

La réformation, prêchée à Zurich par Zwingli, prenait de l'extension et la scission, déjà existante entre les états, augmenta. Six ans après la première apparition de Zwingli, comme réformateur, les sept autres états confédérés engagèrent leurs bons confédérés de Zurich de fixer un jour où l'on se réunirait à Baden, pour y tenir un colloque public. Le colloque fut fixé au 16 Mai 1520 et la ville de Baden fut choisie parce qu'elle pouvait être, avec raison, considérée comme neutre, n'appartenant à aucun canton en particulier.

Nous passons sous silence les tristes événements de la guerre de religion, qui donna prétexte à Baden de réparer le vieux château et de le mettre en état de défense.

Au mois de Janvier 1656, les cinq états catholiques déclarèrent que la neutralité de Baden était insuffisante. D'un autre côté les Zurichois avaient aussi lésé les conventions en occupant Kaiserstuhl, Klingnau et Rheinau. Les cantons catholiques mirent alors une garnison dans la ville de Baden et la fortifièrent plus qu'elle ne l'avait été auparavant. Enfin, on parvint à une transaction à Baden et la paix fut conclue le 7 Mars: cette paix devait avoir pour conséquence le désarmement de tous les partis et portait défense de construire des fortifications et d'injurier les participants. Zurich fut condamné, par le conseil des arbitres, à payer les frais de la guerre, puisque cette ville avait la première eu recours à des voies de fait matériels. On reconnut les droits de tous les partis sur Baden. Les armes reposèrent, il est vrai, mais la guerre continua par des libelles et des chansons satiriques et la paix reçut le nom de „paix pourrie“. La ville de Baden, craignant avec raison une nouvelle guerre et avertie par l'histoire, qu'elle était à tout moment entraînée par sa position géographique et politique dans des conflits sanglants, prit ses précautions et fit, peu à peu, malgré le traité de paix, réparer les fortifications de son château. Zurich protesta et les hostilités recommencèrent. Zurich défendit sévèrement à ses habitants la fréquentation des bains de Baden et mit le séquestre sur les revenus que Baden tirait du canton de Zurich. Mais en 1661 la majorité des cantons confédérés décida que Baden pourait continuer à volonté la reconstruction de sa forteresse. Cette construction eut lieu rapidement et on la renforça, même par des ouvrages extérieurs, situés au delà des portes.

L'avenir paraissait obscur, mais la réalité fut encore plus sombre. La querelle entre des peuples frères dégénéra en une nouvelle guerre.

Baden se souvenait des tourments qu'elle avait éprouvé autrefois de la part des Zurichois; elle était entraînée d'un côté par les victoires précédentes des confédérés catholiques, d'un autre côté, elle sentait une répulsion contre Zurich, qui avait montré une grande rudesse vis-à-vis de Baden. De plus, elle se fiait à la solidité de sa forteresse et à son arsenal bien fourni et, en outre, la parenté qui reliait ses principales familles à celle de Lucerne et de Schwyz expliquant naturellement la tendance qu'elle avait à se porter du côté de ses corréligionnaires. Aussi, après avoir été à différentes reprises, invitée par les cinq cantons catholiques à se décider, elle déclara, se fondant sur le traité de 1415, „qu'elle était „neutre dans les querelles entre les conféderés, mais *qu'elle obéirait* „*à la majorité lorsqu'elle en serait requise.* Elle abandonna ainsi sa neutralité, se déclara du côté de cinq endroits catholiques et reçut une garnison de ces cantons.

Un vieillard, très estimé, à l'esprit encore jeune, se trouvait alors à la tête du gouvernement de Baden, c'était Gaspard Louis de Schnorf, bourgeois de la ville, échevin et porte-bannière, comte palatin, chevalier de l'ordre de St. Jean, auquel l'empereur avait accordé des titres nobiliaires plus élevés que ceux que portaient ses parents. Son neveu, Beat Antoine de Schnorf, était sous-intendant du comté. Le Landvogt était un habitant du canton de Berne, Hyronimus Thormann; celui-ci désirait détourner Baden de l'alliance catholique: c'est pourquoi on se méfia de lui et l'on mit une garde devant sa maison. Le château reçut une garnison et fut muni d'artillerie.

Les députés de tous les cantons, sauf ceux de Zurich et de Berne, se réunirent en un congrès, provoqué par Bâle, pour y trouver des moyens de conciliation. Les députés de Zurich et de Berne, qui se méfiaient des autres députés, étaient restés à Kœnigsfelden. Les députés catholiques se séparèrent aussi et quittèrent Baden, croyant fermément aux secours que la France et l'Autriche leur avaient promis. Les baillages libres penchaient du côté de Zurich, ainsi que la majorité des habitants de Baden. Zurich et Berne assiégèrent et prirent Mellingen; près de Bremgarten on livra une bataille sanglante, le 26 Mai, où les Lucernois perdirent leurs canons et les Bernois beaucoup de leurs soldats; mais cette bataille amena la capitulation de Bremgarten. Les chefs des cinq cantons catholiques à Baden, s'emparèrent du pouvoir, et les exhortations de la ville de traiter avec bonté les ennemis et surtout les Zurichois qui passeraient sur le territoire, restèrent sans résultat. Après que Zurich et Berne se furent emparés de Mellingen, le conseil de guerre et les généraux des deux cantons, envoyèrent le 28 Mai 1712 une déclaration menaçante: Baden devait se débarasser de la garnison, en vider la ville, laisser celle-ci ouverte aux deux cantons afin qu'ils puissent y rester en sûreté; la ville devait observer la neutralité dans cette guerre, comme aussi dans les querelles futures entre les cantons. La ville devait en outre envoyer, le même jour, à Mellingen, des députés du conseil et de la bourgeoisie, pour signer les conditions précitées; on leur garantissait par contre la liberté religieuse et civile; dans le cas contraire on prendrait des mesures efficaces pour réduire Baden à l'obéissance et pour l'y maintenir. Les négociations trainèrent en longueur et les hostilités commencèrent. Les Zurichois quittèrent, le 29 Mai, Wettingen et se dirigèrent vers Baden; le siège commença le 30, et déjà le 31 la ville et le château furent fortement bombardés, même avec des boulets rouges; une sortie de 200 hommes fut repoussée et les Bernois arrivèrent avec une forte armée, par l'autre côté de la ville et occupèrent les grands bains. L'échevin Dorer fut blessé sur les remparts, un boulet tomba dans l'habitation de l'embassadeur d'Autriche et une bombe éclata devant sa maison. Celui-ci exigea alors des généreux ennemis une suspension d'hostilité; cette suspension dura jusqu'au départ de l'embassadeur qui se fit par eau. Cet intervalle fut employé à des pourparlers conciliateurs; Berne était favorable, mais Zurich demanda rudement une soumission sans conditions. De nouvelles tentatives pour obtenir un traitement plus doux se firent le lendemain matin au couvent de Wettingen, mais elles échouèrent contre l'obstination du Statthalter zurichois Hirtzel: c'est alors que le vieil échevin de Schnorf dit résolument: Plutôt que de nous soumettre sans conditions, nous laisserons détruire notre ville et nous chercherons un tombeau sous ses débris! „En attendant, (dit l'échevin Schnorf, dans son mémoire) lorsque je quittai l'audience, on me fit savoir dans l'antichambre, que l'on avait enfermé dans une chambre basse quatre membres du conseil que l'on retenait comme ôtages, et que ces membres avaient déjà remis les clefs de la ville et l'avaient remise sans conditions.“ La force de l'ennemi était, sans doute, trop considérable pour qu'on put songer à une défense plus prolongée: tout autour de la ville campaient 1600 Zurichois et Bernois avec 50 bouches à feu et déjà les Bernois avaient pris leurs mesures pour commencer à leur tour le bombardement.

Le généralissime Zurichois fit alors connaître à ceux qui avaient remis la ville, à Wettingen, les conditions de la reddition: 1) La ville de Baden conservera sa religion: l'église, près de la Halde, sera évacuée et appropriée au service du culte réformé pour les députés suisses qui sont à l'assemblée et pour les baigneurs: si l'église est trop petite, elle sera agrandie et on y adjoindra un terrain pour un cimetière. 2) La ville de Baden promet de rester neutre dans toutes les querelles qui s'élèveront entre les confédérés corrègnants et jurera aux deux cantons obéissance et fidélité ... 3) La ville et le château seront remis aux deux cantons avec toutes leurs bouches à feu, grandes et petites, et tout le matériel de guerre qui s'y trouve afin que les deux cantons puissent prendre les précautions nécessaires pour que Baden reste toujours ville ouverte pour eux. 4) Le commandant de la place, le Landeshauptmann, et les officiers quitteront la ville avec tous les honneurs qui leur sont dûs, dans leurs propres équipages, mais sans artillerie, et seront escortés jusqu'à la frontière; ceux qui sont natifs du comté de Baden devront prêter serment qu'ils ne porteront point les armes pendant la durée de la guerre. 5) On devra fournir une liste des biens et des marchandises introduites dans la ville et attendre la décision que les deux états prendront à leur sujet. 6) Le canton de Zurich se réserve d'acheter ou de faire bâtir une maison dans l'intérieur de la ville. 7) Les autorités des deux cantons fixeront plus tard la quotité des frais de guerre à payer par la ville de Baden.

Berne et Zurich occupèrent alors tous les postes de la ville sous le commandement du colonel Hackbret, de Berne, et du major Fäsi, de Zurich.

Le 3 Juin, les généraux zurichois et bernois se réunirent en ville à la maison commune et invitèrent les citoyens de livrer chacun, en particulier, ses armes, et de prêter serment de fidélité, leur recommandant de rester tranquilles et de regarder désormais leur ville comme ville ouverte pour les deux cantons vainqueurs et pour les autres cantons confédérés. Les bourgeois furent désarmés; les cloches de l'église durent être rachetées aux constables de Zurich, qui en demandaient d'abord 6000 Th., mais qui finirent par les céder moyennant 150 L. d'or; il fallut encore donner aux Bernois, pour le même objet, 100 doublons. Les Bernois et les Zurichois se partagèrent les pièces d'artillerie qui se trouvaient à l'arsenal et qui étaient au nombre de plus de 40: tous les fusils, boulets, mèches, cuirasses, lances, les vieux drapeaux déchirés, plus de 150 quintaux de poudre et même six moufles furent enlevés et transportés au loin. L'échevin dit: Je fus obligé d'assister à ce pillage et une douleur amère me transperça le coeur. Nous suppliâmes en vain le vainqueur de nous laisser quelques pièces de campagne qui nous venaient de nos ancêtres et qui dataient de plusieurs siècles; nos prières ne furent point écoutées." La même chose arriva à l'argenterie de la société de la ville qui pesait 85 loth (demi-once), à l'argent monoyé qui se trouvait dans la caisse communale et qui montait à 54,764 Gulden et 12 Schillings, et enfin aux provisions qui se trouvaient dans les caves et aux greniers du Rentamt.

Le même jour on commença à démolir les fortifications de la ville et du château, et le lendemain, on mit en réquisition 600 paysans, pour hâter la destruction. Berne fit en vain des remontrances, et le général bernois ne put s'empêcher de s'écrier: Ces Messieurs de Zurich sont bien durs. Le château fut tout à fait détruit sauf la chapelle de St. Nicolas.

La capitulation conclue fut rejetée, le 3 Juin, par le conseil et la bourgeoisie de Zurich et ce n'est que le 29 Septembre que Zurich et Berne fixèrent définitivement leurs relations avec Baden.

Entre temps les cantons neutres et l'ambassadeur français parvinrent à obtenir une trève entre les confédérés qui se combattaient et convoquèrent un congrès à Aarau. Les armes ne reposèrent point longtemps: bientôt les catholiques obtinrent un succès à Sins, mais furent défaits dans la malheureuse bataille de Villmergen; enfin le 11 Août la paix fut conclue à Aarau. Les cinq endroits catholiques renoncèrent à la régence commune sur Baden et l'abandonnèrent aux cantons de Zurich, de Berne et de Glarus. Les deux premiers nommaient un Landvogt pour deux ans, le dernier canton pour un an seulement. Baden perdit presque toutes ses libertés acquises. Zurich et Berne se réservèrent les droits régaliens et tout ce qui en dépendait; chaque Landvogt avait le droit d'assister, lorsqu'il le voulait, aux délibérations du grand et du petit conseil; les clefs de la ville se trouvaient entre ses mains etc. Ce n'est que plus tard qu'un bourgeois de Baden put obtenir la place de bailli secondaire du comté et le premier qui occupa cette place fut le même J. L. Egloff qui avait livré indûment les clefs de la ville, au quartier général, à Wettingen. Les pierres du château détruit servirent à la construction du temple protestant.

Baden ne vit plus qu'une fois le conseil des fédérés se réunir dans son sein. Sur la réclamation des cinq cantons catholiques la réunion du conseil se fit alors à Frauenfeld.

Les orages du siège et de la destruction s'étaient à peine calmés, que Baden présenta un tout autre aspect. Cette ville fut choisie par les grandes puissances comme lieu de réunion du congrès qui devait règler les questions soulevées par la guerre de la succession d'Espagne. Baden ne put suffire à l'affluence des étrangers, tout le voisinage était surchargé de monde et beaucoup de voyageurs furent obligés de camper en pleine campagne. Pendant des mois entiers on ne vit à Baden que luxe, ostentation, bals, dîners et représentations. L'ambassadeur français donna, un jour, un dîner sur la place publique, près de la maison des tireurs: les plats et les écuelles d'argent passaient de main en main, à travers une foule de plusieurs centaines de personnes, sur les arbres, sur les toits et au grand étonnement de tout le monde, dit le rapporteur, il ne manqua ni une fourchette, ni une cuillière, après le repas.

Baden resta sous la domination de Zurich, Berne et Glarus jusqu'à la révolution générale dans la constitution. Le dernier des Landvögt fut le noble Jean de Reinhardt de Zurich, plus tard Landammann de Suisse. Les idées françaises de Liberté et d'Egalité prirent bientôt racine dans le comté de Baden et à l'approche des Français le Landvogt convoqua les députés du pays et leur remit le gouvernement; ceux-ci installèrent un gouvernement provisoire (23 Mai 1798) pour la ville et la campagne. Les généraux français Schauenbourg, Le Carlier et Rapinat négocièrent avec les trois cantons qui règnaient sur Baden, pour la cession de ce comté à la république helvétique, un document écrit garantit au pays liberté et autonomie complète. Le système fédératif de la Suisse fut englouti par les flots soulevés de la révolution, et la Suisse fut divisée en 18 cantons; parmi ces cantons se trouvait celui de Baden, composé du comté et des bailliages libres; il comprenait 45,000 habitants et Baden en devint le chef-lieu. Ce canton fournissait au sénat suisse quatre membres élus par les diverses parties du canton; sept membres au grand conseil, et un membre, ainsi qu'un membre suppléant, à la cour supérieure de justice. Un préfet helvétique administrait le canton. Le 21 Avril la chambre législative déclara que les biens particuliers de chaque canton devenaient des propriétés d'état de la république helvétique et ces biens furent régis par des chambres particulières.

Lorsque les Autrichiens passèrent le Rhin (22 Mai), à Constance, Schaffhouse, Kaiserstuhl, Zurzach et Coblence, Masséna réunit rapidement son corps d'armée, et entre autre les bataillons qui occupaient Baden; il attaqua les Autrichiens à Würenlingen, les dispersa et leur fit beaucoup de prisonniers, près du Rhin. Le 26 Mai, Masséna fut battu près de Winterthur, à la Töss; il se retira, pendant la nuit, sur la rive gauche de la Limmat et occupa Albis, Uetliberg et Heitersberg. Les ponts de Baden et de Wettingen furent brûlés. Le général russe Korsakow arriva trop tard (25 Mai) pour opérer son passage à Döttingen et Uznach: il était à la tête de 20,000 hommes et de 1600 cosaques. L'archiduc Charles quitta cette contrée avec un corps d'armée; il passa par Tuttlingen, pour gagner le Nekar et empêcher les français de pénétrer plus avant en Allemagne. Le général Hotz était resté avec 25,000 hommes y compris 6000 Suisses. Les Russes occupaient une ligne qui s'étendait de Meilen à Zurich, longeant la rive droite de la Limmat jusqu'à l'Aar et au Rhin: les Autrichiens s'étendaient de Rapperswyl à Næfels. Suwarow arrivait d'Italie en traversant les Alpes: Masséna se voyait obligé de remporter rapidement un avantage. Il occupa avec 37,000 hommes, la contrée située entre Zurich et Brugg, les abords de Baden étaient protégés par des batteries. Soult se tenait avec 15,000 hommes entre le lac de quatre cantons et celui de Zurich, pour occuper le général Hotz. Dans la sombre nuit du 25 Juillet 1799, Masséna conduisit ses troupes de Bremgarten et de Mellingen, par dessus le Heitersberg et les rassembla, puis il passa sur l'autre rive, au moyen d'un pont de bâteaux rapidement construit, avec les divisions Lorges et Mesnors. La rive opposée était gardée négligemment par trois bataillons de Russes, près de

Fahr; ils se défendirent jusqu'au dernier homme. Durasow campait avec son corps d'armée russe, depuis la pointe de la Limmat, à travers le Siggenthal, jusqu'à Regensberg: il avait un camp retranché*), au Hertenstein, au delà des petits bains: on lui opposa la brigade Bontems, à Regensberg, pour l'empêcher de se réunir à Korsakow, près de Zurich. Oudinot commandait les forces principales de l'armée française et passa le long de la rive droite de la Limmat sur la hauteur près de Zurich: la division Klein partit d'Altstätten et Mortier de Wollishofen, convergeant vers Zurich. Les Russes furent réfoulés et renfermés à Zurich. Le 26 Juin, la bataille, si mémorable et si décisive, continua dans les rues de la ville; le combat fut surtout meurtrier dans la rue qui mène à Winterthur. Korsakow parvint avec peine et avec un sang froid septentrional à se retirer à Winterthur, mais au prix de grands sacrifices: il laissa sur le champ de bataille 8000 morts et blessés, 5000 prisonniers, 100 canons et tout son train. Durasow évita adroitement la brigade de Bontemps et rejoignit de nouveau Korsakow à Winterthur. La bataille de Zurich eut des conséquences très graves, et au jugement de l'historien français Thiers, ce fut elle qui fut le point de départ du développement subséquent de l'histoire moderne.

Le gouvernement unitaire eut à combattre des obstacles invincibles; il ne convenait du reste point au caractère national. Napoléon remit le 1 Mai, à Glaire, un projet de constitution nationale qui déclarait la Suisse unie, mais n'admettait plus que 17 cantons à organisation cantonale particulière.

L'acte de Médiation réunit l'Argovie réformée, le comté catholique de Baden, le bailliage libre et le Frickthal, pour en former le canton d'Argovie actuel avec l'histoire duquel celle de Baden est actuellement intimément liée.

En 1847, les ruines démolies du château de Baden virent le premier tunnel de la Suisse, percé à travers les rocs sur lequels il repose. Ce tunnel reçut les rails de la première (en date) des voies ferrées suisses, celle de Zurich-Baden.

---

*) Le roc dénudé qui s'y trouve s'appelle encore actuellement le bastion des Russes. (Russenschanze).